El engaño del colesterol

El engaño del colesterol

La verdadera historia de un enemigo inventado

JUAN BOLA

PAIDÓS.

Obra editada en colaboración con Editorial Planeta - España

© Juan Bola, 2025

Composición: Realización Planeta

© 2025, Centro de Libros PAPF, SLU. – Barcelona, España

Derechos reservados

© 2025, Ediciones Culturales Paidós, S.A. de C.V.
Bajo el sello editorial PAIDÓS M.R.
Avenida Presidente Masarik núm. 111,
Piso 2, Polanco V Sección, Miguel Hidalgo
C.P. 11560, Ciudad de México
www.planetadelibros.com.mx
www.paidos.com.mx

Primera edición impresa en España: enero de 2025
ISBN: 978-84-1344-379-9

Primera edición impresa en México: julio de 2025
ISBN: 978-607-639-017-7

Impreso en los talleres de Corporación en Servicios
Integrales de Asesoría Profesional, S.A. de C.V.,
Calle E # 6, Parque Industrial
Puebla 2000, C.P. 72225, Puebla, Pue.
Impreso y hecho en México / *Printed in Mexico*

Sumario

Prólogo

Pobre colesterol mío... De cuántos crímenes contra la humanidad te han culpado durante tantos años injustificadamente.

¿Pero qué perra tenemos los médicos contra ti? ¿Qué has hecho para merecer tanta infamia, tan injusta y tan llena de desconocimiento? Más libros como éste hacen falta para exonerarte de los males de los que te acusan.

Tú, hijo mío, mi colesterol. Eres una molécula vital para el ser humano. Como lo es el agua, los glóbulos rojos o las plaquetas. Fíjate, querido lector: tanto las plaquetas como los glóbulos rojos tienen capacidad para apelotonarse, formar un trombo y provocarnos un infarto o un ictus, ¿verdad? Sin embargo, nadie les culpa de nada. Los médicos sabemos que los glóbulos rojos son imprescindibles para transportar el oxígeno por la sangre a los tejidos y que las plaquetas lo son para evitar los sangrados ante cualquier herida.

Y por ello, los médicos, cuando miramos una analítica, no reparamos en cuántas plaquetas o cuántos millones de glóbulos rojos tenemos. Pero, con la misma mirada miope o «colesterol-céntrica», tampoco reparamos mucho en otros valores importantes. Por ejemplo, cómo de alto está el azúcar en sangre en ayunas o cuánta insulina tiene que liberar el páncreas de este paciente con barriga para mantener la glucosa a raya en ayunas. Pero sí que nos fijamos, primero de todo, en el nivel de colesterol. Eso sí. Es el único parámetro que nos ensimisma, que nos hipnotiza y que nos han metido en el cerebro desde el primer año en la carrera de Medicina.

Los seis años de carrera y los cuatro o cinco de especialidad se reducen finalmente a un número en un papel. Todo lo demás da igual. El colesterol es la única cifra que controla toda nuestra salud. Si el colesterol es superior a 200, ya saltan todas las alarmas.

¿Sabemos, los médicos, que los niveles fisiológicos normales de colesterol varían en una horquilla de 150 a 350 mg/dl? Porque, sabiendo esto, no es difícil estimar que más de la mitad de la población adulta tendrá un saludable colesterol superior a esa mítica y redonda cifra de los 200 mg/dl.

¿Quiere decir eso que más de la mitad de la población tenemos esta nueva enfermedad llamada «hipercolesterolemia»? Dios mío, y nosotros sin saberlo. Nos vamos a morir todos si no nos medican lo antes posible. Rápido, doctor. Deme algo para bajar mi colesterol, que me han dicho que el colesterol «se pega a las arterias» y me las va a taponar, creándome un infarto cualquier día de estos. Se acabaron los huevos y la mantequilla, doctor. Se lo prometo.

Las medicaciones hipolipemiantes para bajar el colesterol, ya sean las estatinas, los inhibidores de la reabsorción del colesterol a nivel intestinal como la ezetimiba, o los inyectables como los nuevos inhibidores de PCSK9 (que bajan el LDL o «colesterol malo» de 90 a 30 mg/dl), constituyen el mayor ingreso de la industria farmacéutica en estas últimas décadas y no tiene visos de cambiar en los próximos años.

Desde la Facultad de Medicina nos adoctrinan a los médicos jóvenes para ejercer una medicina fármaco-centrista. Es decir, para cada enfermedad tenemos un fármaco que prescribir. Las clases en la carrera dedican el primer minuto de cada hora docente a explicar que los hábitos de vida saludables son el pilar para evitar la enfermedad, y luego dedican los siguientes cincuenta y nueve minutos a describir con detalle los diferentes fármacos para «combatir» cada enfermedad.

Pensamos que todo se cura con fármacos y que el ser humano es una máquina tan imperfecta que necesita decenas de fármacos para corregir los errores que la naturaleza ha ido cometiendo durante millones de años de evolución.

Lo que no nos dicen es que «la naturaleza raramente comete errores», y que millones de años de evolución tienen más fiabilidad y plausibilidad científica que un puñado de estudios epidemiológicos observacionales que culpen a las grasas saturadas. Que millones de años de evolución han ido afinando la maquinaria del ser humano para que funcione de forma perfecta, como un reloj suizo, viviendo de forma natural. Y que, contra esos millones de años de evolución, ningún puñado de ensayos clínicos aleatorizados y financiados por la marca del fármaco utilizado puede superar a la sabia naturaleza. Por mucho que en las conclusiones digan que el fármaco proporciona una disminución del 1 por ciento del riesgo de infarto, al final los pacientes con el fármaco y los pacientes sin él tuvieron la misma mortalidad total por cualquier causa. La diferencia que no nos cuentan en dichos estudios es que los pacientes tratados con la pastilla del colesterol padecieron durante años efectos secundarios como dolores musculares, pérdida de memoria, depresión, ideas suicidas, pérdida de fuerza, pérdida de libido, y una mayor incidencia de cáncer, infecciones y resistencia a la insulina y diabetes.

El ser humano es tan soberbio que cree que puede alterar vías metabólicas de millones de años de evolución con una pastilla y que esto le salga gratis. Cada vía metabólica que alteramos con un fármaco altera, a su vez, a otras vías metabólicas. Incluso tomando simplemente un ibuprofeno ya pueden aparecer efectos secundarios.

¿Cómo podemos pensar que las enfermedades modernas, que han aumentado tanto en sólo los últimos 50-70 años —como los infartos, la diabetes, los ictus y el cáncer— pueden estar causados por alimentos milenarios como los huevos, la carne, los pescados o la mantequilla?

Curiosamente, cuando disminuimos el colesterol con margarina o con otros aceites vegetales poliinsaturados «modernos», aumentamos la mortalidad cardiovascular. Sí, lo has leído bien: al disminuir el colesterol con la dieta o con esteroles vegetales, nuestro riesgo cardiovascular aumenta. ¿No lo sabías? ¿Aún quieres bajar tu colesterol con aceites industriales poliinsaturados o con yogures que bajen el colesterol?

¿Sabías que para llegar a ser centenario tu colesterol a los 80 años tiene que ser superior a 200? Así es. Siguieron a un grupo de octogenarios durante veinte años y vieron que sólo aquellos que tenían un colesterol superior a 200 con 80 años llegaron luego a los 100 años. Los que lo tenían por debajo de 200 nunca llegaron a centenarios. Se murieron antes. Sí, antes.

El colesterol nos protege de infecciones y de cáncer, nos hace pensar mejor, y crea todas las hormonas esteroideas que nos permiten vivir y reproducirnos. Forma las membranas de todas las células, haciéndolas a la vez flexibles y resistentes. Forma la mielina que recubre nuestros nervios en el cerebro. Forma la vitamina D desde el sol sobre la piel. Forma los jugos biliares para que podamos absorber las grasas de la dieta. Cuanto más alto lo tengamos, especialmente por encima de los 50 años, más años viviremos. La bibliografía está ahí. Sólo tienes que leerla, además de leer este libro.

Sin embargo, cada día vemos a médicos que se asustan cuando ven la analítica de una persona delgada, deportista, que ha reducido las harinas refinadas artificiales de su dieta y sigue una alimentación baja en carbohidratos con verduras de temporada, hortalizas, huevos, pescados, carnes, frutos secos y lácteos enteros. Son personas que se preocupan por su salud: han perdido 10 kg de peso, reducido su perímetro abdominal, bajado su tensión arterial y mejorado su salud metabólica. Tienen unos triglicéridos bajísimos y un colesterol HDL o «colesterol bueno» superior a 70. Han mejorado su sensibilidad a la insulina. Es decir, se han alejado de la diabetes.

Y, sin embargo, los médicos, en lugar de observar todas las mejoras tanto físicas como analíticas del paciente deportista que sigue una dieta saludable desde el punto de vista evolutivo —sin ultraprocesados, sin azúcares simples y sin harinas refinadas—, miramos la analítica y nos asustamos al ver un colesterol LDL o «colesterol malo» en niveles altos. Pero no reparamos en que, en el contexto de unos triglicéridos bajos y un colesterol HDL alto, ese LDL alto refleja una excelente salud metabólica y un modelo energético que tira de ácidos grasos como combustible, en lugar de tirar de azúcares. Refleja un metabolismo flexible, no dependiente de la glucosa, sino de los ácidos grasos y de los cuerpos cetónicos, los dos combustibles que más prefiere nuestro corazón.

Pero nuestra mirada miope no ve más allá de una cifra, la del colesterol LDL alto. Dios mío, qué mal nos han enseñado o qué miopes somos los médicos, reduciendo todas las vías metabólicas a un solo valor de la analítica. A veces me avergüenzo cuando tantos familiares o conocidos salen preocupados de la consulta de su médico tras hacerse una revisión. Los ves sanos por fuera y por dentro: sin sobrepeso, sin hipertensión, con una excelente salud metabólica, con todo perfecto. Pero también con una receta de estatinas en la mano al salir de la consulta del médico. Con una cara de enfado por haber discutido con él sobre la indicación de tomar una pastilla de por vida tan sólo por una cifra en un papel. Esto nos lleva a que se cree una mala relación entre pacientes y médicos: pacientes versados y médicos miopes. Y si un paciente no confía en su médico, corre el riesgo de no tomar otras medicaciones que sí necesite, pues ya no confía en su médico por el tema del colesterol.

Creo que hacen falta más libros valientes como éste. Libros que van en contra del dogma convencional que etiqueta al colesterol como el culpable de todos nuestros males. Hace falta concienciar a la población médica, a los medios de comunicación y a la población general de que el colesterol es una molécula vital para nosotros y que son otros los causantes de nuestras enfermedades cardiovasculares: el tabaco, la diabetes, el estrés crónico, los ultraprocesados, el sedentarismo, la vida artificial en interiores, la ausencia de sol y de luz natural, la falta de sueño y la ausencia de relaciones sociales que calmen a nuestro corazoncito.

Después de leer este libro, te preocuparás por lo importante: vivir una vida natural, en exteriores, con comida de verdad, de origen milenario. Sin temer a los huevos, las carnes o los pescados porque tengan mucha grasa. Y priorizarás exponerte al sol, caminar descalzo y rodearte de la gente que te quiere, que mantiene bajo tu estrés y mejora tu estado parasimpático, de paz interior, que es lo que tu corazón espera de ti.

Una vida natural con comida natural (no artificial) y relaciones reales, no artificiales, sin pantallas.

Por una vida natural, donde el colesterol sea la base de nuestra salud. Donde podamos estar orgullosos de tener un colesterol por encima de la media, pues sabemos que sólo así viviremos más años.

JORGE GARCÍA-DIHINX VILLANOVA, MD, PhD,
Médico Digestivo y Nutrición Pediátrica,
Hospital San Jorge, Huesca

Introducción

Una de las mayores mentiras de la medicina moderna es el miedo infundado al colesterol y, especialmente, a las lipoproteínas de baja densidad (LDL), popularmente conocidas como colesterol «malo». De hecho, si le preguntas a una persona que no es estudiosa en el mundo de la salud sobre qué sabe del colesterol, lo máximo que te puede decir es que hay uno bueno y uno malo, y que cuando el malo está alto hay que tomar pastillas para bajarlo porque es peligroso.

No saben los porqués; se dejan manejar por un sistema médico totalmente corrupto, donde incluso los propios médicos no tienen ni idea de lo realmente importante que hay detrás del colesterol. Simplemente siguen protocolos de actuación y dan pastillas «milagrosas» para reducir los parámetros y ponerlos dentro de las horquillas aptas para, así, ellos tener las manos limpias. Sin embargo, no son conscientes de que, en la gran mayoría de los casos, bajar el colesterol puede ser perjudicial. Y, por supuesto, no tienen en cuenta el contexto de la persona y sus circunstancias interindividuales. Resumiendo, se dedican a seguir protocolos para no incurrir en mala praxis.

El dogma mundial es ir en contra del colesterol y satanizarlo como algo terrible por su vínculo con las enfermedades cardiovasculares. Durante mis años de estudio en la universidad, afirmar que el colesterol era perjudicial para la salud era una constante en todas las asignaturas, un mantra. Sin embargo, nadie te explica el porqué.

Popularmente, siempre se ha creído que las lipoproteínas de baja densidad (LDL) son el colesterol «malo», porque se encuentra en la placa de ateroma que tapona nuestras arterias. El dogma, por este motivo, defiende que las LDL son las causantes directas de enfermedades cardiovasculares, es decir, que cuanto más LDL tengas en tu organismo, más riesgo de enfermedades cardiovasculares. Esto es una falacia y me voy a encargar de desmentirlo en este libro. De hecho, las placas de ateroma no están formadas por colesterol LDL. Están formadas por plaquetas, glóbulos rojos, fibrinógeno, fibrina, colágeno, elastina, linfocitos, monocitos, macrófagos, calcio, algunas lipoproteínas —especialmente, lipoproteína (a), que no es LDL...— y una cantidad mínima de colesterol no esterificado, es decir, libre, que no es el colesterol que va unido a lipoproteínas (éster de colesterol) y aparece por la ruptura de las membranas de glóbulos rojos. Quizá con este pequeño párrafo te acaba de explotar la cabeza, pero te aseguro que después de leer el libro lo vas a entender todo a la perfección.[1]

Por otro lado, se cree que las lipoproteínas de alta densidad (HDL) son el colesterol «bueno» porque ayudan a eliminar el colesterol de las arterias, transportándolo de regreso al hígado para su excreción. Este proceso, conocido como «transporte inverso de colesterol», reduce la acumulación de placas en las arterias y, por lo tanto, disminuye el riesgo de enfermedades cardiovasculares, como la aterosclerosis. Pero ¿esto es realmente así? Lo veremos más adelante.

Este libro pretende acabar con las falsas creencias que rodean al colesterol y explicar cuáles son las verdaderas causas de las enfermedades cardiovasculares y cómo podemos minimizar el riesgo. Además, te mostraré toda la evidencia científica que ha surgido en los últimos años alrededor de los mecanismos lipídicos de nuestro cuerpo.

Gracias al gran avance científico de las últimas décadas podemos concluir que ni el colesterol total ni el índice de LDL son buenos predictores de enfermedades cardiovasculares. La ciencia avanza, pero los protocolos para determinar el riesgo cardiovascular, no. Seguramente porque, si lo hicieran, no se venderían tantas estatinas (medicamento para bajar colesterol). En estas páginas, también veremos cómo evaluar el verdadero riesgo cardiovascular en una analítica.

Hay que dejar bien claro que el colesterol no es una molécula peligrosa, sino que es vital para la vida. De hecho, los bebés necesitan colesterol para su crecimiento y su desarrollo, especialmente, para el cerebro y el sistema nervioso. Por eso, la leche materna es rica en colesterol y en grasa saturada. ¿La leche materna está taponando las arterias a los bebes? La respuesta es no.

La clave es cómo está tu colesterol. Cuando te expones a un ambiente hostil, el colesterol puede sufrir degradaciones que lo vuelven peligroso, pero el problema es tu comportamiento, no el colesterol, y la sociedad actual empuja a que el colesterol se vuelva «peligroso» por el exceso de azúcar, harinas refinadas, drogas, estrés, sedentarismo...

Además, en este libro voy a explicarte cómo funciona nuestro sistema lipídico. Somos seres lipófilos y usar grasa como sustrato energético es nuestro estado fisiológico predilecto. No es lo mismo ser una persona glucodependiente comiendo entre cuatro y seis veces al día, introduciendo en todas las comidas grandes fuentes de carbohidratos y teniendo, por lo tanto, siempre disponibles grandes cantidades de glucosa en sangre, que una persona con flexibilidad metabólica que usa grasa como sustrato energético la mayor parte del tiempo.

El sistema lipídico cambia por completo dependiendo de la fuente de la que provenga nuestra energía y esto es algo que debes de entender, sobre todo, si llevas una alimentación baja en carbohidratos y practicas el ayuno.

Aun así, todo el mundo que tenga interés por saber puede impregnarse del conocimiento que muestro aquí. Depende de ti y del interés que tengas de aprender sobre tu sistema lipídico y de abrir la mente para escuchar nuevas teorías con evidencias muy sólidas.

Lee con un subrayador y un cuaderno al lado para apuntar todas las ideas que no quieras olvidar o en las que quieras profundizar. Al final, encontrarás también un glosario con conceptos clave que te pueden ayudar a comprender mejor cada detalle o al que puedes volver cuando te pierdas un poco en los términos técnicos.

¿Estás preparado para cambiar por completo tu idea sobre el colesterol?

1

El negocio del colesterol

Si alguien tiene gran culpa en la satanización de una molécula esencial para la vida como es el colesterol, son las farmacéuticas productoras de estatinas. Las estatinas son los medicamentos que aparecieron entre los años setenta y los ochenta, y que se utilizan para reducir el colesterol.

Desde su comercialización, se ha hecho una gran labor para convencer a la población de que tener el colesterol por encima de las horquillas que ellos mismos establecen es un factor de riesgo cardiovascular grave y que, si esto sucede, hay que reducirlo con medicamentos. Tanto es así que se estima que, en 2016, unos doscientos millones de personas estaban consumiendo estatinas. Seguramente un gran porcentaje de esas personas no las necesitarían realmente y podría, con una revisión de sus hábitos, mejorar drásticamente su salud cardiovascular sin necesidad de tomar un medicamento con una lista bastante amplia de efectos secundarios.

En 2019, las ventas globales de estatinas superaron los 25.000 millones de dólares estadounidenses, según datos de la firma de investigación de mercado IQVIA.[1] Piénsalo, 25.000 millones de dólares sólo por satanizar una molécula y generar una película de miedo alrededor del colesterol, manipulando y utilizando la evidencia científica a su favor. No sé si empiezas a darte cuenta de que el colesterol es uno de los negocios más rentables del mundo.

Es curioso ver cómo, desde que aparecen las estatinas, los niveles medios de colesterol sérico en adultos han ido disminuyendo con los años y cómo el consumo de estatinas ha ido aumentando a la vez que se iban reduciendo las horquillas que marcaban el tope de colesterol «peligroso».

En una entrevista de Jordi Évole a Joan-Ramon Laporte, catedrático de Farmacología, este último cuenta cómo la industria farmacéutica, de forma indirecta, ha ido manipulando los niveles de colesterol para poder vender más estatinas. Cuenta que, en el año 1990, los niveles de colesterol altos estaban en 290 mg/dl, mientras que, en el año 1994, éstos bajaron a 270 mg/dl. Esta decisión supuso pasar de 11 millones de consumidores de estatinas en Estados Unidos a 30 millones. Eso es mucho dinero sólo por bajar unos estándares. Imagínate hoy que se sitúan en 200 mg/dl y que se habla de bajarlos aún más.

Lo peor de todo es que, del comité de expertos que tomó la decisión de bajar los niveles de colesterol, ocho de los nueve integrantes que lo formaban tenían conflictos de intereses. Se considera que hay un conflicto de interés cuando el experto que participa cobra más de 10.000 dólares al año de una farmacéutica o tiene acciones en alguna por valor de más de 40.000 dólares. El presidente del comité, el que debía ser el más imparcial, tenía vinculaciones que se consideraban conflicto de intereses con diez compañías diferentes. Ten en cuenta, además, que si cobras de las farmacéuticas por debajo de estos números, no se considera conflicto de interés, aunque, obviamente, sí estás recibiendo un beneficio de su buena fortuna.

¿Es posible, por tanto, que hubiera cierto interés en bajar las horquillas del colesterol para que se consumieran más estatinas?

1.1. Niveles medios de colesterol en adultos

Para ver esto con mayor detalle, voy a exponerte algunos datos curiosos alrededor de los valores medios de colesterol en adultos a lo largo de las últimas décadas:

- El nivel medio de colesterol sérico total en adultos de más de veinte años en Estados Unidos entre 1988 y 2002 estaba por encima de 200 mg/dl.[2]
- En un estudio realizado en la comarca de Osona, Cataluña, compararon los niveles de colesterol sérico de 10.435 pacientes estudiados durante los meses de septiembre a diciembre de 2001, con los de 14.360 pacientes analizados durante los mismos meses en 2006 y los de 17.681 en 2018. En este estudio se determinó que, en 2001, el 58 por ciento de las mujeres y el 56 por ciento de los hombres tenían niveles de colesterol por encima de 200 mg/dl. En esta misma fecha, el 40 por ciento de las mujeres y el 39 por ciento de los hombres estaban en niveles de colesterol sérico por encima de 220 mg/dl. ¿Cómo es posible que tanta gente esté enferma? Con el miedo al colesterol y el uso masivo de estatinas en 2018, los niveles de mujeres por encima de los 200 mg/dl de colesterol sérico estaba en un 53 por ciento y en hombres había caído a un 41 por ciento.[3]

Gráfico 1.1. Estudio de comparación de los niveles de colesterol sérico en los años 2001, 2006 y 2018

INTERVALO de EDAD de 19 a > 80 AÑOS

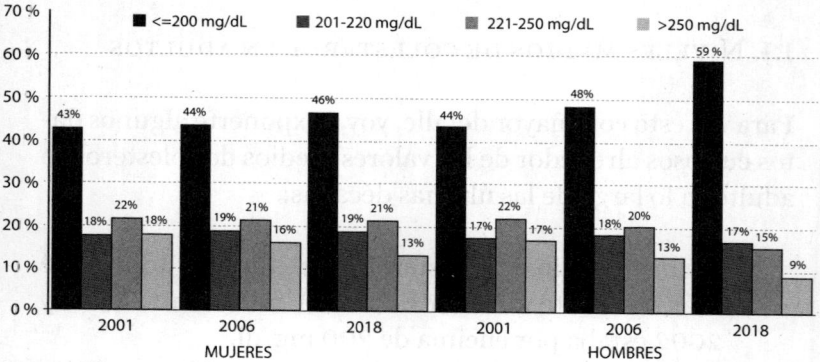

Fuente: Elaboración propia a partir de Rosanas, Joan Denial *et al.*, «Evolución 2001-2018 de los niveles de colesterol sérico en una población de Cataluña (Osona, Barcelona)», *Atención Primaria Práctica*, 3, 1 (2021), p. 100080, <http://www.elsevier.es/es-revista-atencion-primaria-practica-24-articulo-evolucion-2001-2018-niveles-colesterol-serico-S2605073020300456>.

- Según datos de la encuesta nacional de examen de salud y nutrición de Estados Unidos, desde 1959 hasta 2008, el nivel promedio de colesterol total entre adultos de 20 a 74 años disminuyó de 222 mg/dl a 197 mg/dl. Hasta 2007, los niveles medios de colesterol sérico estaban siempre por encima de 200 mg/dl.[4]

Gráfico 1.2. Niveles de colesterol sérico entre 1959 y 2008

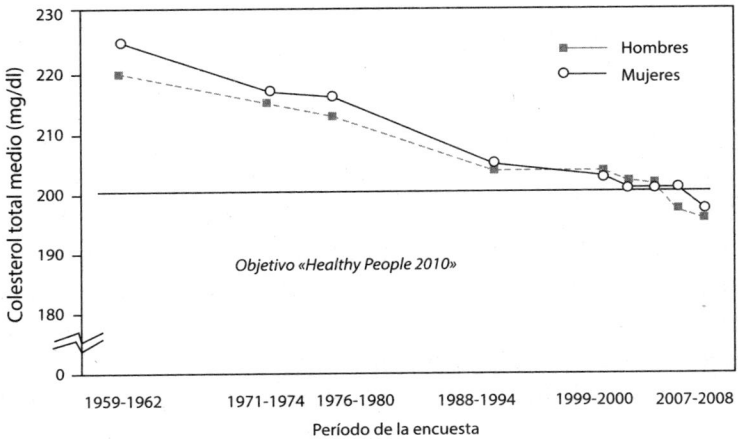

Fuente: Elaboración propia a partir de Centers for Disease Control and Prevention, «QuickStats: Average total cholesterol level among men and women aged 20-74 years. National Health and Nutrition Examination Survey, United States, 1959-1962 to 2007-2008», *Morbidity and Mortality Weekly Report*, 58, 37 (2009), p. 1045, <https://www.cdc.gov/mmwr/preview/mmwrhtml/mm5837a9.htm>.

El uso masivo de estatinas está bajando de forma considerable los niveles medios de colesterol en humanos. Esto, unido a que la horquilla de los niveles de colesterol alto, marcados como peligrosos, cada vez son más bajos, nos está haciendo creer que el ser humano debe tener los niveles de colesterol total cada vez más bajos para tener una buena salud. Y, por lo tanto, como nuestra tendencia es a tener el colesterol más elevado de 200, cada vez hay más personas «enfermas» que necesitan estatinas para bajar los niveles a «niveles óptimos». Podríamos decir que nunca en nuestra historia evolutiva habíamos tenido los niveles de colesterol tan bajos y todo para llenar los bolsillos de muchas farmacéuticas que se dedican al negocio de las estatinas.

1.1.1. El «Healthy People 2010»

El «Healthy People 2010» que aparece en el gráfico 1.2 fue una iniciativa en salud pública en Estados Unidos que se desarrolló con la finalidad de establecer objetivos específicos para «mejorar la salud y el bienestar de la población» para 2010. Fue lanzada por el Departamento de Salud y Servicios Humanos de Estados Unidos en el año 2000 y sirvió como una guía para las políticas de salud pública y las intervenciones a nivel nacional, estatal y local durante la primera década del siglo XXI. Esta intervención sirvió como ejemplo al resto de países occidentalizados.

Algunos de los objetivos relacionados con el colesterol y las enfermedades cardiovasculares son los siguientes:

- Reducir de los niveles de colesterol total en la población.
- Aumentar la proporción de adultos con niveles de colesterol LDL (colesterol «malo») dentro de los rangos recomendados.
- Reducir la proporción de adultos con niveles de colesterol total elevados.
- Promocionar el conocimiento público sobre la relación entre el colesterol y las enfermedades cardiovasculares.
- Aumentar el acceso a la detección y el tratamiento del colesterol alto.
- Reducir las disparidades de salud relacionadas con el colesterol y las enfermedades cardiovasculares entre diferentes grupos demográficos y poblaciones.

Es decir, el «Healthy People 2010» fue una estrategia para satanizar el colesterol y favorecer el consumo de estatinas. Gracias a la misma, los niveles medios actuales de colesterol en humanos son más bajos de lo que por evolución y fisiología estábamos acostumbrados.

Esto es lo que yo llamo remar en contra de la fisiología humana para favorecer el negocio de la enfermedad, algo muy común en la sociedad de los parches donde cualquier problema se soluciona con una pastilla «mágica» en vez de con buenos hábitos. Si el colesterol total medio de las personas hasta el año 2007 siempre ha estado por encima de 200 mg/dl, es muy inteligente por parte de las farmacéuticas infundir a las personas la idea de que, si tienes el colesterol por encima de esa cifra, es perjudicial y que tienes que solucionarlo con una pastilla «mágica». Es un negocio redondo.

El doctor Walter Hartenbach, un médico cirujano alemán fallecido en 2012 y que ejerció también como profesor en la Universidad Ludwig-Maximilians de Múnich, expone en su libro *El engaño del colesterol* que tener el colesterol por debajo de 200 mg/dl es comprar papeletas para tener numerosos problemas fisiológicos de los cuales hablaremos en el capítulo 3. Afirma que casi el total de la población adulta del mundo (entre el 80 y el 90 por ciento) muestra valores por encima de los 250 mg/dl y que valores que lleguen hasta los 350 mg/dl hablan de una notable vitalidad y deben ser enjuiciados de forma positiva.

Está claro que definir cuál debe ser el valor óptimo de colesterol en el organismo es complicado, ya que cada persona tiene unas circunstancias individuales que condicionan el sistema lipídico, pero sí que podemos concluir que, hasta la llegada de las estatinas, el valor medio de colesterol de los adultos estaba por encima de 200 mg/dl. De hecho, en un estudio de cohorte prospectivo con datos clínicos sobre el colesterol total y mortalidad por todas las causas por sexo y edad en 12,8 millones de adultos, se determinó que los niveles de colesterol total asociados con la mortalidad más baja fueron de 210 a 249 mg/dl.[5] En otro estudio se concluye: «Existe una relación inversa entre los niveles de LDL-C y el riesgo de mortalidad por todas las causas, y esta asociación es estadísticamente significativa».[6] En los siguientes capítulos, hablaremos de las formas de colesterol y cómo se miden en las analíticas, ahí se entenderá qué es el LDL-C (parámetro que se pide en analíticas convencionales).

Me gustaría destacar que es muy importante entender que, en la última década, la gran mayoría de las personas que se hacen analíticas con recurrencia son personas con un estado metabólico defectuoso (enfermedades cardiovasculares, diabetes, hipertensión...), cuyos niveles de colesterol a menudo los médicos tratan de mantener a raya por debajo de 200 mg/dl y, en muchas situaciones, incluso descienden el LDL-C hasta 50 mg/dl. Por lo tanto, las medias del colesterol sérico medio actuales están altamente influenciadas por el miedo al colesterol infundido por las farmacéuticas e instaurado como un dogma.

También me gustaría destacar que en este libro me voy a centrar en hablar del colesterol y la fisiología lipídica, no de las estatinas y sus efectos secundarios. Éste es un tema muy delicado que prefiero no abordar.

Antes de acabar con este capítulo, quiero contaros una anécdota que me pasó en consulta con una paciente y que creo que resulta muy ilustrativa para todo lo que vamos a ver en estas páginas. Llamaremos a esta paciente MT.

Resulta que los nutricionistas, por desgracia, no estamos en la Seguridad Social y, en mi caso, cuando inicio una terapia nutricional, me gusta tener datos reales del estado metabólico del paciente. Por ello, pido siempre una analítica completa con algunos parámetros que me parecen interesantes en cada caso. Muchas veces, los pacientes no tienen seguro privado y tengo que apañarme de alguna manera, pues, cada vez más, los médicos de la sanidad pública por ley pueden pedir menos parámetros bioquímicos que sirven de predicción. Y algunos únicamente los piden si hay una patología o alguna situación fisiológica que los justifique.

Con MT decidimos hacer una analítica por la Seguridad Social con los parámetros que el médico considerase y otra en un laboratorio privado con los parámetros que no incluyera el médico. Es terrible que tengamos que hacer este tipo de cosas, pero hay que buscar soluciones.

El caso es que MT y yo no nos pusimos de acuerdo y nos confundimos, por lo que, al final, se hizo dos analíticas el mismo día con media hora de diferencia exactamente iguales, pero una en la Seguridad Social y otra en el laboratorio privado. Los resultados dan mucho que pensar, sobre todo, los del colesterol total, las LDL y las HDL.

Tabla 1.1. Fluctuación de parámetros cardiovasculares con 30 minutos de diferencia

	SEGURIDAD SOCIAL (11:00)	LABORATORIO PRIVADO (11:30)
Colesterol total	266 mg/dl	307 mg/dl
HDL	112 mg/dl	109 mg/dl
LDL	147 mg/dl	193 mg/dl
APO B	98 mg/dl	133 mg/dl

Fuente: Elaboración propia.

En laboratorios diferentes y con media hora de diferencia, el colesterol de MT había fluctuado más de 40 puntos. Y es que los niveles de colesterol y lipoproteínas fluctuan mucho dependiendo del laboratorio donde se haga la prueba. ¿Cómo algo tan variable y difícil de medir con exactitud va a ser un buen predictor de riesgo por sí solo?

Más adelante en el libro hablaremos de analíticas y de los parámetros que debemos pedir para analizar de forma concreta y eficaz el riesgo cardiovascular. Es importante remarcar que una analítica nos da información, pero no es nada definitivo. Ahora bien, lo que sí quiero que te quede claro desde ya es que el colesterol total y las LDL no son buenos predictores de riesgo cardiovascular, y en las siguientes páginas voy a mostrarte en detalle por qué.

2

Fisiología lipídica

Para conocer nuestra fisiología lipídica primero hay ciertos conceptos que debemos ver y comprender. Empecemos por el principio.

2.1. ¿QUÉ ES EL COLESTEROL?

La respuesta fácil es que es una molécula orgánica más de nuestro cuerpo. La respuesta técnica es que es un esterol con 27 átomos de carbono con una textura cerosa similar a la grasa que se encuentra en todas las células del cuerpo humano. Sí, en todas.

Podemos encontrarlo en dos formas:

- «Libre» o en su forma «no esterificada» (UC), que es su forma activa. En esta forma se encuentra presente, principalmente, en las membranas celulares y en otras estructuras biológicas.
- «Esterificada» o de almacenamiento, a la que llamamos un éster de colesterol (CE).

Cuando el colesterol está esterificado significa que se ha unido a un ácido graso a través de un enlace éster. Un enlace éster es un tipo de enlace químico que se forma entre un grupo ácido carboxílico (-COOH) y un grupo alcohol (-OH), resultando en la formación de un éster. Este enlace se crea a través de una reacción de condensación, también conocida como esterificación, donde se libera una molécula de agua (H_2O) en el proceso.

En su forma no esterificada, el colesterol está presente en la membrana celular y en otras estructuras biológicas. Cuando se esterifica, se convierte en ésteres de colesterol, lo que puede ayudar a su transporte por el torrente sanguíneo y a su almacenamiento en tejidos adiposos. Los ésteres de colesterol son menos solubles en agua que el colesterol libre y, por lo tanto, pueden ser transportados más fácilmente en la sangre.

Figura 2.1. Estructura de una lipoproteína con diferencia de colesterol libre y éster de colesterol

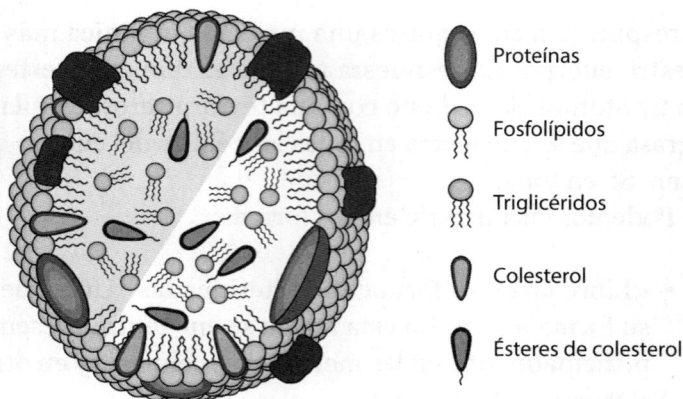

Proteínas

Fosfolípidos

Triglicéridos

Colesterol

Ésteres de colesterol

Fuente: © Salomart.

El colesterol esterificado se encuentra principalmente en las lipoproteínas, que son partículas de transporte de lípidos en la sangre. Dentro de las lipoproteínas, el colesterol esterificado se encuentra en el núcleo lipídico, junto con otros lípidos como los triglicéridos. Las lipoproteínas, como las lipoproteínas de baja densidad (LDL) y las lipoproteínas de alta densidad (HDL), transportan el colesterol esterificado hacia y desde los tejidos, así como hacia y desde el hígado, donde se metaboliza y se excreta.

Te pongo un ejemplo para que lo entiendas mejor: imagina que las LDL son un camión de reparto que sale del hígado, que es su almacén central, cargado con paquetes de colesterol (éster de colesterol). Este camión viaja por la «ciudad» del cuerpo, dejando estos paquetes en las «casas» (las células). Una vez que el camión ha hecho sus entregas, regresa vacío al almacén (el hígado), donde se carga con basura y se dirige al «vertedero» (que es la excreción del cuerpo a través de la bilis) o también estos camiones de reparto (LDL) pueden ser recargados de nuevo con paquetes de colesterol en el hígado y salir nuevamente a hacer entregas por la ciudad. Si las LDL sufren algún daño en el proceso de reparto del colesterol, el hígado no las va a ver como una proteína de transporte funcional y las va a dejar circulante, pues no quiere que ningún camión estropeado entre en el almacén (hígado), y entonces esas LDL serán peligrosas. Esto sólo pasa cuando dejamos de comportarnos como seres humanos y adoptamos costumbres que difieren de nuestra evolución o hacemos cosas que están fuera de lugar. Pero esto es algo de lo que te hablaré después con mayor detalle.

Por otro lado, el colesterol sólo puede ser producido por organismos del reino animal, su primo de origen vegetal es el llamado fitoesterol. Los fitoesteroles tienen una estructura muy similar al colesterol y en el sistema digestivo pueden reducir la absorción de colesterol.

2.2. Funciones del colesterol

2.2.1. Forma parte de todas las membranas celulares

El colesterol es un componente fundamental de las membranas celulares en los animales, incluidos los humanos. Junto con otros lípidos como los fosfolípidos, el colesterol ayuda a mantener la integridad estructural y la fluidez de las membranas celulares. Además, gracias a esta capa lipídica, se hace posible la entrada de cosas «importantes» como los nutrientes hacia dentro de las células, y la salida de los desechos hacia fuera.

Sin colesterol, la vida no sería posible. Tener niveles bajos podría generar una alteración de la estructura celular que puede provocar disfuncionalidad celular y una disminución de la señalización celular, ya que el colesterol desempeña un papel muy importante en los receptores de señalización, es decir, una reducción en los niveles de colesterol puede afectar la capacidad de las células para recibir y responder adecuadamente a las señales del entorno extracelular. Y cuando tus células ven afectada esta capacidad es el principio del fin.

2.2.2. Es vital para el correcto funcionamiento del sistema cognitivo

El colesterol es vital para el correcto funcionamiento del sistema cognitivo, ya que permite la comunicación entre neuronas y fomenta el desarrollo de nuevas células nerviosas.

No es de extrañar que muchas enfermedades neurodegenerativas como el Parkinson, la demencia o el Alzheimer estén vinculadas con niveles bajos de colesterol. Para que te hagas una idea de la importancia del colesterol en el cerebro, este órgano supone un 2 por ciento del peso corporal y alberga el 25 por ciento del colesterol de todo el organismo.[1, 2]

Por otro lado, el colesterol es un precursor importante en la síntesis de serotonina. La serotonina es un neurotransmisor que desempeña un papel crucial en la regulación del estado de ánimo, el sueño y el apetito. Para producir serotonina, el organismo necesita una enzima llamada triptófano hidroxilasa, que requiere hierro y tetrahidrobiopterina (BH4) como cofactores, y el colesterol sirve como sustrato para la producción de BH4.

2.2.3. Resulta esencial en la producción de hormonas suprarrenales

Hormonas como el cortisol, la aldosterona y, por supuesto, las hormonas sexuales (andrógenos como la testosterona, estrógenos...). Sin colesterol, no hay una correcta salud sexual. Estas hormonas se segregan en la glándula suprarrenal. Las células de las glándulas suprarrenales son de las pocas que no pueden fabricar su propio colesterol y deben obtenerlo del exterior. Tienen que llevárselo las lipoproteínas transportadoras y, entre ellas, juegan un papel esencial las LDL. En los últimos 50 años, los niveles de testosterona en hombres han caído un 50 por ciento. Algunas organizaciones están ocultando los grandes problemas de fertilidad que estamos experimentando y lo hacen mediante la reducción de parámetros que determinan la fertilidad y la calidad seminal, como por ejemplo reduciendo el conteo de espermatozoides. Por otro lado, muchos de los síntomas que experimentan las mujeres al llegar a la menopausia, como cansancio, caída de libido, depresión, dolores... son derivados de una caída en la testosterona, además de otras hormonas sexuales. Esto es muy común en consulta. Tener niveles bajos de colesterol no es una buena noticia para nuestra fertilidad y salud sexual hormonal en general.

2.2.4. Es necesario para la formación de ácidos biliares

La palabra «colesterol» viene del griego: *khôlé*, que significa 'bilis', y *steros*, que significa 'sólido'. Precisamente desde el colesterol se forman los ácidos biliares para la digestión de las grasas. Sin él, no podríamos absorber las grasas de los alimentos y tampoco las vitaminas liposolubles A, D, E y K. El 97 por ciento de los jugos biliares son reabsorbidos, de manera que hacen entre seis y ocho ciclos al día. Este reciclaje del 97 por ciento nos da una idea de lo importantes que son para el organismo.

2.2.5. Realiza la síntesis de la vitamina D en la piel

El colesterol es el encargado de sintetizar en la piel los rayos UVB provenientes del sol y convertirlos en vitamina D en el organismo para que así pueda ser correctamente sintetizada y que realice sus funciones vitales dentro de nosotros.

Se estima que el 88 por ciento de la población mundial tiene los niveles de vitamina D por debajo de las concentraciones marcadas como normales. Este hecho, en parte, puede estar relacionado con una baja concentración de colesterol en la piel. La piel tiene la capacidad de sintetizar su propio colesterol, pero esta producción es insuficiente para cubrir todas sus necesidades y, en una situación con bajos niveles de colesterol sanguíneo, es probable que la piel no pueda adquirir todo el colesterol que necesita para realizar sus funciones. Esto, unido al exceso de limpieza con la que nos deshacemos del sebo natural de la piel con abundante jabón y agua caliente, pueden ser condiciones bastante relevantes para tener una mala síntesis de vitamina D en la piel.

2.2.6. Actúa reparando nuestro organismo

El colesterol es fundamental para nuestro sistema de reparación de daños en el organismo. Con la edad, los niveles de estrés oxidativo, inflamación y glicación aumentan. Las lipoproteínas, incluidas las LDL, tienen funciones antioxidantes y antiinflamatorias.

De hecho, como muestra un estudio publicado por *BMJ Open*, los niveles de LDL-C elevados se asocian inversamente con la mortalidad en la mayoría de las personas mayores de sesenta años. En este mismo estudio, los autores justifican que debería haber una reevaluación de las directrices que recomiendan la reducción farmacológica del LDL-C en los ancianos como un componente de las estrategias de prevención de enfermedades cardiovasculares.[3]

En otro estudio donde se compararon los parámetros bioquímicos que tenían en común las personas que llegaban a los cien años, se observó que, ya desde los sesenta años, había una serie de biomarcadores comunes entre los que finalmente se convertían en centenarios. Entre ellos, uno significativo fueron los niveles más altos de colesterol total. Otros fueron los niveles más bajos de glucosa, creatinina, ácido úrico, transaminasas hepáticas y lactato deshidrogenasa, así como la capacidad total de fijación del hierro, pero con un nivel de hierro en el cuerpo elevado.[4]

En un estudio donde se midieron los niveles séricos de

lípidos en sangre de los centenarios chinos hospitalizados, el nivel de LDL-C bajo se asoció con mayor riesgo de mortalidad por todas las causas.[5]

El colesterol total se asocia a longevidad y no al revés, sobre todo, en personas mayores de cincuenta años con unos triglicéridos por debajo de 90 mg/dl y un metabolismo de la glucosa saludable (cosa difícil en una sociedad gluco-dependiente). De hecho, si llegas a los cuarenta o cincuenta años y se produce una disminución rápida y significativa de los niveles de colesterol puede ser signo de enfermedad.

En un estudio realizado a 177.860 personas de entre 50 y 89 años durante 12 años, se observó que, entre los pacientes de prevención primaria sin diabetes y sin tratamiento con estatinas, el menor riesgo de mortalidad a largo plazo parecía existir en el amplio rango de colesterol LDL de entre 100 a 189 mg/dl, que es mucho más alto que lo que marcan las recomendaciones actuales. Te recuerdo que los niveles de LDL que se buscan conseguir en las analíticas de la medicina dogmática actual son por debajo de 100 mg/dl.[6]

En otro estudio que se realizó hace cincuenta años, pero que se publicó recientemente al encontrar todos los archivos que se habían ocultado, realizado en pacientes psiquiátricos, una disminución de 30 mg/dl (0,78 mmol/l) en el colesterol sérico, derivado del consumo de aceites vegetales ricos en grasas polinsaturadas, se asoció con un 22 por ciento más de riesgo de muerte por cualquier causa. Esto quiere decir que reducir el colesterol no es sinónimo de aumentar la esperanza de vida o mejorar la calidad de vida del paciente.[7]

2.2.7. Potencian el sistema inmunológico

Las lipoproteínas de baja densidad o colesterol «malo» tienen funciones clave en el sistema inmunológico. Las LDL pueden, en cierto sentido, unirse a patógenos como bacterias, virus e incluso a algunos parásitos, para bloquear su entrada a nuestras células, dejándolos vulnerables a la eliminación por parte de las células inmunitarias.

Por ejemplo, en un estudio publicado en *PLOS ONE* se concluye: «Las lipoproteínas plasmáticas son un potente mecanismo de defensa del huésped contra la infección invasiva por *Salmonella*, al bloquear su adhesión a las células del huésped y la posterior invasión de los tejidos». En el estudio, un aumento de siete veces en las LDL en los ratones de prueba resultó en una tasa de supervivencia del 95 por ciento, en comparación con una tasa de supervivencia del cero por ciento en los controles.[8]

Los patógenos no sólo pueden generarnos daños infectándonos directamente, sino que también pueden hacerlo mediante la exposición de las células a las toxinas que transportan. Por ejemplo, la endotoxina o lipopolisacárido (LPS) se encuentra en las membranas de algunas bacterias. Se ha comprobado que altos niveles de exposición a esta endotoxina puede provocar una activación del sistema inmunológico tan grave que puede causar sepsis e incluso la muerte. Las lipoproteínas, como la lipoproteína de muy baja densidad (VLDL) y la de baja densidad (LDL), se unen al LPS y la neutralizan, disminuyendo la necesidad de una mayor activación del sistema inmunológico. Los estudios en animales han demostrado que los ratones con colesterol bajo, en comparación con aquéllos con niveles normales, tienen mayor riesgo de sufrir sepsis fatal cuando se exponen al LPS. Y en algunos estudios se ha comprobado que niveles más altos son aún más protectores.[9, 10]

Las lipoproteínas también pueden bloquear de forma indirecta la entrada de patógenos a las células al ocupar el lugar donde éstos se establecerían. Por ejemplo, las LDL previenen la entrada de virus que causan el resfriado común a través del receptor de LDL o las VLDL que previenen la invasión de la malaria al hígado a través del receptor de VLDL. En este caso, las lipoproteínas actúan como si estuvieran jugando al juego de las sillas musicales, ocupan los lugares donde irían los patógenos aumentando la probabilidad de que éstos queden fuera y esto hace más probable que nuestras propias células inmunitarias puedan capturarlas.[11]

Existen más mecanismos documentados por los que las lipoproteínas son claves en la protección frente a patógenos. Es un hecho que forman parte de nuestro sistema inmunológico innato y tienen un papel protector en los seres humanos. Incluso hay estudios científicos que han vinculado la reducción del colesterol con la muerte por infección y el aumento del riesgo de sufrir cáncer, que también está relacionado con un sistema inmunológico más débil.[12, 13]

Para acabar, quiero hacer una breve reseña sobre las personas con hipercolesterolemia familiar. En un estudio se determinó que, en el siglo XIX, donde la causa de muerte principal era por enfermedades infecciosas, las personas con hipercolesterolemia familiar tenían el doble de supervivencia que la población general.[14]

2.2.8. Tienen funciones anticancerígenas

En un estudio del año 2017, con una intervención de trece años y con más de 1.200.000 mujeres, se demostró que las mujeres mayores de cuarenta años con colesterol alto tenían un 45 por ciento menos de probabilidades de desarrollar cáncer de mama que aquéllas sin colesterol alto. De las pacientes que desarrollaron cáncer de mama, aquéllas con colesterol alto tenían un riesgo de muerte un 40 por ciento menor. Los autores concluyeron que las mujeres con colesterol alto tienen tasas sorprendentemente más bajas de cáncer de mama y mejores resultados de supervivencia.[15]

Es cierto que la relación entre el colesterol y el cáncer es muy controvertida y, como con muchos aspectos de la salud, los estudios apuntan hacia varios frentes. Sin embargo, en estudios con animales se ha observado que los niveles elevados de colesterol en sangre aumentan las funciones antitumorales de las células asesinas naturales (*natural killer cells*). Estas células actúan como potentes efectoras inmunitarias en la inmunovigilancia del cáncer, muestran una respuesta rápida y eficaz contra el inicio y la progresión de los tumores.[16]

Además, el colesterol acumulado en la membrana plasmática fortalece la señalización del receptor de células T y la inhibición de la esterificación del colesterol potencia la actividad antitumoral de las células T.[17]

Después de leer sobre todas las funciones del colesterol donde todas las lipoproteínas son importantes, incluidas las LDL, es dramático ver cómo la medicina actual sataniza una molécula que es vital para el organismo y la denomina colesterol «malo». No, no hay colesterol malo y colesterol bueno. Todo el colesterol es bueno. Lo que lo hace malo es el ambiente hostil de la persona.

2.3. ¿CÓMO SE PRODUCE EL COLESTEROL EN NUESTRO ORGANISMO?

Algunos alimentos contienen colesterol y se estima que alrededor del 25 por ciento del colesterol de nuestro cuerpo proviene de esta vía. Es lo que se denomina colesterol exógeno y es alrededor de unos 300 a 500 miligramos al día. El 75 por ciento restante, que es aproximadamente entre 800 a 1.200 mg, se produce dentro de nuestro cuerpo, concretamente, en el hígado, y se denomina colesterol endógeno. Por otro lado, es importante entender que las reservas corporales totales de colesterol en el organismo son de aproximadamente 30 a 40 gramos (entre 30.000 y 40.000 mg), principalmente, en nuestras células. La gran mayoría de las células de nuestro cuerpo pueden producir su propio colesterol, aunque también requieren del colesterol circulante. Es importante destacar que algunas células no tienen la capacidad de producir colesterol, como, por ejemplo, los glóbulos rojos, y requieren del colesterol que está circulante para realizar sus funciones.[18]

Otras células que tienen una capacidad limitada o nula para producir colesterol son las siguientes:

- Las células de las capas más externas de la piel (llamadas queratinocitos) tienen una capacidad limitada para sintetizar colesterol debido a su especialización en funciones relacionadas con la formación de la barrera cutánea y la protección contra el ambiente externo. Estas células obtienen la mayor parte del colesterol que necesitan de la circulación sanguínea. De ahí, los desórdenes producidos en la piel cuando el colesterol circulante es bajo. En la actualidad se estima que más de un 80 por ciento de la población tiene niveles bajos de vitamina D. Ésta se obtiene en nuestro organismo principalmente debido al contacto de la piel con los rayos UVB del sol. Gracias al colesterol, esta vitamina se puede movilizar, activar y almacenar. ¿Tendrá algo que ver en esta epidemia de una de las hormonas-vitaminas más importantes para nuestro cuerpo, la persecución insaciable por tener niveles más bajos de colesterol en el organismo?
- Las células del sistema nervioso central, como las neuronas y las células gliales, tienen una capacidad reducida para sintetizar colesterol debido a la presencia de la

barrera hematoencefálica, que controla el paso de moléculas desde la sangre al cerebro. Estas células dependen en gran medida del colesterol suministrado por otras células o sintetizado localmente por células específicas llamadas astrocitos.

2.3.1. Equilibrio en el colesterol

Todos los días, el organismo tiene que producir colesterol para equilibrar los niveles según las necesidades de la persona. Hasta hace unas pocas décadas, se pensaba que el consumo de colesterol dietético tenía relación directa con el aumento del colesterol en sangre, concretamente, con el aumento de las LDL. Sin embargo, la evidencia actual es clara: el colesterol dietético no es un factor determinante en la subida del colesterol endógeno.

En realidad, el organismo realiza un proceso epigenético, es decir, de adaptación al ambiente según la cantidad de colesterol que se ingiere. Si consumes mucho colesterol dietético, el hígado producirá menos colesterol endógeno y, viceversa, si comes poco colesterol dietético, el hígado produce mayor cantidad de colesterol endógeno.[19]

El colesterol dietético tiene muy poco impacto en el colesterol del cuerpo. Esto es un hecho científico, no una opinión, y cualquier persona que defienda lo contrario demuestra un bajo conocimiento sobre el colesterol. De hecho, en las recomendaciones dietéticas saludables de Canadá eliminaron el límite superior para el consumo de colesterol dietético.[20]

Éste es un proceso de adaptación al ambiente que requiere tiempo, por eso no es recomendable pasar de comer 3 huevos a la semana a comer 23. Hay que ir poco a poco para que el organismo se adapte al nuevo ambiente.

Para ejemplificarlo, os muestro un estudio práctico.

En una investigación, se dividió a los sujetos de estudio en tres grupos según su consumo de huevos: en el primero las personas que consumían ninguno, 1 o 2 huevos a la semana, en el segundo los que consumían de 3 a 6 y en el tercero los que consumían de 7 a 14 huevos a la semana. Después se analizaron los niveles de colesterol de los tres grupos. La conclusión del estudio fue que el consumo de huevos no estaba relacionado con los niveles de colesterol total ni con la incidencia de enfermedades coronarias.

Gráfico 2.1. Tres grupos de consumo diario de huevos en el estudio de dieta de Framingham

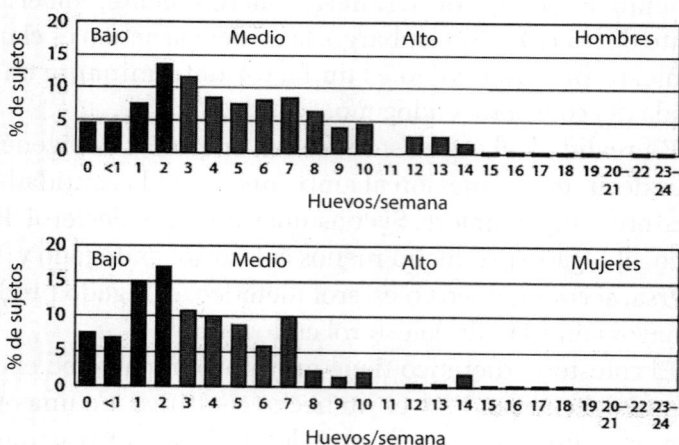

Fuente: Elaboración propia a partir de Dawber, T. R. *et al.*, «Eggs, serum cholesterol, and coronary heart disease», *The American Journal of Clinical Nutrition*, 36, 4 (1982), pp. 617-625.

Gráfico 2.2. Los perfiles de colesterol total en los tres grupos de consumo de huevos fueron similares: un efecto a largo plazo

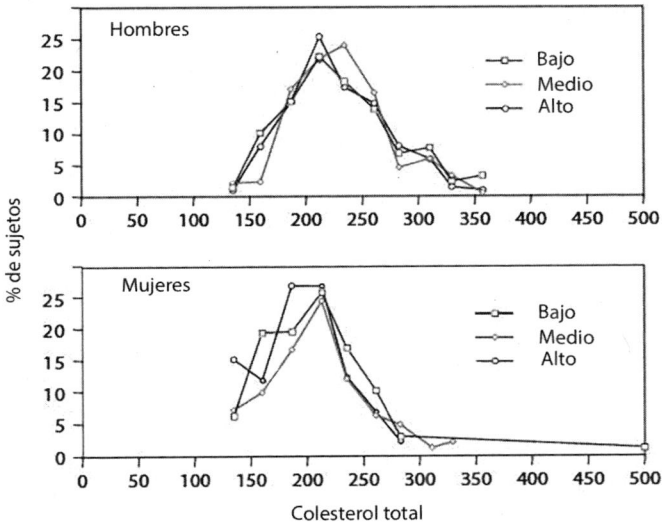

Fuente: Elaboración propia a partir de Dawber, T. R. *et al.*, «Eggs, serum cholesterol, and coronary heart disease», *The American Journal of Clinical Nutrition*, 36, 4 (1982), pp. 617-625.

2.4. ¿CÓMO SE MUEVE EL COLESTEROL POR NUESTRO ORGANISMO?

En este apartado, te voy a presentar las diferentes lipoproteínas. Pueden ser muchos nombres y detalles, pero en el glosario del final del libro las encontrarás todas por si en algún momento te pierdes. Es importante, para que seamos correctos, que denominemos las cosas por su nombre, aunque pueda resultar complejo.

Tenemos que ver nuestra sangre como un gran río con

afluentes. Como bien sabes, la grasa no se lleva bien con el agua y siempre tienden a separarse. En este sentido, tenemos moléculas que repelen el agua y se denominan hidrófobas o no polares y moléculas que sí atraen el agua que se las denomina hidrófilas o polares.

Si una molécula es hidrofílica, puede transportarse sin ningún tipo de problema por el torrente sanguíneo, no necesita ayuda. Pero si la molécula es hidrofóbica, como es el caso del colesterol o la grasa, necesita un transportador para poder moverse por el río-plasma sanguíneo.

Por ejemplo, el azúcar en el agua se disuelve bien, pero el aceite de oliva, no. Pues trasládalo a la glucosa y la grasa en el organismo.

Por lo tanto, los lípidos esteroles, de los cuales el éster de colesterol es la forma predominante en el plasma, debido a su cualidad hidrofóbica, deben ser transportados por el torrente sanguíneo. Necesitan una proteína transportadora.

Figura 2.2. Estructura de una lipoproteína

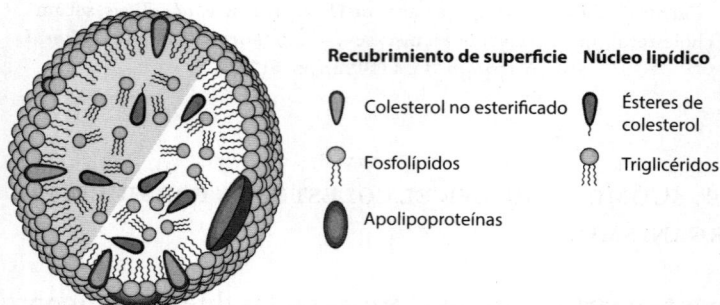

Recubrimiento de superficie Núcleo lipídico

Colesterol no esterificado   Ésteres de colesterol

Fosfolípidos   Triglicéridos

Apolipoproteínas

Fuente: © Salomart.

Estas proteínas transportadoras se llaman lipoproteínas. Son las conocidas lipoproteínas de alta densidad (HDL), lipoproteínas de baja densidad (LDL), lipoproteína de densidad intermedia (IDL), lipoproteína de muy baja densidad (VLDL)... Están formadas por fosfolípidos, colesterol, triglicéridos... En su estructura hay apoproteínas otro tipo de proteínas que, cuando se unen al lípido, se denominan apolipoproteínas.

2.4.1. Las apolipoproteínas

Las apolipoproteínas son una parte muy importante de la superficie de la membrana de las lipoproteínas, ya que mantienen unida la estructura y tienen una serie de funciones muy importantes en el organismo:

1. **Ayudan a la integridad de la estructura y a la solubilidad de la lipoproteína.** La solubilidad es la capacidad de disolverse en la bicapa lipídica, nos habla de una propiedad clave a la hora de atravesar y penetrar en la célula.
2. **Sirven como cofactores en reacciones enzimáticas.** Por ejemplo, facilitando la liberación de ácidos grasos provenientes de las lipoproteínas para su uso como fuente de energía en los tejidos.
3. **Actúan como ligandos**, es decir, estructuras que ayudan en la unión para situaciones en las que la lipoproteína necesita interactuar con un receptor en una célula y realizar su función.

La forma y el tamaño de las apolipoproteínas determinan su «clase». Entre éstas podemos destacar dos clases importantes:

- **Las apolipoproteínas A1 (apo A-1) tienen mayor densidad.** La gran parte de las apo A-1 de nuestro cuerpo se encuentran en las lipoproteínas de alta densidad (HDL).

- **Las apolipoproteínas B-100 (apo B) tienen menor densidad.** Prácticamente todas las apo B de nuestro cuerpo se encuentran en las lipoproteínas de baja densidad (LDL).

Existen muchas más apolipoproteínas, pero para este libro las relevantes son las dos nombradas.

2.4.2. Las lipoproteínas

Todo lo que acabamos de hablar tiene que ver con la estructura y la superficie de la molécula de lipoproteínas, lo que sería el casco del barco. Pero ¿qué transportan? Lo que realmente transportan es lo siguiente: en la superficie, moléculas de colesterol y fosfolípidos y, en el núcleo, ésteres de colesterol y triglicéridos.

La relación entre el lípido y la proteína en la estructura de las lipoproteínas determina su densidad, que se define como masa por unidad de volumen. Una molécula con alta densidad es más pesada para un volumen determinado que algo con una baja densidad.

La siguiente tabla muestra la densidad relativa de las cinco clases principales de lipoproteínas (de más densas a menos densas) tal como se descubrieron originalmente mediante ultracentrifugación: lipoproteínas de alta densidad (HDL), lipoproteínas de baja densidad (LDL), lipoproteína de densidad intermedia (IDL), lipoproteína de muy baja densidad (VLDL) y quilomicrón.

Tabla 2.1. Densidad relativa de las lipoproteínas

DENSIDAD (G/ML)	CLASE	DIÁMETRO (NM)	% PROTEÍNA	% COLESTEROL Y ÉSTER DE COLESTEROL	% FOSFOLÍPIDO	% TRIGLICÉRIDOS
> 1,063	HDL	5-15	33	30	29	4-8
1,019-1,063	LDL	18-28	25	46-50	21-22	8-10
1,006-1,019	IDL	25-50	18	29	22	31
0,95-1,006	VLDL	30-80	10	22	18	50
< 0,95	Quilomicrones	75-1,200	1-2	8	7	83-84

Para sujetos de investigación jóvenes y sanos, ~70 kg, estos datos representan promedios entre los individuos estudiados, los porcentajes representan el porcentaje de peso seco.
Fuente: Elaboración propia.

La diferencia en la densidad entre la lipoproteína más densa y la menos densa es muy sutil: alrededor del 10 o 15 por ciento. Por el contrario, la diferencia de diámetro entre cada lipoproteína es muy grande: hasta dos órdenes de magnitud. Éste es un dato importante cuando hablamos del volumen de las lipoproteínas.

Las lipoproteínas VLDL, IDL, LDL y HDL se forman principalmente en el hígado y son las que transportan el colesterol y los triglicéridos que se componen en él. Estas lipoproteínas transportan también vitaminas liposolubles.

Luego tenemos los quilomicrones, que son lipoproteínas con forma de esfera que se producen en el intestino durante los procesos de digestión de la grasa dietética (ingerida). Están compuestos principalmente de triglicéridos, colesterol, fosfolípidos y proteínas. Su función principal es transportar principalmente triglicéridos a los tejidos y células del cuerpo para su utilización como energía o para su almacenamiento. Es otro tipo de barco que recoge grasa de los enterocitos y, gracias a su estructura, puede movilizarlos por la sangre.

Es importante destacar que en el intestino también se producen otras lipoproteínas que a su vez transportarán triglicéridos y colesterol a las periferias, pero éstas se producen en menor cantidad.

Pero esto no queda ahí: dentro de cada tipo de lipoproteína encontramos diferentes subclases con diferentes nomenclaturas (véase figura 2.3).

Algunas observaciones que pueden surgir viendo la imagen:

1. Las lipoproteínas apo A-1 (es decir, HDL) son pequeñas en comparación con las lipoproteínas apo B (es decir, VLDL, IDL y LDL). Esta cifra no está realmente a escala; la diferencia «real» es aún más pronunciada.

2. Como regla general (con excepciones patológicas), a medida que las partículas pasan de ser más grandes a más pequeñas, el contenido relativo de triglicéridos (TG) disminuye, mientras que el contenido relativo de proteínas aumenta, de ahí el cambio de densidad.

3. La masa real de colesterol es mayor en las partículas de LDL.

4. Cada lipoproteína específica tiene una composición central diferente, lo que significa que cambia la proporción variable de triglicéridos (TG) a éster de colesterol (CE). Una partícula de VLDL tiene cinco veces más TG que CE, mientras que una partícula de LDL normalmente tiene cuatro o más veces más CE que TG (es decir, una proporción mayor que 4:1), y una HDL tiene un 90 o 95 por ciento de CE y menos del 10 por ciento de TG en su núcleo.

5. Las lipoproteínas que transportan TG son quilomicrones del intestino y VLDL del hígado.

Figura 2.3. Clases y subclases de lipoproteínas

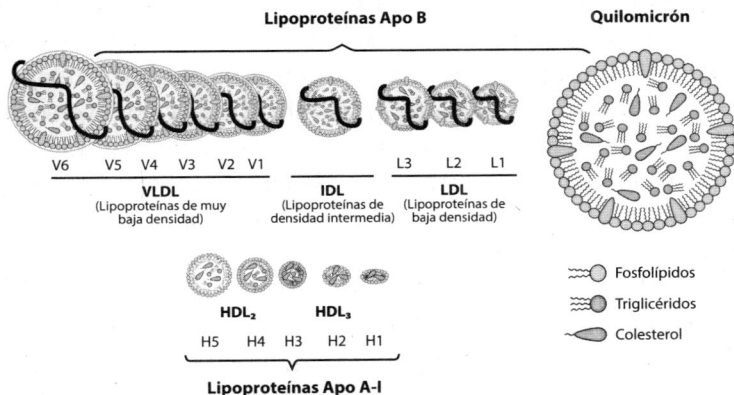

Fuente: © Salomart.

¿Por qué a medida que las lipoproteínas progresan de mayor a menor la concentración de triglicéridos disminuye y la concentración de colesterol aumenta?

Las lipoproteínas de muy baja densidad (VLDL), después de los quilomicrones, son las lipoproteínas más grandes. Se exportan desde el hígado y van realizando sus funciones, que principalmente consisten en «ceder» algunos de sus triglicéridos en forma de ácidos grasos libres a las diferentes células de nuestro organismo. En este proceso, se van encogiendo a medida que también liberan fosfolípidos de su superficie. Una vez que se alcanza cierto tamaño o cierta flotabilidad, se denomina «remanente de VLDL» y, en última instancia, IDL. Algunas de las lipoproteínas de densidad intermedia (IDL), aunque no todas, se someten a una lipólisis continua para reducir su tamaño y convertirse en partículas LDL. Es importante destacar que la mayoría de las IDL son eliminadas por los receptores de LDL del hígado y no se convierten en partículas LDL.

A lo largo de estos procesos, las lipoproteínas más grandes se desprenden de fosfolípidos y ácidos grasos (triglicéridos) y, por lo tanto, se vuelven más ricas en colesterol. El vehículo final de transporte de colesterol al hígado son las partículas LDL. Así es, las LDL también transportan colesterol al hígado, este proceso se denomina «transporte indirecto inverso de colesterol». El problema es que, en este recorrido, las LDL pueden depositar colesterol en las paredes de las arterias, pero este suceso sólo ocurre en ciertas circunstancias dentro de un ambiente hostil. Todo esto lo desarrollaremos más adelante.

Históricamente se pensaba que el proceso de devolver el colesterol al hígado lo realizaban únicamente las lipoproteínas de alta densidad (HDL), en una acción denominada «transporte inverso de colesterol o RCT». Ahora sabemos que, en realidad, las LDL realizan la mayoría de los RCT.

Si bien la partícula HDL es una parte crucial de la inmensamente compleja vía RCT, un hecho no tan conocido es que las lipoproteínas apo B (es decir, las LDL y sus hermanas) transportan la mayor parte del colesterol de regreso al hígado. Y recuerda que es aquí, en el hígado, donde se metaboliza y excreta el colesterol. En otras palabras, la lipoproteína «mala», LDL, limpia más (lleva el colesterol de vuelta al hígado) que la lipoproteína «buena», HDL. Este tema lo desglosaremos más adelante.

2.4.3. La lipoproteína (a) o Lp(a)

La lipoproteína (a) es un complejo: tenemos la apolipoproteína A o apo A-1, que es una proteína estructural con forma de cola que se encuentra unida en la proteína de membrana apolipoproteína B de las lipoproteínas de baja densidad (LDL). Esta unión forma la lipoproteína (a) o Lp(a) que sería el complejo. La lipoproteína (a) es igual que la LDL, pero con una adición, pues, unida a la apo B, hay otra proteína: la apolipoproteína(a).

He querido dedicarle un subapartado a ella porque es muy importante en relación con todo lo que vamos a tratar en este libro. Para que veas más claramente qué es la lipoproteína (a), puedes ver la figura 2.4.

Apo A permite a Lp(a) realizar diferentes funciones. Apo (a) tiene una estructura diferente al resto de las apolipoproteínas. En lugar de incorporarse a la capa de la lipoproteína como lo hacen otras, se une a la apo B en un extremo y se envuelve alrededor de la Lp(a) como una cola larga.

La lipoproteína (a) o Lp(a) es una molécula de gran relevancia en este libro y de ella hablaremos en siguientes capítulos.

Figura 2.4. Lipoproteína (a)

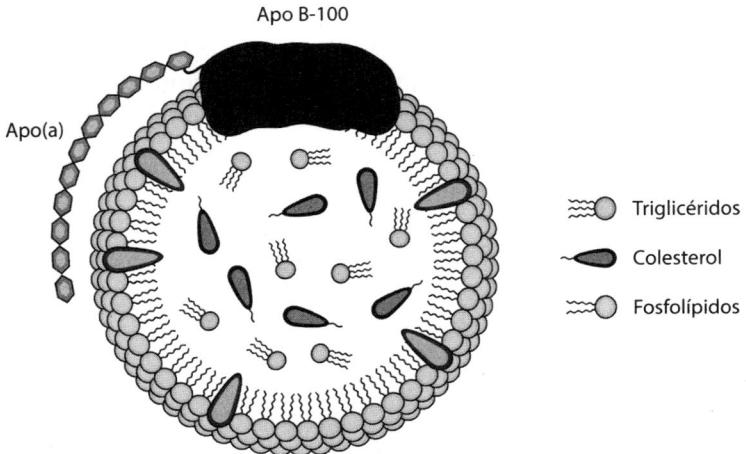

Fuente: © Salomart.

Es importante entender que la apolipoproteína A-1 (apo A-1) y la apolipoproteína A (apo A) son dos tipos diferentes de apolipoproteínas con funciones distintas y asociadas con diferentes tipos de lipoproteínas en el cuerpo humano.

- **Apolipoproteína A-1 (apo A-1)**. La apo A-1 es una apolipoproteína que está asociada principalmente con las lipoproteínas de alta densidad (HDL), es la proteína principal de las HDL y es esencial para la estructura y la función de estas lipoproteínas.
- **Apolipoproteína(a) (apo A)**. La apo A es una apolipoproteína que está asociada específicamente con la lipoproteína (a) (Lp(a)). La Lp(a) es una lipoproteína de baja densidad (LDL) que consiste en una molécula de apolipoproteína B (apo B) unida a la apo A.

Con este capítulo, quedan presentados los personajes principales que van a participar en todos los procesos que voy a explicar a lo largo del libro. Conceptos esenciales para comprender los próximos capítulos y que puedes encontrar definidos de manera concreta en el glosario final, al que puedes recurrir en cualquier momento a lo largo de la lectura.

3

Los problemas del colesterol bajo

La creencia popular nos lleva a señalar el colesterol como una sustancia dañina a la cual se le atribuyen numerosas enfermedades. Sin embargo, esto no es así. De hecho, es todo lo contrario: los niveles bajos de colesterol se asocian a numerosas enfermedades y problemas fisiológicos. En este capítulo voy a explicarte por qué el colesterol bajo puede llegar a ser un problema de salud en multitud de aspectos fisiológicos y desmentir algunos mitos alrededor del colesterol alto.

Para ilustrarlo, en las siguientes páginas encontrarás multitud de citas y artículos de grandísimos profesionales que se dedican a la salud pública y que han estudiado los efectos que un colesterol bajo pueden tener en nuestro organismo. Puede que, en algún momento, tengas la sensación de que hay muchas citas y menciones a estudios, pero quería que los escucharas un poco más a ellos que a mí. Es mi manera de reconocer y apoyar su trabajo y de mostrarte que hay multitud de evidencias probadas que validan todo lo que te cuento en este libro. Todos ellos concluyen que el colesterol no es malo, sino que tiene un efecto protector.

De hecho, en un estudio de 2003 se concluye: «Los sujetos con niveles bajos de colesterol total (<189 mg/dl) tienen mayor riesgo de morir incluso cuando se han tenido en cuenta muchos factores relacionados. Aunque se necesitan más datos para aclarar la asociación entre el colesterol total y la mortalidad por todas las causas en personas mayores, es posible que los médicos deseen considerar los niveles muy bajos de colesterol como posibles señales de advertencia de una enfermedad oculta o como señales de un rápido deterioro de la salud».[1]

Vuelvo a recordar que, si tienes el colesterol bajo o disminuye con mucha rapidez después de los cincuenta, deberías preocuparte porque algo no anda bien.

3.1. COLESTEROL Y ENFERMEDADES CARDIOVASCULARES

Lo primero que debemos entender es que el colesterol convencional que se mide en las analíticas no es un buen predictor de enfermedades cardiovasculares y, por supuesto, no deberíamos basarnos en él para recetar estatinas. La ciencia alrededor de nuestro sistema lipídico ha avanzado muchos en las últimas décadas, pero seguimos fijándonos en el parámetro que menos información nos da de nuestra salud cardiovascular.

En un estudio publicado en la revista *American Heart Journal* que medía los niveles de lípidos en sangre en pacientes hospitalizados en el Get With The Guidelines con enfermedad arterial coronaria, con un total de 136.905 hospitalizaciones, más del 75 por ciento de los pacientes con enfermedad cardíaca tenían niveles de colesterol «normales» por debajo de 130 mg/dl.[2]

En un metaanálisis, publicado por la revista *Expert Review of Clinical Pharmacology*, se concluye:

La idea de que los niveles altos de colesterol en sangre sean la principal causa de enfermedades cardiovasculares (ECV) es imposible porque las personas con niveles bajos se vuelven tan ateroscleróticos como las personas con niveles altos y su riesgo de sufrir ECV es el mismo o mayor. La hipótesis del colesterol se ha mantenido viva durante décadas gracias a revisores que utilizaron estadísticas engañosas, excluyeron los resultados de ensayos fallidos e ignoraron numerosas observaciones contradictorias.[3]

Éstas son algunas pinceladas de cómo realmente el colesterol LDL-C elevado no es un signo de enfermedad cardiovascular. En el resto del libro entenderás cuáles son las verdaderas causas de las enfermedades cardiovasculares.

3.1.1. Mujeres y enfermedades cardiovasculares

En un estudio con un seguimiento de diez años realizado en 52.087 mujeres noruegas de entre 20 y 74 años donde se evaluó la asociación del colesterol sérico total con la mortalidad total, así como la mortalidad por enfermedades cardiovasculares y cardiopatía isquémica (CI), se concluyó:

Nuestro estudio proporciona una indicación epidemiológica actualizada de posibles errores en los algoritmos de riesgo de ECV de muchas guías clínicas. Si nuestros hallazgos son generalizables, se deberían revisar las recomendaciones clínicas y de salud pública sobre los «peligros» del colesterol. Esto es especialmente cierto para las mujeres, para quienes el colesterol moderadamente elevado (según los estándares actuales) puede resultar no sólo inofensivo sino incluso beneficioso.[4]

Y éste no es el único estudio. Son muchos los estudios que afirman que, en mujeres, cuanto más bajo es su colesterol más riesgo de muerte por todas las causas y por enfermedades cardiovasculares. Algunas investigaciones coinciden con el estudio anterior y concluyen que la mortalidad más baja se da en mujeres con el colesterol sérico en 270 mg/dl.[5,6]

3.2. Niveles bajos de colesterol, depresión y suicidio

Como hemos analizado, el colesterol es vital para la integridad estructural de las membranas celulares y eso incluye las membranas de las células cerebrales. Tener niveles bajos de colesterol puede afectar a la función cerebral y a la transmisión de señales neuronales, lo que podría predisponer a problemas de salud mental.

El colesterol es un precursor de la síntesis de varios neurotransmisores importantes en el cerebro como, por ejemplo, la serotonina, que desempeña un papel crucial en la regulación del estado de ánimo y la función cognitiva. Por eso, los niveles bajos de colesterol podrían estar relacionados con una disminución en la disponibilidad de, entre otros, este neurotransmisor, lo que podría contribuir a la aparición de la depresión. Además, los niveles bajos de colesterol también pueden estar asociados con un mayor riesgo de otros trastornos del estado de ánimo como ansiedad e irritabilidad.

En un estudio realizado en 300 mujeres de Estocolmo con una edad de entre 31 y 65 años, se encontró que aquellas con los niveles de colesterol por debajo de 181,83 mg/dl tenían significativamente más síntomas de depresión que las que tenían niveles más altos. Y concluyeron:

Los niveles bajos de colesterol en mujeres suecas sanas de mediana edad se asociaron con una mayor prevalencia de síntomas depresivos y con falta de apoyo social. Estos hallazgos pueden constituir un posible mecanismo para la asociación encontrada entre el colesterol bajo y una mayor mortalidad, particularmente, el suicidio.[7]

Otra vez los niveles por debajo de los 180 mg/dl, eso que tanto busca el dogma médico muchas veces sin ni siquiera preguntarse el porqué de esa cifra.

Otras conclusiones de otros estudios relacionados con la falta de colesterol y problemas cognitivos:

- «Los niveles más bajos de colesterol total que ocurren naturalmente se asocian con un peor desempeño en las medidas cognitivas, que imponen altas exigencias en el razonamiento abstracto, la atención/concentración, la fluidez de las palabras y el funcionamiento ejecutivo.»[8]
- «Nuestros resultados sugieren que el colesterol total sérico bajo parece estar asociado con un estado de ánimo bajo y, por tanto, predecir sus graves consecuencias.»[9]
- «Nuestros datos sugieren que los niveles séricos bajos de colesterol total pueden aumentar el riesgo de suicidio, pero no influyen en la letalidad del intento.»[10]

3.3. Colesterol bajo y enfermedades neurodegenerativas

La relación del colesterol bajo con enfermedades neurodegenerativas como la enfermedad de Alzheimer y la enfermedad de Parkinson es un área de investigación activa y compleja. Aunque la comprensión exacta de esta asociación aún no está completamente esclarecida, se han identificado varios mecanismos que podrían explicar el vínculo.

En primer lugar, el colesterol desempeña un papel fundamental en la formación y la función de las sinapsis, es decir, las conexiones entre las células nerviosas en el cerebro. Los niveles alterados de colesterol pueden afectar negativamente la plasticidad sináptica y la comunicación entre las células nerviosas, lo que puede contribuir al desarrollo de enfermedades neurodegenerativas.

Por otro lado, se ha descubierto que el colesterol participa en la formación y el metabolismo de las proteínas beta-amiloides, que son componentes clave de las placas amiloides asociadas con la enfermedad de Alzheimer. Niveles bajos de colesterol podrían aumentar la producción o disminuir el aclaramiento de las placas amiloides en el cerebro, lo que podría contribuir al desarrollo de esta enfermedad neurodegenerativa. La teoría de las placas de amiloides y el alzhéimer está en continuo debate, pero parece ser que sí que hay un vínculo entre el colesterol y la enfermedad.

Además, se ha propuesto que niveles bajos de colesterol podrían estar asociados con un aumento de la inflamación y el estrés oxidativo en el cerebro, que son procesos involucrados en el desarrollo de enfermedades neurodegenerativas como la enfermedad de Alzheimer y la enfermedad de Parkinson.

No debemos olvidar que el colesterol es esencial para el transporte de lípidos y la formación de la barrera hematoencefálica, que regula el paso de nutrientes y otras moléculas hacia el cerebro. Niveles bajos de colesterol podrían afectar a la disponibilidad de nutrientes y otros factores necesarios para la función neuronal adecuada.[11]

3.4. COLESTEROL BAJO Y AUMENTO DEL ESTRÉS OXIDATIVO E INFLAMACIÓN

La inflamación crónica de bajo grado es un gran problema metabólico de la sociedad moderna que deriva en multitud de enfermedades como obesidad, diabetes tipo 2, enfermedades autoinmunes, neurodegenerativas, cardiovasculares...

Esta condición se produce porque el sistema inmunológico permanece activado luchando de manera continua. Cuando el sistema inmunológico está luchando genera citocinas, que son proteínas pequeñas que actúan como mensajeros químicos en el sistema inmunológico, coordinando la respuesta inmune y la inflamación. Como es lógico, en la inflamación crónica de bajo grado, las citocinas proinflamatorias suelen estar elevadas de manera persistente, lo que puede llevar a la disfunción celular, al daño tisular y, eventualmente, al desarrollo de las enfermedades mencionadas.

Se ha sugerido que los niveles bajos de colesterol pueden estar asociados con una mayor producción de citocinas proinflamatorias, como el factor de necrosis tumoral alfa (TNF-alfa) y la interleucina-6 (IL-6). Estas citocinas pueden desencadenar respuestas inflamatorias en el cuerpo y contribuir a la inflamación crónica.[12, 13]

El colesterol juega un papel importante en la función del sistema inmunológico. Por ejemplo, se sabe que el colesterol es esencial para la formación adecuada de la membrana celular y la función de las células inmunes, como los linfocitos T, que son parte del sistema inmunitario y se forman a partir de células madre en la médula ósea. Ayudan a proteger el cuerpo de las infecciones y a combatir el cáncer. Por tanto, tener niveles bajos de colesterol puede afectar la función inmunológica y predisponer a la inflamación.

El colesterol también puede afectar a la función de las células endoteliales que recubren los vasos sanguíneos. Niveles bajos de colesterol pueden estar asociados con disfunción endotelial, lo que puede predisponer a la inflamación y la formación de placa en las arterias.

El colesterol también puede tener efectos antioxidantes en el cuerpo, ayudando a proteger contra el daño oxidativo y la inflamación, por lo que los niveles bajos de colesterol pueden estar asociados con una disminución de la capacidad antioxidante del cuerpo, lo que puede contribuir a la inflamación.

De hecho, la escasez de colesterol disponible en nuestro cuerpo puede afectar a la estructura y la fluidez de las membranas celulares, lo que puede predisponer a las células a la oxidación y el daño oxidativo, y puede estar asociada con la disfunción mitocondrial. Además, el colesterol es un precursor de la síntesis de moléculas antioxidantes endógenas, como la coenzima Q10, que es un potente antioxidante. Cuando los niveles de colesterol son bajos, la capacidad del cuerpo para sintetizar estas moléculas antioxidantes puede verse comprometida.

3.5. COLESTEROL BAJO Y MAYOR RIESGO DE INFECCIONES

El colesterol desempeña un papel en el sistema inmunológico, ya que es necesario para la formación y la función adecuada de las células del sistema inmunológico, como los linfocitos T, que ayudan a proteger al cuerpo de infecciones. Tener un nivel bajo de colesterol puede comprometer la función inmunológica y aumentar el riesgo de infecciones, especialmente, infecciones bacterianas.

En un estudio de cohortes con datos clínicos sobre el colesterol total sérico e incidencia hospitalaria de enfermedades infecciosas, con una intervención de quince años con más de 120.000 personas, se concluyó que los datos sugerían una asociación inversa entre el colesterol total y la incidencia de infecciones que requieren hospitalización o se contraen en el hospital, es decir, más colesterol, menos infecciones.[14]

3.6. Colesterol bajo y mayor riesgo de cáncer

Algunos estudios han sugerido una posible asociación entre niveles bajos de colesterol y un mayor riesgo de ciertos tipos de cáncer, como el cáncer de colon, mama y pulmón. Sin embargo, la relación entre colesterol bajo y cáncer no está completamente comprendida y se necesita más investigación.

Se ha demostrado que el colesterol y sus metabolitos participan en varias vías de señalización celular que regulan la proliferación, la diferenciación y la supervivencia celular. Alteraciones en estas vías de señalización podrían contribuir al desarrollo y la progresión del cáncer en individuos con niveles bajos de colesterol.

Por otro lado, como ya deberías saber, el colesterol es esencial para la formación de la membrana celular y la señalización celular. Los niveles bajos de colesterol podrían afectar la proliferación celular y la apoptosis (muerte celular programada), lo que podría favorecer el crecimiento y la propagación de células cancerosas.

Los niveles bajos de colesterol pueden estar asociados con otros factores de riesgo de cáncer, como la disfunción en el sistema inmunológico, la inflamación crónica, la deficiencia de nutrientes liposolubles y la disfunción endotelial. Estos factores pueden crear un ambiente propicio para el desarrollo y la progresión del cáncer en individuos con niveles bajos de colesterol.

En un estudio realizado a más de 24.000 mujeres se encontró que había un mayor riesgo de cáncer de mama entre las mujeres con niveles más bajos de colesterol total.[15]

Otro estudio concluye que: «A medida que los niveles de colesterol en sangre disminuyen, la mortalidad por disfunción hepática, ya sea por cáncer hepático o por otras causas no cancerosas relacionadas con el hígado, tiende a aumentar».[16]

En un estudio que incluyó a 502.507 personas del Biobanco del Reino Unido se observaron 1.819 casos de neoplasias de células plasmáticas durante cerca de catorce años de seguimiento. Las neoplasias de células plasmáticas se presentan cuando las células plasmáticas anormales forman tumores cancerosos en el hueso o en el tejido blando. Se descubrió que los niveles más altos de colesterol sérico al inicio del estudio se asociaron con un menor riesgo de neoplasia de células plasmáticas.[17]

En otro estudio con una muestra de más de 16.000 hombres y mujeres de entre 40 y 79 años se concluye que: «los niveles bajos de colesterol LDL se asocian con un riesgo elevado de mortalidad por cáncer de hígado. El colesterol LDL bajo puede ser un marcador predictivo de muerte por cáncer de hígado».[18]

Por lo tanto, las partículas de LDL tienen un efecto protector frente al cáncer. Esto se debe a que las lipoproteínas LDL pueden unirse y neutralizar toxinas y agentes infecciosos, como algunas bacterias y virus, que están implicados en la carcinogénesis (formación del cáncer). Además, el colesterol transportado por las LDL es esencial para la integridad de las membranas celulares y la señalización celular, lo cual es crucial para la función normal de las células. Los niveles adecuados de colesterol pueden ayudar a mantener la estabilidad celular y prevenir el crecimiento y la proliferación de células cancerosas. Es mejor no darle un ambiente favorable al cáncer...

3.7. COLESTEROL BAJO Y MAYOR RIESGO DE ENFERMEDADES AUTOINMUNES

Se ha observado que los niveles bajos de colesterol pueden estar asociados con un mayor riesgo de enfermedades autoinmunes, como el lupus eritematoso sistémico y la artritis reumatoide. El colesterol desempeña un papel en la modulación del sistema inmunológico y tener unos niveles bajos puede afectar a la función inmunológica y predisponer a la aparición de enfermedades autoinmunes. De hecho, el colesterol, como bien sabes, es vital para la formación de las células de nuestro sistema inmunitario.

Algunas conclusiones de estudios:

- «Los hallazgos sugirieron que los incrementos de LDL-C tienen efectos protectores independientes sobre la osteoartritis de rodilla y cadera. Los efectos reductores del LDL-C de las estatinas pueden aumentar el riesgo de osteoartritis de rodilla.»[19]
- «Un nivel bajo de colesterol HDL se asocia con un alto riesgo de enfermedad autoinmune en individuos de la población general.»[20]

3.8. COLESTEROL BAJO Y MAYOR RIESGO DE FRACTURAS ÓSEAS

El colesterol bajo puede estar relacionado con un mayor riesgo de fracturas debido a su papel crucial en la formación de hormonas esteroideas, que son esenciales para la salud ósea. El colesterol es un precursor necesario para la síntesis de hormonas esteroideas, como el estrógeno, la testosterona y la vitamina D, todas las cuales juegan un papel fundamental en el mantenimiento de la densidad y la fortaleza ósea.

Niveles bajos de colesterol pueden estar asociados con una disminución en la producción de estas hormonas, lo que puede conducir a una disminución de la densidad ósea y un mayor riesgo de fracturas óseas, especialmente, en mujeres posmenopáusicas.[21]

3.9. COLESTEROL BAJO Y PROBLEMAS EN LA PIEL

Los niveles bajos de colesterol pueden estar asociados con una disminución en la producción de hormonas esteroides, lo que podría afectar negativamente a la salud de la piel.

Además, como mencioné anteriormente, la piel tiene una capacidad limitada de producción de colesterol y debe adquirirlo de la circulación. Cuando el colesterol en sangre es bajo, los primeros síntomas se pueden apreciar en este órgano. La falta de colesterol puede llevar a una disminución en la producción de lípidos naturales de la piel (sebo), lo que puede provocar sequedad y descamación de la piel.

Los niveles bajos de colesterol también pueden producir alteraciones en la barrera cutánea, que es la encargada de proteger la piel de los factores ambientales y ayudar a retener la humedad, pues el colesterol es importante para mantener su integridad. Los niveles bajos de colesterol podrían comprometer esta función protectora de la piel y hacernos más susceptibles a la entrada de tóxicos y otras sustancias perjudiciales por vía tópica. Si estás rodeado de contaminación ambiental o usas tóxicos en tus productos de higiene o cosméticos, la debilidad de tu barrera cutánea te hará más vulnerable.[22, 23]

3.10. COLESTEROL BAJO Y COMPLICACIONES EN EL EMBARAZO

Los niveles bajos de colesterol pueden ser problemáticos durante el embarazo, ya que el colesterol es esencial para la formación adecuada de la placenta y el desarrollo fetal. Se ha sugerido que niveles bajos de colesterol pueden aumentar el riesgo de complicaciones durante el embarazo, como parto prematuro o bajo peso al nacer.[24]

De hecho, los niveles de colesterol en sangre aumentan de manera significativa durante el embarazo, una respuesta normal y crucial en el desarrollo del feto y el bienestar de la madre. Los niveles de colesterol total pueden aumentar hasta un 50 por ciento o más en comparación con los niveles preembarazo.

Antes de acabar con este capítulo y meternos de lleno en cómo se producen realmente las enfermedades cardiovasculares, quiero invitarte a hacer una primera reflexión. Con todo lo que has leído hasta ahora, ¿de verdad crees que el colesterol es tan malo como dicen? ¿Sigues pensando que hay un colesterol malo y uno bueno? Lo más probable es que ya te habrás dado cuenta de que se trata de un tema mucho más complejo de lo que nos han querido hacer ver y que hay muchas cuestiones por desgranar y analizar.

4

Las verdaderas causas de las enfermedades cardiovasculares

Éste es uno de los capítulos más importantes de este libro, pero también es denso y largo. En él, he intentado describir, de una manera accesible para que se pueda entender sin tener conocimientos específicos de medicina y salud, cuáles son las verdaderas causas de las enfermedades cardiovasculares.

Es importante destacar que las enfermedades cardiovasculares son la primera causa de muerte en el mundo. Cada año producen 17,5 millones de fallecimientos y las cifras no dejan de crecer año tras año. Si realmente el colesterol alto fuera la principal causa de estas enfermedades, ¿no deberían las estatinas haber ayudado a frenar esta epidemia? Sin embargo, parece que es todo lo contrario.

Hay factores de riesgo cardiovasculares que son inevitables como, por ejemplo, el género (los hombres tienen un mayor riesgo) o la edad, ya que a medida que envejecemos, las paredes de nuestras arterias se vuelven menos elásticas y más propensas a sufrir pequeñas lesiones o microgrietas. Sin embargo, hay otros factores evitables como son la obesidad, el sedentarismo, el tabaco, la mala alimentación... Y aquí es donde el dogma médico le echa gran parte de culpa al colesterol elevado.

Por suerte, muchos profesionales de la salud ya empiezan a darse cuenta de que el verdadero riesgo cardiovascular se encuentra en factores variables como son, por ejemplo, la resistencia a la insulina, la inflamación crónica de bajo grado, el exceso de estrés oxidativo o el exceso de glicación de proteínas derivado de niveles elevados de glucosa en sangre. Así, poco a poco, se empieza a ver que el colesterol total poco o nada nos dice del riesgo de sufrir enfermedades cardiovasculares.

En este capítulo te voy a describir cuáles son las verdaderas causas de las enfermedades cardiovasculares y cómo realmente se forma la placa que tapona nuestras arterias y no, no es por tener el colesterol LDL elevado.

4.1. LA IMPORTANCIA DE LA VITAMINA C

Uno de los nutrientes más carentes en el mundo moderno es la vitamina C. Debido a nuestros procesos de producción y procesado de los alimentos cada vez es más difícil para nuestro cuerpo conseguir las cantidades que necesita de esta vitamina. Y esto es una de las principales causas de muerte por enfermedades cardiovasculares del mundo. Vamos a entender el porqué.

Empecemos hablando de dos términos importantes: el ascorbato y la vitamina C.

El ascorbato es la forma ionizada de la vitamina C y es la forma activa que se encuentra en el cuerpo, mientras que la vitamina C es el nutriente esencial en sí mismo presente en alimentos y suplementos, que una vez dentro del cuerpo puede tomar la forma de ascorbato.

El ácido ascórbico es una forma ácida de la vitamina C que se encuentra comúnmente en los suplementos y alimentos enriquecidos. Cuando el ácido ascórbico se disuelve en agua o se metaboliza en el cuerpo se convierte en ascorbato.

Casi todos los animales del mundo sintetizan su propio ascorbato por conversión de la glucosa. De esta forma, fabrican una cantidad diaria de ascorbato que varía entre 1 y 20 gramos.

La capacidad de producir ascorbato a partir de la glucosa varía entre especies animales. La mayoría de los animales tienen la capacidad de sintetizar ascorbato endógenamente, de manera interna, a partir de glucosa, mientras que algunos otros, como los humanos, los primates, las cobayas y algunos murciélagos, han perdido esta capacidad debido a mutaciones genéticas que inactivaron una enzima, la enzima L-gulono-gamma-lactona oxidasa (GLO), que es crucial en la vía de síntesis de la vitamina C.

Por lo tanto, el ser humano es de los pocos animales en el mundo que no puede producir su propio ascorbato en el organismo, es decir, es dependiente de la vitamina C exógena para poder vivir, y esto ha convertido a esta vitamina en un nutriente esencial.

En las siguientes líneas hablaré con soltura del ascorbato, recuerda: es la forma activa de vitamina C dentro del organismo.

Hace unos cuarenta millones de años, el antepasado del hombre perdió la capacidad para sintetizar su propio ascorbato endógeno. Seguramente esta adaptación genética se debiera a que nuestros ancestros en ese momento vivían en regiones tropicales y su dieta consistía principalmente en frutas y vegetales que proporcionaban una cantidad de vitamina C bastante considerable, mucho más que los vegetales actuales.

Hace unos tres millones de años, aparece el género *Homo*, al cual pertenece nuestra especie *Homo sapiens*. En mi anterior libro, *Nutrición evolutiva*, puedes encontrar una descripción minuciosa y con evidencia científica de cómo ha evolucionado nuestra alimentación desde ese momento hasta la actualidad, razón por la que aquí no voy a profundizar mucho en el tema.

Resumiendo mucho podríamos decir que, después de miles de años de cambios climáticos en la cuna de la existencia humana, la selva pasó a convertirse en sabana y tuvimos que adaptarnos a un nuevo ambiente. En ese momento, dejamos de ser principalmente frugívoros y pasamos a ser carroñeros, ése fue nuestro primer gran cambio. Después nos convertimos en carroñeros expertos y, finalmente, en cazadores. El género *Homo*, hasta la llegada de la agricultura, siempre se había alimentado a base de alimentos de origen animal y eso fue lo que le hizo evolucionar.[1, 2]

Este hecho está documentado en numerosos estudios. En uno publicado en 2021 por Ben-Dor, Sirtoli y Barkai, se concluía lo siguiente:

> El linaje *Homo*, que muy probablemente condujo a los humanos modernos, evolucionó desde una base baja a una posición carnívora alta durante el Pleistoceno, comenzando con el *Homo habilis* y alcanzando su punto máximo en el *Homo erectus*. Una inversión de esa tendencia aparece en el Paleolítico Superior, fortaleciéndose en el Mesolítico/Epipaleolítico y Neolítico, y culminando con el advenimiento de la agricultura.[3]

Otro artículo, éste de 2019, indicaba que «los neandertales eran carnívoros en un alto grado. Consumían más carne incluso que el lobo o la hiena». No hay que olvidar que el *Homo sapiens* convivió con los neandertales hace unos 300.000 a 28.000 años, y que hoy en día compartimos con ellos alrededor de un 3 por ciento de su ADN mitocondrial, pero, cuando lo vemos en su conjunto, la especie *Homo sa-*

piens comparte con los neandertales prácticamente la totalidad del genoma.[4]

Por lo tanto, el consumo de vitamina C de alta biodisponibilidad siguió siendo elevado en nuestra dieta gracias a la carne y los órganos crudos que contienen cantidades significativas de vitamina C, especialmente, el hígado y los testículos. Este patrón se ha observado también en los inuits, nombre que reciben los distintos pueblos que habitan en las regiones árticas de Canadá, Alaska y Groenlandia y que tienen una forma de vida más cercana a la de nuestros antepasados. Los inuits, gracias a su alimentación alta en carne cruda, especialmente vísceras, tenían unos buenos niveles de vitamina C en el organismo sin comer vegetales y no sufrían escorbuto, una enfermedad causada por el déficit de vitamina C que desarrollaré más adelante.

Sin embargo, para la mayoría de los humanos, un suceso de hace aproximadamente 1,7 millones de años cambió por completo nuestra forma de alimentarnos y puso en jaque el consumo masivo de vitamina C: la llegada del fuego. Resulta que la vitamina C es termosensible, por lo que su disponibilidad en nuestros alimentos se reduce drásticamente al cocinarlos e incluso en algunos alimentos puede eliminarse por completo. Para aquel entonces, nosotros, como especie, ya habíamos desarrollado durante millones de años una dependencia de la vitamina C en nuestra alimentación, que se convirtió en un nutriente esencial. Su carencia derivaría entonces en una serie de problemas y enfermedades.

Una de las principales enfermedades vinculada a la escasez de vitamina C es el escorbuto. El escorbuto es una enfermedad mortal que se caracteriza por el deterioro estructural y metabólico del organismo humano y es producido por deficiencia en la ingesta de vitamina C. El ascorbato dentro del organismo es esencial para producir una óptima producción y una óptima hidroxilación de colágeno y elastina.

El agotamiento del ascorbato, por lo tanto, conduce a una desestabilización del tejido conectivo en todo el cuerpo.

Uno de los primeros signos clínicos de escorbuto son las hemorragias internas en arterias, venas y capilares (microgrietas vasculares), debido a la penetración de sangre a través de la pared vascular que se vuelve permeable. En ninguna parte del cuerpo existe una diferencia de presión más alta que en el sistema circulatorio, concretamente, en la pared vascular. Si este tejido no tiene la suficiente consistencia por falta de colágeno y elastina, es normal que se generen microgrietas en una primera estancia de deficiencia de vitamina C, es decir, de ascorbato en el organismo. Si a esta situación no se le da solución, pueden llegar a formarse pequeñas manchas rojas o moradas en la piel causadas por la hemorragia de pequeños vasos sanguíneos llamados capilares (petequias).

El escorbuto afectó seriamente a muchos marineros durante los siglos XVII y XVIII, pues en cuestión de meses les quitaba la vida y nadie entendía por qué hasta que se descubrió el papel de la vitamina C. Es importante entender que el género *Homo* ha experimentado multitud de glaciaciones, especialmente en el Pleistoceno, también conocido como la Edad de Hielo. Durante este período, que comenzó hace aproximadamente 2,6 millones de años y terminó hace unos 11.700 años, la Tierra experimentó ciclos repetidos de enfriamiento y calentamiento. Es muy probable que la mortalidad por escorbuto fuera una de las principales causas de muerte de nuestros antepasados en estas épocas donde el suministro de vitamina C estaba totalmente comprometido por las glaciaciones, los pocos vegetales y la domesticación del fuego. El escorbuto se convirtió en una de las mayores amenazas para la supervivencia de la especie humana.

Hoy en día, la gran mayoría de las personas no llega a sus requerimientos de vitamina C y el escorbuto subclínico está muy presente en la sociedad moderna y esto sucede por diferentes motivos:

1. La agricultura intensiva y el uso constante de la tierra sin rotación adecuada de cultivos pueden agotar los nutrientes del suelo. Un suelo menos nutritivo puede resultar en vegetales con menor contenido de vitaminas, incluida la vitamina C.

2. El uso de pesticidas y fertilizantes químicos afecta al valor nutricional de los cultivos y puede tener efectos adversos sobre los niveles de vitaminas y minerales en las plantas.

3. Las variedades de vegetales que se cultivan hoy en día a menudo se seleccionan por su rendimiento, su resistencia a enfermedades y su apariencia, en lugar de por su contenido nutricional. Se premia lo resistente, grande, bonito y brillante por encima de la densidad nutricional.

4. Para mejorar la durabilidad y facilitar el transporte, muchos vegetales se cosechan antes de que estén completamente maduros, lo que puede impedir que desarrollen su contenido nutricional por completo, incluida la vitamina C. Por ejemplo, los cítricos que llegan a España suelen ser de Sudáfrica y se recogen verdes para que aguanten mejor los viajes.

5. Los vegetales pueden perder vitamina C durante el almacenamiento y el transporte debido a la exposición al calor, la luz y el oxígeno. Cuanto más tiempo pasa entre la cosecha y el consumo, mayor es la pérdida de esta vitamina. Como especie, estamos diseñados para recolectar el fruto maduro y comer. No para recolectar cuando el vegetal todavía está verde y comerlo después de no sé cuantas semanas.

6. Otra forma de conseguir esa vitamina C sería de la carne, pero en la sociedad moderna la carne se cocina

y no se come cruda, de manera que la vitamina C se esfuma.

7. Por último, tenemos la hipótesis del antagonismo glucosa-ascorbato (GAA). Aquí es donde viene el colmo en una sociedad glucodependiente que basa su alimentación en alimentos ricos en hidratos de carbono y sólo usa glucosa como sustrato energético sin dejar espacio a la grasa, la energía predilecta del ser humano. La glucosa y la vitamina C son muy «similares» estructuralmente y ambas moléculas compiten para introducirse en las células, a través del mismo sistema de transporte, por lo que nuestra sobreingesta de glucosa podría estar entorpeciendo nuestra asimilación de la vitamina C.

Por todas estas razones, podemos concluir que la gran mayoría de las personas en el mundo moderno no llega a cumplir con las necesidades de vitamina C del organismo. Ésta es una de las razones por las que, para mí, el suplemento de vitamina C liposomal es un básico en el mundo moderno y más teniendo en cuenta que es una vitamina que no se almacena y que existe un umbral de absorción de aproximadamente 200 mg por comida. No hay ningún riesgo en la suplementación coherente.

Como ya sabes, la adaptación crónica a la insuficiencia de vitamina C puede derivar en enfermedades cardiovasculares por la producción de microgrietas vasculares. Para lidiar con estas microgrietas que se pueden producir por diferentes motivos, no sólo por la deficiencia de vitamina C, el organismo cuenta con un mecanismo de defensa para contrarrestar el aumento de la permeabilidad en los vasos sanguíneos que consiste en la deposición de lipoproteínas que caerán en las microgrietas y se oxidarán aumentando el riesgo de formación de placa.

Otro grupo de proteínas que se acumulan en estas zonas dañadas que tienen funciones de transformación y reparación de tejidos son las proteínas adhesivas como la fibronectina, el fibrinógeno y, especialmente, la apolipoproteína A o apo A presente en la lipoproteína (a).

Recuerda que la apolipoproteína A o apo A es una proteína estructural que se encuentra unida a la lipoproteína de baja densidad (LDL) para formar la lipoproteína (a) o Lp(a), que sería el complejo. La lipoproteína (a), al igual que la LDL, contiene una proteína llamada apolipoproteína B (apo B) y la Lp(a) a menudo se describe como «similar a la LDL». Esto se debe a que la estructura de la lipoproteína (a) es muy similar a la de las LDL, pero con una adición. Unida a la apo B hay otra proteína: la apolipoproteína A.

La apo A permite a Lp(a) que lleve a cabo diferentes funciones. La apo A tiene una estructura diferente al resto de apolipoproteínas. En lugar de incorporarse a la capa de la lipoproteína como lo hacen otras, se une a la apo B en un extremo y se envuelve alrededor de la Lp(a) como una cola larga. La apo A también puede presentar diferentes tamaños, determinados estos por factores genéticos, en función de cuántas copias de una proteína (llamada *kringle*) tiene.

El tamaño de la apo A es uno de los factores determinantes de los niveles de lipoproteína (a) en la sangre: cuanto mayor sea la forma de la apo A, es decir, cuanto más larga sea la «cola», menor será el valor inicial genético de Lp(a) y, de la misma manera, cuanto más corta sea la «cola», mayor será la Lp(a) de referencia.[5]

Hagamos una analogía para entenderlo mejor. Imagina que la lipoproteína (a) es como un tren de carga que transporta mercancías a través del cuerpo. Este tren está compuesto por dos partes principales: la locomotora (la apolipoproteína B o apo B) y un vagón especial que siempre lleva a remolque, la apolipoproteína A.

La apolipoproteína A es como un vagón con una cola flexible que puede ser más larga o más corta, dependiendo de los factores genéticos de cada persona. La longitud de esta cola influye en cómo se comporta el tren en su recorrido. Por ejemplo, si la cola es corta, el tren puede moverse con mayor facilidad y mayor rapidez a lo largo de las vías del sistema circulatorio, pero es menos efectiva en sus funciones. Si la cola es larga, el tren se mueve de manera más lenta y torpe, pero es más efectiva. La función de esta cola es crítica porque influye en la capacidad de la lipoproteína (a) para contribuir a la formación de coágulos o placas en las arterias. Una cola más larga generalmente se asocia con un menor riesgo cardiovascular, mientras que una cola más corta puede aumentar ese riesgo.

Cuando se ocasiona una lesión en una arteria se produce una acumulación de plaquetas y una proteína llamada fibrina actúa como pegamento para unirlas, formando una estructura similar a una costra sobre la herida para evitar el sangrado. Esta costra no es sólo un vendaje sobre una herida, sino que participa activamente en el proceso de curación y cambia constantemente a lo largo de la reparación. Uno de estos cambios está mediado por la unión del plasminógeno a la fibrina, para romper el «pegamento» (fibrina) que mantiene unida la costra para mantener la estructura adecuada y garantizar que no se produzca trombosis. Este proceso de disolución del plasminógeno se llama fibrinólisis.[6, 7]

La apo A parece unirse competitivamente a la fibrina sobre el plasminógeno, con el que tiene una estructura en su «cola» similar, bloqueando así los efectos de la fibrinólisis del plasminógeno y, por lo tanto, puede contribuir a una menor disolución del coágulo.[8]

Al igual que el plasminógeno y la fibrina, la lipoproteína (a) se encuentra en el tejido en cicatrización, pero no en el tejido sano, en los mismos sitios donde se encuentra la fibrina, especialmente, en la superficie de la capa fibrosa. Se especula que la lipoproteína (a) ayuda a prevenir el exceso de fibrinólisis, que provocaría sangrado y reparación deficiente, en la superficie exterior del coágulo para ayudar en la resolución de la lesión.[9]

Este uso para fortalecer los coágulos e inhibir su disolución mediante la unión a la fibrina puede explicar por qué niveles más altos de lipoproteína (a) se asocian con niveles más bajos de muerte relacionados con hemorragias cerebrales y de las vías respiratorias, así como con un aumento de la fibrinólisis durante una hemorragia importante, evento que podría ser perjudicial en términos de resultados de mortalidad.[10]

Más allá de su participación en la reparación de las heridas, las lipoproteínas (a) también participan en el sistema inmunológico de manera similar a otras lipoproteínas. La infección por hepatitis C, por ejemplo, se inhibe mediante la interacción con la apolipoproteína A y esta inhibición es proporcional al tamaño de la apo A. En otras palabras, las colas más largas hicieron un mejor trabajo al inhibir la infección *in vitro*.[11]

Otra función muy relevante de las lipoproteínas (a) es su papel portador frente a los fosfolípidos oxidados. Los fosfolípidos son de lo que está hecha la membrana lipídica de las células. Cuando las células o lipoproteínas se dañan, liberan estos fosfolípidos oxidados (OxPL) para evitar daños mayores. Este proceso es uno de los impulsores de formación de placa en nuestras arterias, hablaremos de él con mayor detalle después. Los fosfolípidos dañados se unen a Lp(a) y ésta los elimina del organismo para minimizar el riesgo.[12]

Por lo tanto, existe la posibilidad de que la Lp(a) desempeñe un papel en el sistema inmunológico innato al recoger el OxPL para desintoxicarlo y, luego, transfiera los subproductos de este proceso a otros portadores para eliminarlos por completo del sistema. Sin embargo, si el estrés oxidativo es demasiado alto, la capacidad de la Lp(a) para desempeñar esta función puede verse afectada y, por lo tanto, aumenta el riesgo de enfermedad cardiovascular.

De ahí que la alta actividad de la Lp-PLA2 sea un indicador de riesgo cardiovascular, ya que puede ser un marcador de cuánta «carga de trabajo» tiene la Lp(a).[13] La lipoproteína fosfolipasa A2 asociada a lipoproteínas (Lp- PLA2) es una enzima que se encuentra en el plasma sanguíneo y se asocia principalmente con las lipoproteínas de baja densidad (LDL). Actúa hidrolizando los fosfolípidos oxidados presentes en las partículas de LDL, produciendo lisofosfatidilcolina y ácidos grasos oxidados. Esta acción es necesaria en el organismo, el problema es cuando un ambiente hostil aumenta el trabajo de esta enzima. La lisofosfatidilcolina es un lípido bioactivo que se forma cuando las LDL se oxidan. En exceso, estos productos pueden tener efectos proinflamatorios y proaterogénicos, es decir, promueven el desarrollo de la aterosclerosis, que es el proceso de acumulación de placa en las paredes arteriales. Los niveles elevados de Lp-pla2 en sangre se han asociado con un mayor riesgo de eventos cardiovasculares, como infartos de miocardio y accidentes cerebrovasculares.

Debido a que las lipoproteínas pueden transferir su OxPL a la Lp(a) o, para ser más exactos, eliminan el OxPL de su caparazón y la Lp(a) lo recoge, los niveles de OxLDL y Lp(a) son muy similares, casi iguales.[14]

Por otro lado, también se ha especulado que el paquete de OxPL, transportado por la lipoproteína (a), puede ser útil para inducir la apoptosis en células cancerosas, y existe cierta evidencia que demuestra que la apo A inhibe el crecimiento tumoral.[15, 16]

Volviendo a la reparación de microgrietas vasculares, la apo A contrarresta el aumento de la permeabilidad compensando el colágeno, mediante su unión a la fibrina, como antioxidante proteínico y como inhibidor de la proteólisis. Además, como proteína adhesiva, la apo A es eficaz en los procesos de reparación de tejidos. Por lo tanto, es una proteína que viaja con las LDL para reparar nuestro sistema vascular y que forma un complejo que es la Lp(a). Además, es la partícula de reparación más específica de todas las lipoproteínas.

Es importante entender que la producción de microgrietas vasculares es un evento normal en nuestro organismo, por eso tenemos este sistema de reparación. Hay muchos procesos por los que se pueden producir esas microgrietas, uno de ellos es la inflamación vascular derivada de una infección. El problema es cuando hay un ambiente hostil, por ejemplo, con una deficiencia crónica de vitamina C o una inflamación crónica de bajo grado, que desencadena un alto daño vascular. Entonces, nuestros sistemas de reparación no pueden con todo. De todo esto seguiremos hablando en las siguientes páginas.

En resumen, la deficiencia crónica de ascorbato en el organismo (vitamina C) conduce a la acumulación en la pared vascular de Lp(a) y esto conduce a desarrollar placas de ateroma y a generar enfermedades cardiovasculares, aunque en pacientes con Lp(a) elevada debido a una condición genética no tiene por qué predisponer. Ahora hablaremos de ello.

Por lo tanto, el riesgo viene cuando la Lp(a) se dispara y, principalmente, cuando lo hacen los niveles de apo A. Sin embargo, como acabas de leer, el aumento de Lp(a) no siempre es signo de riesgo cardiovascular, ya que puede aumentar con procesos espontáneos inflamatorios como el aumento de la interleucina-6.[17]

La interleucina-6 (IL-6) es una citocina —ya hemos hablado anteriormente de ellas—, una proteína que actúa como mensajera en el sistema inmunológico y, por lo tanto, juega un papel clave en la respuesta inflamatoria del cuerpo. En equilibrio no es un problema, pero niveles elevados y crónicos de interleucina-6 están asociados con enfermedades inflamatorias y autoinmunes. Es un parámetro bioquímico que se puede pedir en una analítica y que nos habla de un comienzo de inflamación incipiente antes de que otros parámetros más graves de inflamación se eleven.

Una forma de separar el riesgo de la lipoproteína (a) para evaluar si su nivel elevado es realmente un problema es controlar un factor de riesgo que indicaría un daño que podría aumentar la inflamación (y la lipoproteína (a) por proxy), como el daño oxidativo. Éste es un proceso que se presenta cuando hay demasiadas moléculas inestables, llamadas radicales libres, en el cuerpo y no hay suficientes antioxidantes para eliminarlas.

Un estudio comparó los niveles de lipoproteína (a) con los niveles de fosfolipasa 2 asociada a lipoproteínas (Lp-PLA2). Como ya sabes, la Lp-PLA2 interactúa con las grasas oxidadas que se encuentran en las capas de fosfolípidos de las lipoproteínas cuando están dañadas, eliminándolas para proteger la lipoproteína de daños mayores causados por los subproductos oxidativos. Así, la Lp-PLA2 tiene funciones antioxidantes y protectoras, de manera que niveles elevados de actividad de Lp-PLA2 serían indicativos de niveles elevados de daño oxidativo. Por este motivo, la Lp-PLA2 se ha utilizado como un biomarcador para evaluar el riesgo cardiovascular en pacientes.[18]

En un estudio se observó que, cuando los niveles de Lp-PLA2 eran bajos y la lipoproteína (a) era alta, el índice de riesgo cardiovascular fue sólo de 1,1 (eso sería un aumento comparativo del 10 por ciento, no especialmente significativo). Mientras tanto, aquéllos con niveles altos de lipoproteína (a) y niveles altos de Lp-PLA2 tuvieron un índice de riesgo de 3,5, un aumento relativo del 350 por ciento. En otras palabras, si la lipoproteína (a) era alta, pero los signos de daño oxidativo eran bajos, también lo era el riesgo de enfermedad cardíaca.[19] Por lo tanto, cuando hay una tendencia genética a tener la Lp(a) alta debido a una predisposición genética, lo mejor es valorar en varias analíticas cómo está el metabolismo de la persona y el grado de estrés oxidativo e inflamación que experimenta. Si genéticamente el organismo está elevando la Lp(a), puede ser por mecanismos compensatorios que el propio cuerpo requiere. No hay que olvidar que la Lp(a) tiene funciones muy importantes en el sistema inmunológico, actividad anticancerígena y antioxidante, funciones de reparación de tejidos y cicatrización, regulación del sistema fibrinolítico (coagulación y disolución de coágulos). Por eso, quizá en personas con predisposición genética a tener la Lp(a) elevada puede ser que necesite la actividad de esa partícula... No siempre es beneficioso bajarlo a toda costa, hay que observar cada caso. Sin embargo, es cierto que, en personas que tienden a tener la Lp(a) baja, el aumento de ésta en varias analíticas a lo largo del tiempo no es una buena noticia y es un hecho que sí que aumenta el riesgo de sufrir enfermedades cardiovasculares.

4.1.1. La hipótesis de la Lp(a) como adaptación a un ambiente hostil

Existe la hipótesis de que la Lp(a) es un sustituto del ascorbato en humanos. Esta lipoproteína se encuentra generalmente en la sangre de los primates y del conejillo de Indias, que han perdido la capacidad de sintetizar ascorbato, pero sólo raramente en la sangre de otros animales.

Las propiedades de la Lp(a) son parecidas a las del ascorbato en el organismo humano. Acelera la cicatrización de heridas y activa otros mecanismos de reparación celular, fortalece la matriz extracelular (por ejemplo, en los vasos sanguíneos) y ayuda a la prevención de la formación de lípidos (peroxidación). La Lp(a) plasmática alta se asocia con enfermedades coronarias y otras formas de aterosclerosis en humanos, y la incidencia de enfermedades cardiovasculares disminuye con el ascorbato elevado.[20]

La Lp(a) se deposita principalmente cerca de órganos vitales y por eso está significativamente correlacionada con la aterosclerosis cerebral, coronaria y cervical pero no con la enfermedad vascular periférica. Niveles elevados de ascorbato en el organismo se asocian con niveles más bajos de lipoproteínas de baja densidad (LDL), Lp(a) y lipoproteínas de muy baja densidad (VLDL).

Por lo tanto, los procesos que implica la Lp(a) podrían ser adaptaciones genéticas al medio tras la pérdida de la producción endógena de ascorbato y momentos en nuestra historia evolutiva de bajo acceso a la vitamina C en los alimentos como en épocas de glaciaciones o el exceso de la cocción de alimentos.

Las bajas concentraciones de ascorbato en el organismo inducen a la vasoconstricción y la hemostasia (detener el sangrado en respuesta a una lesión vascular), Dos procesos metabólicos que favorecen la formación de placa de ateroma (aterosclerosis). Y, al contrario, niveles adecuados de ascorbato en el organismo se asocian con un correcto mantenimiento de la integridad y la estabilidad de la pared vascular.

La suplementación con vitamina C previene el desarrollo de enfermedades cardiovasculares independientemente de la predisposición individual, pero las personas con predisposición genética con mayor riesgo de enfermedad cardiovascular deben tomar mayor cantidad de suplementos de vitamina C en la dieta para prevenir las enfermedades.

En una analítica es muy importante pedir la lipoproteína (a). Pero es importante para evaluar el riesgo cardiovascular entender el contexto de los niveles de lipoproteína (a). Hay que analizar los acontecimientos previos a los aumentos. En sí misma, la lipoproteína (a) no es el problema, incluso en estudios se ha demostrado que no está asociada con engrosamiento temprano de las arterias, lo que contradice la idea común de que la lipoproteína (a) es dañina para las arterias en sí misma.[21]

Aquí está la clave de este libro, entender que lo importante es el contexto de la persona de forma individual y entender que lo que hace que se forme la placa de ateroma y se produzcan enfermedades cardiovasculares no son las lipoproteínas en sí mismas, sino el ambiente al que se exponga la persona: si hay estrés oxidativo, resistencia a la insulina, inflamación crónica de bajo grado... En este capítulo analizaremos cómo estos procesos pueden arruinar nuestra salud cardiovascular.

Tenemos mucho que aprender sobre el funcionamiento de las lipoproteínas para comprender las elevaciones anormales y, sobre todo, para determinar cuándo realmente es un problema de salud o una solución que el cuerpo está dando ante un problema.

Incluso en algunos estudios se ha descrito que no existía una correlación en las poblaciones de edad avanzada entre los niveles de lipoproteína (a) y la mortalidad por todas las causas en los hombres. La clave: el contexto de la persona.

4.2. La importancia de tener niveles bajos de histamina en sangre

La histamina es una molécula orgánica biológicamente activa, concretamente, una amina de bajo peso molecular que actúa como un mediador químico en el cuerpo humano y en otros organismos. Es liberada por células especializadas del sistema inmunitario, especialmente, por los mastocitos y los basófilos, en respuesta a diversas señales, como la presencia de alérgenos, infecciones, lesiones, irritaciones e incluso con el estrés crónico.

Si tienes alguna alergia, la conocerás bien, porque es la causante de muchos de los síntomas asociados como dolor abdominal, gases, diarrea, dolores menstruales, congestión nasal, ahogo, picores, rojeces, urticaria, migrañas, alteración del sueño, vértigo, mareo, taquicardia, dolores musculares...

La histamina se libera por las células endoteliales, que agregan plaquetas, linfocitos y monocitos/macrófagos. Se ha encontrado mayor concentración de histamina en los vasos sanguíneos coronarios en pacientes que padecían enfermedades cardíacas isquémicas, especialmente, en las partes estrechas de los vasos sanguíneos.[22]

La histamina tiene un gran poder proinflamatorio en los vasos sanguíneos y activa la adhesión en las células endoteliales vasculares, aumentando así las interacciones entre leucocitos y células endoteliales, un evento importante en la aterogénesis. La aterogénesis es el proceso mediante el cual se forman placas ateroscleróticas en las paredes de las arterias. De hecho, la histamina es esencial en la cascada inflamatoria de la placa inestable. Teniendo en cuenta que la inflamación es el factor clave de la aterosclerosis, debemos tener muy en cuenta la histamina como factor de riesgo cardiovascular. En efecto, la histamina sanguínea por sí sola, puede ser un buen indicador para el pronóstico de un evento isquémico, mejor que la proteína C reactiva (PCR), que es un marcador bioquímico de inflamación inespecífico en el organismo.[23]

Por otro lado, los niveles elevados de histamina en sangre se han vinculado con el agotamiento del ascorbato en el organismo, con todo lo que ello conlleva y que acabamos de ver en el apartado anterior.[24]

El análisis de 437 muestras de sangre humana ha demostrado que cuando el nivel de ácido ascórbico reducido en plasma cae por debajo de 1 mg/100 ml, el nivel de histamina en sangre total aumenta exponencialmente a medida que disminuye el del ácido ascórbico. Cuando el nivel de ácido ascórbico cae por debajo de 0,7 mg/100 ml, se produce un aumento muy significativo del nivel de histamina en sangre. La administración oral de ácido ascórbico (1 gramo diario durante tres días) resultó en una reducción del nivel de histamina en sangre en todos los casos.[25]

Se ha demostrado que la vitamina C puede inhibir la liberación de histamina de los mastocitos, que son células del sistema inmunitario que liberan histamina en respuesta a estímulos alérgicos o inflamatorios. Al inhibir la degranulación de los mastocitos, la vitamina C puede reducir la liberación de histamina en la sangre y disminuir los síntomas asociados con alergias y otras afecciones inflamatorias. Por lo tanto, la vitamina C actúa como un antihistamínico bastante potente.

Además de inhibir la liberación de histamina, la vitamina C también puede ayudar a estabilizar los mastocitos, lo que reduce su susceptibilidad a la degradación y la liberación de histamina en primer lugar. Esto puede ayudar a prevenir la respuesta alérgica excesiva y reducir la inflamación asociada.[26]

La vitamina C también puede influir en el metabolismo de la histamina en el cuerpo al aumentar la actividad de la diamina oxidasa (DAO), una enzima que metaboliza la histamina en el intestino delgado. Al aumentar la actividad de la DAO, la vitamina C puede ayudar a descomponer la histamina en el intestino y prevenir su absorción en la sangre, lo que podría ayudar a reducir los niveles de histamina circulante.[27]

Todo esto lo que nos hace ver es que la vitamina C, una de las vitaminas más carentes en el mundo moderno, vuelve a ser un gran agente protector de la salud cardiovascular.

Las personas que sufren de histaminosis, que es un término que hace referencia a las personas que tienen un exceso de histamina en sangre, generalmente de causa no alérgica (no inmunológica), deberían tratar esta situación con un profesional para ver las causas y abordar nutricionalmente el caso de forma individualizada. Estas personas suelen tener síntomas como migrañas, fatiga crónica, dolor abdominal, hinchazón, cambios en las heces, piel seca, picazón, eczemas, urticaria (ronchas), estornudos, tos, exceso de mucosidad...

Lo que está claro es que la vitamina C no le va a venir nada mal, y más si tiene deficiencia de DAO, que es una condición en la cual el cuerpo produce cantidades insuficientes de la enzima DAO, que es responsable de metabolizar la histamina a nivel intestinal, como acabo de explicar.

Por otro lado, tenemos a las personas a quienes, de forma puntual, por algún tipo de alergia ambiental o nutricional, les aumenta la histamina. Alérgicos al sol, al polvo, al polen de alguna planta, a los lácteos, a los frutos secos... Está claro que, si detectas una sensibilidad a algún alimento y empiezas a tener síntomas después de comerlo como picores, diarreas, estreñimiento, dolores de tripa o signos en la piel como ronchas, lo mejor será que dejes de comer ese alimento cuanto antes. Pero hay otro tipo de alergias que producen los mismos síntomas que son inevitables, como la que produce el sol, el polvo o el polen en primavera.

Cada persona tiene un grado diferente de alergia, eso está claro, y hay que ver el caso de forma individual. Un consejo que doy en consulta es el uso de antihistamínicos naturales con gran poder. Los antihistamínicos naturales son sustancias que pueden ayudar a reducir la liberación de histamina o bloquear los efectos de la histamina en el cuerpo de una manera similar a los medicamentos antihistamínicos convencionales, pero sin tantos efectos secundarios asociados con estos últimos. Algunos antihistamínicos naturales con gran poder son los siguientes:

- **Quercetina**. La quercetina es un flavonoide que se encuentra en muchos alimentos vegetales, como manzanas, cebollas, bayas y té verde. Se ha demostrado que la quercetina tiene propiedades antihistamínicas y antiinflamatorias al inhibir la liberación de histamina de los mastocitos y bloquear los receptores de histamina en las células. Puede ser útil en el alivio de los síntomas alérgicos como la congestión nasal, los estornudos y la picazón.

- **Bromalina.** La bromalina es una enzima que se encuentra en la piña y que se ha demostrado que tiene propiedades antiinflamatorias y antialérgicas. Puede ayudar a reducir la inflamación y a aliviar los síntomas asociados con alergias, como la congestión nasal y la inflamación de las vías respiratorias.

- **LES Ribes Nigrum.** El LES Ribes Nigrum se elabora a partir de extracto de grosella negra (*Ribes nigrum*). Tiene propiedades antiinflamatorias y antihistamínicas y actúa como un bloqueador de los receptores de histamina, lo que significa que bloquea la capacidad de la histamina para unirse a estos receptores y desencadenar una respuesta. También inhibe la liberación de histamina de los mastocitos.

- **Probióticos.** Algunos estudios sugieren que los probióticos, especialmente ciertas cepas de bacterias como la *Lactobacillus* y la *Bifidobacterium*, pueden ayudar a modular la respuesta inmunitaria y reducir la inflamación, lo que puede ser beneficioso para las personas con alergias y otros trastornos inflamatorios.

- **Ortiga.** La ortiga es una hierba que se ha utilizado tradicionalmente para tratar una variedad de afecciones, incluidas las alergias. Contiene compuestos que pueden inhibir la liberación de histamina y bloquear los receptores de histamina en el cuerpo, lo que puede ayudar a reducir los síntomas alérgicos como la picazón y la congestión nasal.

Los antihistamínicos son fundamentales para controlar los efectos del exceso de histamina en el cuerpo, especialmente en condiciones como la histaminosis alimentaria y las alergias estacionales o ambientales. Sin embargo, un aspecto crucial en la gestión de la histamina y en la salud en general es mantener una microbiota intestinal equilibrada. La microbiota intestinal juega un papel importante en la descomposición y la eliminación de la histamina. Un desequilibrio en la microbiota, conocido como disbiosis, puede llevar a una disminución en la capacidad del intestino para procesar la histamina, lo que podría exacerbar síntomas relacionados con la histaminosis y las alergias. En mi consulta, y yo mismo, he experimentado la gran mejoría que supone tener una microbiota equilibrada en primavera. La alergia se suaviza de una manera significativa y, en algunos casos poco sensibles, puede desaparecer.

4.3. Modificación y oxidación de las partículas de LDL

Es decir, la producción de las LDL modificadas u oxidadas (OxLDL).

Aquí tienes una de las razones principales de enfermedades cardiovasculares, concretamente, la relacionada con la formación de la placa de ateroma. Claro que las lipoproteínas LDL están presentes en esta placa, pero realmente por sí solas no son aterogénicas. Tú, con tus hábitos, puedes hacer que esas partículas se vuelvan peligrosas o no. En este apartado voy a desterrar una de las ideas más arraigadas y equivocadas de la medicina moderna: el LDL no es causal. Es decir, por si solo no aumenta el riesgo cardiovascular.

La modificación de la composición de las partículas de LDL hace que éstas se vuelvan aterogénicas y esto puede suceder principalmente por tres mecanismos: el estrés oxidativo, la inflamación y la glicación de lipoproteínas. Estos tres procesos son normales en nuestro organismo, el problema es cuando, en un ambiente hostil, estas condiciones se multiplican y el organismo ya no puede lidiar con ellas.

Antes de empezar a analizar cada uno de estos procesos es importante entender cuál es la diferencia entre lipoproteína modificada y oxidada:

- **Lipoproteína modificada.** Este término se refiere a cualquier cambio estructural o funcional en la lipoproteína. Este cambio produce que la partícula ya no sea funcional y tenga que ser reparada o eliminada por el organismo. Puede producirse por:
  - Glicación: unión de moléculas de azúcar a la lipoproteína.
  - Oxidación: interacción con radicales libres que causa la peroxidación de los lípidos en la lipoproteína.
  - Acetilación: adición de grupos acetilo.
  - Modificaciones en las proteínas: como la apolipoproteína B, que sufre cambios por diversos procesos enzimáticos o no enzimáticos.
- **Lipoproteína oxidada.** Este término es más específico y se refiere a una lipoproteína que ha sufrido oxidación. Las LDL oxidadas (LDL-ox) son un tipo específico de lipoproteína modificada.

Por lo tanto, todas las lipoproteínas oxidadas son lipoproteínas modificadas, pero no todas las lipoproteínas modificadas son oxidadas.

A continuación, voy a mostrarte cuáles son los mecanismos principales por los que las lipoproteínas se oxidan y cómo estos procesos de forma crónica son causantes de placa en las arterias.

4.3.1. Estrés oxidativo

Como acabo de mencionarte, en la placa de ateroma encontramos LDL oxidadas, pero es importante entender que esta situación ocurre en la circulación y después pasa a la pared arterial. Las LDL pueden oxidarse por la oxidación de la capa de fosfolípidos, la oxidación de la apolipoproteína B en la partícula LDL y/o la oxidación del colesterol y los triglicéridos de su interior. La oxidación del colesterol transportado por las LDL da como resultado la formación de oxisterol, que se puede encontrar en muchas lesiones ateroscleróticas y cuya acumulación excesiva contribuye a la muerte de los macrófagos, desestabilizando la placa.[28, 29] En unas páginas más adelante hablaremos de cómo se forma la placa y de todos los mecanismos que hay implicados a su alrededor, pero primero tienes que estar atento a la modificación de las LDL.

La pregunta es: ¿por qué se oxidan las LDL y se vuelven peligrosas?

Una de las maneras es por el estrés oxidativo. Éste es un proceso necesario para la vida, pero su exceso es una de las razones de muchas de las enfermedades modernas, entre ellas, las enfermedades cardiovasculares.

Hay dos tipos de especies reactivas: las de nitrógeno (RNS) y las de oxígeno (ROS). Estas últimas son las más conocidas y son un grupo de moléculas altamente reactivas que contienen oxígeno y tienen electrones desapareados en su estructura molecular. Esto las hace altamente reactivas y capaces de interactuar con otras moléculas en el cuerpo, como proteínas, lípidos y ácidos nucleicos, causando daño celular. Por lo general, la gente suele reconocer dentro de los ROS a los radicales libres, pero hay otros muchos tipos de especies reactivas de oxígeno.

El cuerpo, en condiciones normales, tiene los mecanismos pertinentes para neutralizar estos procesos de oxidación. Por ejemplo, los antioxidantes (vitamina C, E, A; minerales como el zinc, el selenio; glutatión, coenzima Q10...). El problema radica en cuando el estado prooxidativo es tan elevado que abruma a los mecanismos. Esto sucede en un mal ambiente generalmente producido por el estilo de vida moderno.

En estudios se ha comprobado que las LDL pueden oxidarse tanto con la exposición a especies reactivas de oxígeno como a especies reactivas de nitrógeno.[30]

En el caso de la oxidación de lipoproteínas, el hidrógeno se toma de algunos de los lípidos (grasas) que forman la capa de fosfolípidos de la partícula de LDL, desestabilizándola. El espacio libre dejado por el hidrógeno robado es luego llenado por una molécula de oxígeno en la partícula receptora y así se «oxida». Esta partícula de LDL oxidada se daña o altera de tal manera que ya no es reconocible por los receptores de LDL y, por lo tanto, debe eliminarse a través de vías alternativas quedando así más tiempo circulante en un estado peligroso.[31]

Los procesos de oxidación de las LDL también pueden darse por mecanismos normales y beneficiosos de nuestro día a día como los mecanismos de comunicación celular, herramienta defensiva y de señalización producida por macrófagos y otras células en reacción a bacterias y otros patógenos, e incluso por las células musculares, especialmente, durante el ejercicio. Vuelvo a remarcar que el problema es el exceso: cuando el organismo está desbordado y se produce el agotamiento de los antioxidantes que ayudan a neutralizar las especies reactivas y no puede lidiar con el ambiente altamente hostil, entonces, entre muchos otros procesos puede producir LDL oxidadas en cantidades peligrosas.[32, 33]

Uno de los mecanismos antioxidantes que tienen las LDL para lidiar con la oxidación «normal» son las vitaminas liposolubles que transportan:

- **Vitamina E (tocoferol)**. Es uno de los antioxidantes más importantes en la protección de las LDL contra la oxidación. Se encuentra incorporada en la membrana de las partículas de LDL y actúa neutralizando los radicales libres, evitando así la oxidación de los lípidos dentro de las LDL.
- **Vitamina C (ácido ascórbico)**. Aunque no está presente dentro de las LDL, la vitamina C en el plasma puede regenerar la forma activa de la vitamina E, permitiendo que ésta siga ejerciendo su función antioxidante. También puede reducir otros radicales libres en el entorno acuoso del plasma.
- **Carotenoides (como el beta-caroteno, la luteína y el licopeno)**. Estos pigmentos naturales tienen propiedades antioxidantes y pueden incorporarse en las membranas lipídicas de las LDL, ayudando así a protegerlas contra la oxidación.

Los procesos de oxidación de las LDL van a producir la formación de células espumosas y el empeoramiento de la aterosclerosis si es lo suficientemente crónica y grave. También la muerte de las células como las del músculo liso de las arterias. Más adelante hablaremos de cómo las LDL modificadas forman la placa.

Por otro lado, las infecciones, tanto virales como bacterianas, también pueden causar estrés oxidativo y, como resultado, la producción de especies reactivas de oxidación y especies reactivas de nitrógeno que pueden oxidar las LDL. El efecto dañino del estrés oxidativo crónico o muy agudo mediado por infección contribuye al desarrollo de enfermedades cardiovasculares.[34, 35]

Otros mecanismos que generan altos niveles de estrés oxidativo son una mala alimentación, el tabaco directo e indirecto (fumador pasivo), el alcohol, el exceso de radiación, la contaminación del aire, el sedentarismo, la exposición a productos químicos tóxicos (pesticidas, microplásticos, cosméticos, desodorantes, jabones), el estrés psicológico, los metales pesados...[36, 37]

Y si hablamos de alimentos y estrés oxidativo se ha comprobado que el exceso de hidratos de carbono refinados (azúcar, pasta, arroz, harinas...), de ácidos grasos poliinsaturados (PUFA), el exceso de omega 6 (aceites de semillas, margarinas...) y de suplementos oxidados de omega 3, y el exceso de alimentos mal procesados o ultraprocesados, aumentan las especies reactivas al oxígeno (ROS) y la modificación de las LDL.[38, 39, 40]

Por lo tanto, el estilo de vida moderno con las costumbres tan arraigadas en el estado del «bienestar» está acelerando los procesos de oxidación del organismo de forma crónica y están abrumando nuestros mecanismos antioxidantes naturales.

Es el momento de nuestra historia evolutiva que más antioxidantes necesitamos y que menos consumimos. Otro motivo más para la suplementación de vitamina C, uno de los antioxidantes más potentes.

4.3.2. Inflamación

La inflamación es un proceso normal y necesario del sistema inmunológico para poder lidiar con lesiones, infecciones u otros estímulos que puedan ser una amenaza para el organismo. Una vez más, el problema es cuando los procesos de inflamación ganan la batalla a los procesos del organismo para desinflamarse, es decir, cuando la inflamación se vuelve crónica.

Las células del sistema inmunológico, entre otras funciones, producen citocinas, unas sustancias inflamatorias que ayudan a reducir la amenaza.

Una inflamación aguda produce una «tormenta de citocinas» que deriva en un cuadro complicado, aunque necesario, para limitar el daño y promover la curación después de una lesión o una infección.

Por otro lado, es muy común en nuestra sociedad moderna la inflamación crónica de bajo grado, lo que se le conoce como «la muerte silenciosa», ya que es una respuesta menos intensa y, normalmente, no percibida de forma directa por la persona que la padece. Cuando la inflamación se vuelve crónica y persistente durante mucho tiempo puede causar daño en los tejidos y derivar en numerosas enfermedades crónicas muy presentes en nuestra sociedad dado el estilo de vida que llevamos. Hablo de enfermedades como la diabetes, enfermedades autoinmunes, neurodegenerativas, cardiovasculares, cáncer...

La inflamación crónica puede ser desencadenada por varios factores, como el estrés, la obesidad, una mala alimentación, el sedentarismo, el tabaquismo, las toxinas ambientales, los desequilibrios en la microbiota intestinal, el exceso de luz artificial sobre todo durante la noche...

Pero ¿cómo produce la inflamación enfermedades cardiovasculares? La inflamación aumenta el número de VLDL (la etapa inicial de las LDL), fomenta la oxidación acelerada de las partículas LDL y promueve la formación de LDL «pequeño y denso» (sdLDL), el cual se ha visto que es mucho más propenso a modificarse.[41, 42, 43]

Además, durante la inflamación se producen especies reactivas de oxígeno (ROS), de los cuales ya hemos hablado, y, por otro lado, aumenta la permeabilidad vascular y ello produce cambios en los vasos sanguíneos (microgrietas vasculares, un proceso similar al escorbuto subclínico), lo que permite que las células y moléculas del sistema inmunológico, como los leucocitos y las proteínas inflamatorias, atraviesen las paredes de los vasos y entren en el tejido circundante dañando el endotelio, además de promover la entrada de lipoproteínas que se oxidarán y formarán placa.[44]

De hecho, es importante entender que existe un círculo vicioso entre la inflamación y el estrés oxidativo: a más estrés oxidativo, más inflamación, y, a más inflamación, más estrés oxidativo. La relación entre ambos es bidireccional y se refuerzan mutuamente, entrando en un círculo de autodestrucción del que a veces es difícil salir. Estos procesos generan:

- **Daño endotelial.** La inflamación crónica puede dañar la capa interna de los vasos sanguíneos, conocida como endotelio. Este daño puede comprometer la función del endotelio, incluida su capacidad para regular la dilatación y la contracción de los vasos sanguíneos, el flujo sanguíneo, la coagulación de la sangre y otras funciones importantes. Un endotelio disfuncional puede promover la formación de placas ateroscleróticas y aumentar el riesgo de obstrucción de las arterias. En todos los procesos que impliquen microgrietas se dará un aumento de la Lp(a), ya sabes, esa molécula que actúa reparando esas microgrietas.
- **Formación de placas de ateroma.** La inflamación crónica tiene un papel principal en la acumulación de placa en las arterias (aterosclerosis). Durante el proceso de aterosclerosis, las células del sistema inmunitario, como los macrófagos, se activan en respuesta a la inflamación y se acumulan en las paredes arteriales, donde ingieren y procesan el colesterol LDL oxidado. Esto conduce a la formación de placas ateroscleróticas, que pueden obstruir el flujo sanguíneo y aumentar el riesgo de eventos cardiovasculares, como ataques cardíacos y accidentes cerebrovasculares.

- **Ruptura de placas**. La inflamación también puede debilitar las placas ateroscleróticas, lo que aumenta el riesgo de ruptura o fisura. Cuando una placa se rompe, el material graso y otros componentes de la placa pueden entrar en contacto con la sangre, desencadenando una respuesta inflamatoria aguda y la formación de coágulos sanguíneos. Estos coágulos pueden obstruir el flujo sanguíneo en las arterias, lo que puede causar eventos cardiovasculares graves, como un infarto de miocardio o un accidente cerebrovascular.

La inflamación crónica de bajo grado está descrita como una de las principales causas de enfermedades cardiovasculares. Si quieres tener una buena salud cardiovascular, debes proteger tu cuerpo de la inflamación crónica, uno de los mayores pirómanos de nuestra fisiología.

4.3.3. Glicación de lipoproteínas

Más allá de las LDL oxidadas, hay otro tipo de LDL modificadas llamadas LDL glucosiladas o LDL-glicadas.[45]

La glicación es un proceso en el que se produce daño en una partícula por la unión de la glucosa a una molécula de proteína o al lípido en dicha partícula, produciendo una capa de caramelo pegajosa que daña la partícula (como las LDL o un glóbulo rojo).

Como con los procesos de oxidación del organismo, los procesos de glicación de lipoproteínas son normales hasta cierta cantidad, como pasa con los procesos de glicación involucrados en la hemoglobina de los glóbulos rojos (más adelante hablaremos de la hemoglobina glicosilada). Pero cuando esos procesos se disparan y el organismo no puede lidiar con ellos, se producen niveles elevados de LDL glicadas que, en sí, ya es una forma modificada de LDL, una partícula disfuncional y que es reconocida por los receptores de depuración del organismo.[46]

Pero, además, niveles elevados de LDL glicadas también pueden conducir a niveles más altos de LDL oxidadas. La glucosa puede dañar tanto la apolipoproteína B como la capa de fosfolípidos dejando la partícula de LDL con un mayor riesgo de oxidación. Esta modificación de las partículas LDL paraliza el uso de antioxidantes, como la vitamina E durante la fase de glicación. Por lo tanto, los procesos de reparación no son efectivos y, como resultado, se acelera la acumulación de daño oxidativo.[47]

Por lo tanto, los niveles elevados de glucosa de forma crónica no sólo aceleran los procesos de glicación de LDL, sino que también aumentan las LDL oxidadas y así el aumento del riesgo de sufrir aterosclerosis. No es casualidad que los diabéticos tengan un alto riesgo de enfermedades cardiovasculares.

Una de las principales disfunciones metabólicas del ser humano actual, muy presentes en un alto porcentaje de la población, es la resistencia a la insulina. Engloba altos niveles de estrés oxidativo, inflamación y glicación. En mi anterior libro hablé de forma detallada de cuáles son los principales mecanismos por los que se produce y, entre algunos actores importantes como el sedentarismo, el estrés o los descriptores endocrinos modernos a los que nos enfrentamos, aparece en una de las primeras posiciones el exceso de carbohidratos en nuestra dieta, principalmente, en forma de harinas refinadas y azúcar. Nunca en nuestra historia evolutiva habíamos comido tantos carbohidratos.

Piénsalo: el *Homo sapiens* tiene 300.000 años, algunos autores hablan de incluso 600.000. La agricultura tiene aproximadamente 10.000 años y la selección más bestia, que ha hecho, por ejemplo, que la sandía pase a multiplicar por 200 su tamaño, es mucho más reciente aún. ¿Qué comíamos antes de todo esto? ¿Qué ha habido siempre en abundancia incluso durante glaciaciones? La respuesta es grasa y proteína animal. El *Homo sapiens* acabó con la megafauna del planeta porque era más fácil alimentar al clan con un animal grande que recolectando.

Esto es algo que defiendo en mi primer libro con mucho mayor detalle y simplemente quería hacer una pequeña reflexión en este libro: el *Homo sapiens* está diseñado para que su base alimentaria sea la grasa y la proteína animal, es decir, para hacer una alimentación baja en carbohidratos.

4.3.4. ¿Cómo se forma la placa derivada de las LDL modificadas (glicadas u oxidadas)?

Ahora que ya conoces las lipoproteínas modificadas —entre ellas, las más señaladas son las LDL, ya que las HDL también se oxidan—, vamos a meternos de lleno en cómo se forma la placa de ateroma. Después de leer este proceso, entenderás que las LDL por sí solas no son aterogénicas y que todo depende del ambiente.

Te voy a presentar a uno de los actores principales: los macrófagos. Podría parecer que, si hablamos de formación de la placa de ateroma, los macrófagos podrían ser un villano. Sin embargo, los macrófagos son células del sistema inmunitario que tienen un papel crucial en la respuesta de este sistema. Viajan por el torrente sanguíneo y los tejidos hasta que encuentran un daño o una infección y ayudan en los procesos de reparación y fagocitación.

Figura 4.1. Proceso de fagocitación de los macrófagos

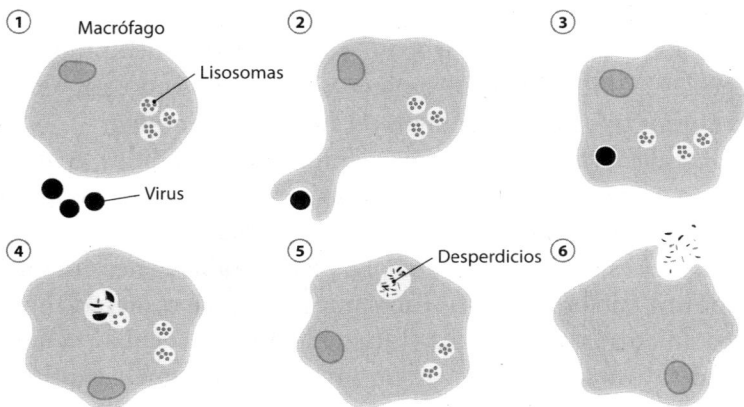

Fuente: © Salomart.

Los macrófagos tienen varias herramientas para ayudarnos en estos procesos:

- Pueden aumentar la producción de varias hormonas de crecimiento para reparar las células dañadas.
- Pueden inducir la fagocitosis para envolver y digerir virus, bacterias dañinas y materiales extraños o disfuncionales, como las LDL y las HDL modificadas.
- Pueden inducir la inflamación, que es una herramienta útil que puede usarse para matar bacterias, al igual que la fiebre, pero en un área localizada. El problema es la inflamación crónica, como ya deberías saber.

Dentro de los procesos inflamatorios derivados de los macrófagos, el tema es bastante complicado. Hay distintos tipos de macrófagos. Los macrófagos de tipo M1, por ejemplo, son responsables de iniciar y mantener una respuesta inflamatoria y se encuentran en el desarrollo de la aterosclerosis; los macrófagos M2, por otro lado, tienen propiedades que son principalmente antiinflamatorias y están asociadas con la resolución de una infección/lesión o una infección crónica. En la aterosclerosis en retroceso, se pueden encontrar macrófagos M1 y M2 dentro de la placa y también hay un aumento de ambos tipos de macrófagos en la placa vulnerable.

La placa vulnerable es una acumulación de lípidos, células inflamatorias, tejido fibroso y calcio en las paredes de las arterias (cuidado con el exceso de calcio). La placa aterosclerótica puede ser estable o vulnerable. La placa estable generalmente tiene una cubierta fibrosa gruesa que protege su contenido lipídico, mientras que la placa vulnerable tiene una cubierta más delgada y menos estable, lo que aumenta el riesgo de ruptura. Cuando una placa vulnerable se rompe o se erosiona, puede desencadenar la formación de un coágulo sanguíneo (trombo) en el lugar de la ruptura. La cuestión es que los macrófagos son una parte importante del sistema inmunitario innato del cuerpo, vitales para el correcto funcionamiento fisiológico y si están presentes en placas es porque están realizando una función para solucionar algo que está perturbando el sistema.

Por lo tanto, la presencia de macrófagos de tipo M2 en la placa es contradictoria, porque pueden estar en procesos de resolución de la aterosclerosis, pero también en el empeoramiento del desarrollo.[48]

Por otro lado, tenemos los monocitos, que son un tipo de glóbulo blanco o leucocito, una célula también importante en el sistema inmunitario que se encuentra en la sangre. Cuando los monocitos entran en los tejidos se transforman en macrófagos, que, como ya sabes, son células especializadas en la fagocitosis y en la eliminación de patógenos y otros materiales extraños, es decir, los leucocitos son precursores de los macrófagos.

Los monocitos se encuentran en las LDL modificadas alojados en la pared arterial e inician procesos de inflamación.[49] ¿Qué quiero decir con esto?

Los denominados receptores fagocíticos, también llamados receptores carroñeros, son proteínas de membrana presentes en la superficie de las células fagocíticas, como los macrófagos, que reconocen y se unen a partículas extrañas, como bacterias, virus, células muertas y otros desechos celulares, es decir, detectan material peligroso para detener su progresión.

Algunos de ellos son excepcionalmente capaces de reconocer las LDL modificadas y unirse a ellas para su fagocitación y su eliminación del organismo.[50]

Recuerda que las LDL modificadas no son reconocidas por los receptores de LDL y quedan en circulación para favorecer estos procesos de fagocitación. Al final, es un proceso de eliminación de partículas disfuncionales.

Este proceso está liderado por los receptores eliminadores que aumentan en la capa endotelial, monocapa que separa los tejidos de la sangre, en presencia de LDL modificadas, como, por ejemplo, el receptor 1 de lipoproteína de baja densidad (LDL) oxidada similar a la lectina (LOX-1) y el receptor eliminador de clase AI (SR-AI).[51, 52, 53]

Imagina las LDL modificadas como cartas de una baraja que están defectuosas. Estas cartas tienen rayones o manchas que hacen que no encajen correctamente en el clasificador (receptor de LDL). Al no ser reconocidas, estas cartas defectuosas quedan dando vueltas por la mesa (circulación sanguínea). Para evitar que estropeen el juego (dañen los vasos sanguíneos), entra en acción un equipo de limpieza (receptores eliminadores). Estos empleados de limpieza se ubican en las paredes de la mesa (capa endotelial) y se encargan de retirar las cartas defectuosas para que el juego pueda seguir su curso correctamente.

Por lo tanto, las LDL modificadas son como «basura» en el sistema cardiovascular. Los receptores eliminadores son como un sistema de reciclaje que se encarga de eliminar esta «basura». Y el proceso de fagocitación es como tirar las cartas defectuosas a la basura e incorporar cartas nuevas intactas para que el juego siga fluyendo.

Los receptores eliminadores aumentan en presencia de LDL modificadas e indican a esta partícula dañada que salga del torrente sanguíneo activo, estacione en la pared de la arteria y permanezca allí hasta que un monocito lo reconozca y lo fagocite para su eliminación. Esto es una respuesta inmune saludable.

De hecho, es importante tener en cuenta que el proceso de la aterosclerosis en realidad ocurre dentro de la pared arterial y puede afectar o no la luz arterial, razón por la cual las angiografías (imagen de los vasos sanguíneos) pueden ser normales en personas con aterosclerosis avanzada. Conforme la placa progresa, puede invadir la luz y provocar isquemia (es decir, falta de suministro de oxígeno a los tejidos) a medida que el estrechamiento se acerca al 70 o el 75 por ciento, o la placa puede romperse y provocar una trombosis: parcial, que conduce a isquemia, o total, que conduce a infarto (es decir, muerte del tejido).

Las LDL no viajan por la sangre y se acumulan en las arterias por arte de magia. Como acabas de ver, es un proceso mucho más complejo; la clave está en la modificación excesiva de las LDL, donde todos estos mecanismos de eliminación están desbordados y la placa se descontrola, porque, como hemos analizado anteriormente, los procesos de formación de LDL modificadas pueden ser relativamente normales dentro de los procesos del organismo, como pueden ser la glicación o la oxidación de las lipoproteínas.

Por evolución, los macrófagos nos han ayudado a eliminar estas partículas dañadas en un proceso totalmente normal. El problema es cuando el ambiente es altamente hostil (inflamación, estrés oxidativo y glicación crónicos) y los procesos de LDL modificadas se disparan. De hecho, los macrófagos, una vez han comenzado el proceso de fagocitación de las LDL modificadas, producen sus propios receptores carroñeros que atraen más LDL modificadas y otros desechos como patógenos.[54]

Los materiales de las LDL modificadas están compuestos, en una gran mayoría, por lípidos. Cuando los macrófagos realizan su función e ingieren grandes cantidades de lípidos provenientes de las LDL modificadas, se convierten en células llenas de grasa y adquieren una apariencia espumosa bajo el microscopio.[55] Por esta razón, se las llama células espumosas. Estas células espumosas se eliminan posteriormente mediante el transporte inverso de colesterol (RCT) a través, principalmente, de las HDL.[56] De este proceso te hablaré en otros capítulos.

Éste es un proceso beneficioso y protector frente al desarrollo de la aterosclerosis, y también puede ayudar a prevenir el desarrollo de un núcleo necrótico dentro de las células espumosas, lo que contribuye a la formación de placas vulnerables.

El núcleo necrótico es un proceso que ocurre dentro de la placa aterosclerótica, concretamente, en el centro, y se produce cuando las células presentes en la placa, como los macrófagos, mueren debido a la falta de oxígeno y nutrientes, causada por la reducción del flujo sanguíneo en la arteria. Esta falta de oxígeno, conocida como hipoxia, puede ocurrir cuando la placa crece y obstruye parcialmente el flujo sanguíneo o cuando hay ruptura de la placa y formación de coágulos sanguíneos que obstruyen el flujo sanguíneo. La muerte de las células dentro de la placa conduce a la acumulación de material celular muerto, lípidos y otros desechos en el centro de la placa, formando así el núcleo necrótico. Este núcleo necrótico es una característica de las placas ateroscleróticas avanzadas.

Por lo tanto, los macrófagos forman células espumosas por la fagocitación de LDL modificado. El problema viene cuando esas LDL modificadas son muy abundantes en el organismo y esas células espumosas se agolpan en una zona determinada. Este proceso es el que forma la placa de ateroma y, en última instancia, puede formar un núcleo necrótico.

Figura 4.2. Proceso de la formación de la placa de ateroma derivado de las células espumosas

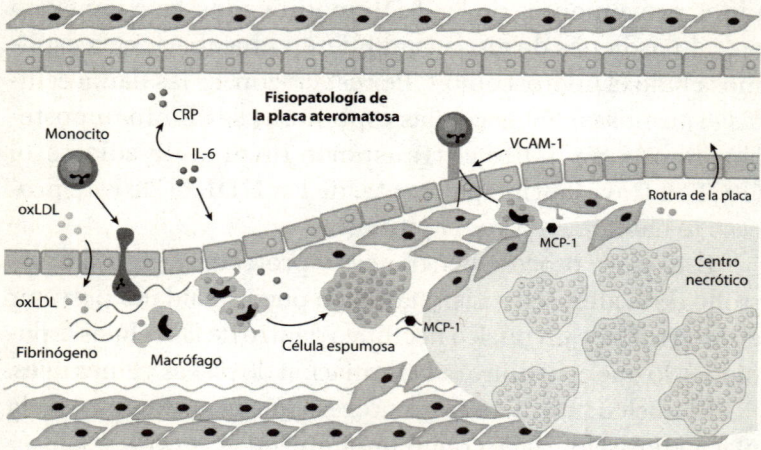

Fisiopatología de la placa ateromatosa

Monocito · CRP · IL-6 · oxLDL · oxLDL · Fibrinógeno · Macrófago · Célula espumosa · MCP-1 · VCAM-1 · Rotura de la placa · Centro necrótico

Fuente: © Salomart.

Resumen del proceso de formación de placa:

1. Las LDL se modifican por diferentes situaciones fisiológicas.
2. La capa endotelial aumenta los receptores eliminadores para detectar las LDL modificadas y arrastrarlas fuera del torrente sanguíneo activo.
3. Un monocito encuentra las LDL modificadas previamente seleccionadas.
4. Comienza la función de los macrófagos, formando receptores carroñeros que atraen más LDL modificadas y las almacena en depósitos de lípidos, que crean células espumosas.

5. La placa se forma en la íntima arterial (el revestimiento debajo de la capa endotelial) con células espumosas que rodean la arteria y albergan las LDL modificadas. Es importante señalar aquí que las células espumosas y la placa no invaden el calibre de la arteria en esta etapa. Todo está alojado debajo de la capa endotelial y la reserva de lípidos debajo de la placa circundante.[57, 58]

6. Las HDL son llamadas por los macrófagos, que inician el transporte inverso de colesterol (RCT) para eliminar el colesterol de las células espumosas.

7. Los fagocitos (por ejemplo, macrófagos) se utilizan para contener células apoptóticas u otros desechos del área afectada e iniciar una «descomposición controlada» durante todo el proceso.

Una vez se desencadenan estos procesos pueden suceder dos cosas. La primera es que, si eres una persona rodeada de un buen ambiente y con buenos hábitos, se produzca un correcto proceso de restauración de la zona afectada, donde las reservas de lípidos alojadas en las células espumosas con el tiempo se agotarán. Esto deja una placa estable que no se rompe alrededor de la arteria, caracterizada por una reserva de lípidos más pequeña y una capa (placa) gruesa.[59]

La segunda es que, si eres una persona con un mal ambiente y malos hábitos, las reservas de lípidos se hinchen y se desarrolle un núcleo necrótico compuesto por LDL oxidadas, entre otros muchos elementos, provocando una placa que cubre el sitio de las células espumosas. Esto puede culminar en una rotura parcial del casquete o en una rotura completa (trombosis) que resulta en un evento cardíaco. Si la explosión no es mortal o, en algunos casos, «silenciosa» o asintomática, entonces la placa se puede reparar (Lp(a)) desde el interior de la arteria dando como resultado un parche. Si no hay cambio de hábitos y/o la reserva de lípidos no se elimina lo suficiente, estas rupturas silenciosas continuarán a lo largo de décadas y los parches de placa se acumularán, uno encima del otro, dando como resultado un bloqueo parcial o completo de la arteria.[60]

Figura 4.3. Diferencia entre una placa estable y una vulnerable

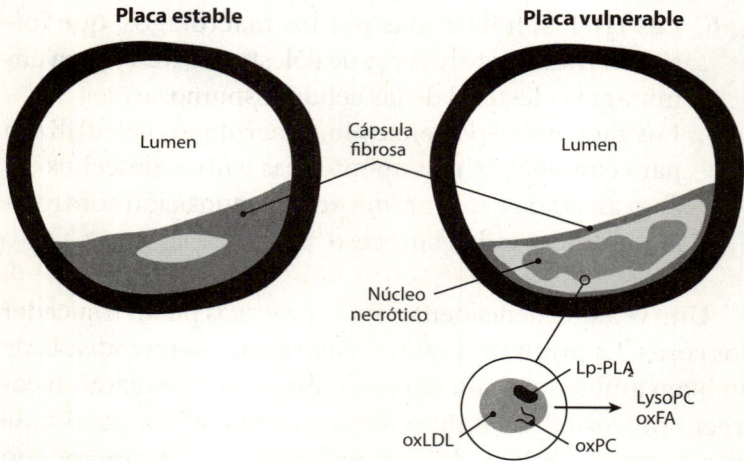

Fuente: © Salomart.

Y aquí viene lo más importante después de entender cómo se forma la placa: las LDL no modificadas, es decir, las saludables, no estimulan la formación de células espumosas debido a la falta de activación de la vía de la fagocitosis al no ser una molécula que haya que eliminar porque es funcional y, por supuesto, los receptores eliminadores no reconocen las partículas LDL no modificadas.[61, 62]

Lo que significa que la presencia normal y saludable de LDL en los macrófagos no contribuye a la formación de células espumosas. Esto me pareció especialmente sorprendente si tenemos en cuenta la hipótesis actual de que un nivel alto de partículas LDL fomenta los choques mecánicos y la acumulación de lípidos en las arterias, lo que luego promueve la formación de placa. Sin embargo, son sólo las LDL modificadas, no las LDL saludables, las que estimulan la formación de células espumosas y la acumulación de placa, es decir, son tus hábitos, no el colesterol.

Vamos a explicarlo de una manera más sencilla para que se entienda. Si tienes un bosque lleno de árboles, ¿eso es bueno o malo? Realmente es algo muy positivo. Pero ¿qué pasaría si estuvieras echando cerillas todo el día? Que al final habría un incendio. ¿De quién es la culpa, de los árboles o las cerillas? Efectivamente, es de las cerillas. En este caso, los árboles son el colesterol y las cerillas, los hábitos que aumentan el riesgo cardiovascular, como fumar, mala alimentación, sedentarismo, estrés e inflamación crónicos... La cuestión es que, si tienes un bosque con 3 árboles en vez de 100, si echas cerillas va a ver un incendio igual... De ahí que muchos estudios hayan demostrado que personas con colesteroles muy bajos, incluso por debajo de 13,0 mg/dl, tienen placa y enfermedades cardiovasculares derivadas de ellas. ¿Cómo es posible? Porque realmente el problema no es el colesterol... Y el LDL no es causal.

4.4. Resistencia a la insulina

Vivimos en una sociedad glucodependiente impulsada por las pautas alimentarias modernas dogmáticas. Esto quiere decir que las personas, por lo general, prácticamente sólo utilizan glucosa como sustrato energético. Esto nunca había pasado en nuestra historia evolutiva, ya que era imposible encontrar tanto carbohidrato como en la actualidad. El abuso de la glucosa como sustrato energético es uno de los factores determinantes en la epidemia de resistencia a la insulina mundial que estamos viviendo y que deriva en diabetes, obesidad, alzhéimer e, incluso, aumenta drásticamente el riesgo de sufrir cáncer, precedido de una mala gestión de la glucosa en sangre. Esto es algo que explico en mi primer libro, pero, resumiendo, podríamos decir que existe una teoría bastante validada científicamente que afirma que la resistencia a la insulina es el resultado de un desbordamiento de glucosa en nuestro organismo.

Como resultado de la sociedad glucodependiente establecida en las últimas décadas tenemos que una de cada tres personas en el mundo tiene prediabetes, es decir, tiene resistencia a la insulina. Si damos un paso más allá, se estima que en el año 2024 había 829 millones de diabéticos, el 95 por ciento de tipo II, la diabetes que es causa de los malos hábitos, cuando en 1980 la cifra era de 108 millones. Si hablamos de obesidad, una enfermedad ligada a la resistencia a la insulina, se estima que, en el año 2024, había 1.000 millones, cuando en el año 1970 había 36 millones. Y, por último, si hablamos de alzhéimer, enfermedad que se describe como la diabetes tipo III debido a su vínculo con la resistencia a la insulina en el cerebro, debemos tener en cuenta que, en 1900, se diagnosticó el primer caso, mientras que, en 2022, se estimaba que lo padecían 46,8 millones de personas.

Muchas personas defienden que estas cifras están condicionadas por el aumento de la población, así que hablemos en porcentajes respecto a la población en Estados Unidos. En el año 1960, sólo el 0,9 por ciento de la población de Estados Unidos era diabética. Para el año 2020, ese porcentaje ya era 8,3 por ciento. Si hablamos de obesidad y su incidencia en la población de Estados Unidos, en 1970, el porcentaje era del 11,9 por ciento y, para el año 2020, ese porcentaje ya era de un 42,4 por ciento.

¿No nos damos cuenta de que algo no está yendo bien? De que, a pesar de todos los avances en multitud de aspectos relacionados con la salud, cada vez enfermamos más y siendo más jóvenes. Todo es multifactorial y, actualmente, hay muchos factores ambientales que están haciendo enfermar a nuestra especie, la cual está en continua decadencia, pero lo que está claro es que la alimentación glucodependiente es uno de los actores principales en esta involución del *Homo sapiens*.

Ahora entremos de lleno en cómo la resistencia a la insulina es otro de los factores más determinantes si hablamos de enfermedades cardiovasculares.

Los niveles elevados de insulina en sangre de forma crónica (hiperinsulinemia) es un factor de riesgo cardiovascular independientemente del resto de otros factores. Éste es un proceso que comienza con un actor principal, la resistencia a la insulina (si quieres leer más al respecto, te recomiendo que leas mi primer libro).

Es de vital importancia medir la insulina en ayunas para conocer nuestro estado metabólico, ya que se podría detectar una prediabetes precoz antes de que la glucosa se empiece a disparar. Sin embargo, es un parámetro que rara vez se pide en una analítica convencional.

Se estima que cientos de millones de personas en todo el mundo podrían estar afectadas por la resistencia a la insulina. ¿Qué se puede esperar de una población altamente glucodependiente? Nunca hay que olvidar que nuestro sustrato predilecto es la grasa y muy pocas personas tienen la flexibilidad metabólica para no ser glucodependientes. Si estás leyendo esto y haces una correcta alimentación baja en carbohidratos con la práctica del ayuno, enhorabuena, estás en ese pequeño porcentaje de la población con libertad metabólica sin ser esclavo de los carbohidratos. Y que conste que no se trata de satanizar las principales fuentes de hidratos de carbono, pero el exceso de este nutriente en nuestra historia evolutiva nunca había sido tan elevado y está suponiendo un verdadero declive para nuestra especie.

Otros actores no dietéticos con bastante presencia, si hablamos de resistencia a la insulina, son el tabaquismo, las infecciones, la falta de sueño reparador y el estrés crónico y agudo.

En la sociedad actual tenemos el cóctel perfecto para sufrir enfermedades cardiovasculares, quizá por eso sea una de las principales causas de muerte en el mundo. El estrés crónico psicológico es la enfermedad del siglo XXI. Y el estrés mata, no lo olvides.

Me llegan muchas personas a consulta con una alimentación baja en carbohidratos con la hemoglobina glicosilada por las nubes, derivada del estrés. Ten en cuenta que para nuestro organismo del Paleolítico el estrés es sinónimo de lucha o huida y, en estas situaciones, el organismo genera niveles elevados de glucosa para escapar o luchar. Antes, el estrés era huir de un león, hoy es estar sentado en el sofá discutiendo con tu jefe por teléfono... El estrés del siglo XXI no requiere movilidad. ¿Qué sucede entonces con toda esa glucosa disponible que no usamos? Problemas.

No olvides que el estrés aumenta la inflamación, el estrés oxidativo, la glicación y, además, afecta al sueño. Todo esto se une además a la falta de sueño reparador por falta de melatonina, impulsado por la entrada de las últimas décadas de las pantallas artificiales... En resumen, estamos generando una sociedad que está diseñada para enfermar.[63]

Pero centrémonos en lo que verdaderamente nos interesa: ¿cómo la resistencia a la insulina aumenta el riesgo de sufrir enfermedades cardiovasculares?

La resistencia a la insulina dispara de forma crónica los niveles de glucosa en el organismo y eso significa más índice de glicación de lipoproteínas y más oxidación de LDL con todo lo que ello conlleva. Además, la hiperinsulinemia también favorece el desarrollo de hipertensión arterial al reabsorber sodio a nivel renal. Asimismo, también es uno de los actores principales si hablamos de síndrome metabólico con niveles elevados de triglicéridos, HDL bajo, circunferencia de cintura grande y PCR ultrasensible alta (inflamación vascular).

Para que veas el peso de la resistencia a la insulina como un factor de riesgo cardiovascular, se ha observado que, en personas que ya han tenido un ataque cardíaco y no estaban diagnosticadas de diabetes, tres cuartos eran diabéticos ocultos (resistentes a la insulina).[64] Y, por supuesto, las personas con diabetes y los hiperinsulinémicos en general (resistentes a la insulina), tienen un riesgo mucho mayor de sufrir enfermedades cardiovasculares.[65, 66]

Por otro lado, hay algunos estudios realizados *in vitro* muy interesantes que muestran que la insulina elevada en el organismo de forma crónica puede tener algunos efectos sobre ciertas células inmunitarias como los macrófagos, células dendríticas y células T:

- La insulina inhibe las funciones antiinflamatorias de las células T, promoviendo así la inflamación.[67]
- Se ha observado que la insulina aumenta la capacidad de los macrófagos para absorber LDL dañadas. Los macrófagos expuestos a la insulina duplicaron su expresión de receptores carroñeros, lo que resultó en un aumento del 80 por ciento en la captación de LDL oxidadas.[68] Este proceso, de forma crónica, genera mayores niveles de colesterol LDL oxidado en las arterias, lo que aumenta la formación de células espumosas por encima de lo normal, y más teniendo en cuenta que el efecto de la insulina también ejerce efectos similares en las células dendríticas (CD), que normalmente actúan como mensajeras de las células T, para proporcionar información sobre posibles patógenos, y contribuyen a la formación de células espumosas.[69]
- También se ha observado que la insulina no sólo afecta a la función de los macrófagos, sino que también

puede hacerlo en su esperanza de vida. Los macrófagos derivados de ratones expuestos a la insulina *in vitro* tenían menos probabilidades de «retirarse» (un proceso llamado apoptosis, esencialmente, suicidio celular) que aquéllos que no estuvieron expuestos a la insulina. Por lo tanto, los macrófagos no sólo serían más activos, sino que también estarían activos durante más tiempo.[70] Además, al igual que otras células, los macrófagos pueden volverse resistentes a la insulina y, si ya no «ven» la insulina, actúan como si no estuviera allí. El resultado es que el efecto de «longevidad» sobre los macrófagos ya no funciona y es más probable que se vuelvan apoptóticos cuando se enfrentan a ciertos factores estresantes. Una gran cantidad de macrófagos apoptóticos puede dar lugar a placas con un núcleo «necrótico», que es una de las características de las placas inestables con mayor probabilidad de romperse.[71] Este último punto fue validado en ratones, pero, si los macrófagos también se vuelven más resistentes a la insulina en humanos como lo hacen en ratones, éste es un factor claro que contribuye a las placas inestables y la progresión de la aterosclerosis.

Estas vías pueden ser beneficiosas en algunos casos concretos de peligro y daños agudos, del mismo modo que la inflamación es útil a corto plazo para combatir infecciones o ayudar a curar una herida. La cuestión es que, cuando estas reacciones dejan de ser agudas para convertirse en crónicas, el daño que lo inicia no desaparece y la inflamación no cesa, la resistencia a la insulina no se resuelve, la hiperinsulinemia va a más... Una respuesta inmunológica llevada al límite a lo largo de décadas.

4.5. EL TABACO

Se estima que el tabaco mata cada año de forma directa o indirecta a más de ocho millones de personas, seguramente estas cifras estén infravaloradas, sobre todo en las personas afectadas de forma indirecta y las enfermedades secundarias que pueden surgir del consumo de esta sustancia totalmente tóxica.

Sin embargo, entre 1920 y 1960, fumar se consideraba «bueno para la salud», la industria tabaquera anunciaba el acto de fumar atribuyéndole «beneficios», incluso basados en estudios científicos. También indujeron la idea de que fumar era algo elegante, de distinción de clases, y fue muy recomendado por figuras públicas de prestigio como actores y grandes deportistas, incluso por médicos, dentistas y otros profesionales de la salud. ¿Cuánto dinero se llevarían por hacer este tipo de propaganda? Quizá fueran adictos al tabaco y pensaran que tenían que justificar su adicción, algo similar a lo que pasa hoy con el azúcar o el café.

La época de mayor consumo de tabaco en Estados Unidos coincide con la mayor crisis de eventos cardiovasculares. No fue hasta que el presidente Dwight D. Eisenhower, conocido fumador, sufrió un infarto en 1955, que la preocupación por las enfermedades cardiovasculares creció exponencialmente. Lo fácil hubiera sido señalar al tabaco o el azúcar, comportamientos modernos a los cuales nunca antes nos habíamos expuesto, pero no, en vez de usar la lógica, las grandes corporaciones consiguieron engañar a la población señalando a las grasas naturales, ésas presentes en la naturaleza y que llevan milenios con nosotros, como principales causantes.

Hoy sabemos que el tabaco es una de las principales causas evitables de enfermedades cardiovasculares, entre otras. Y, por fin, después de muchos años, ya no está tan aceptado socialmente y es un acto que cada vez repugna más, algo que espero que suceda también con el alcohol, el cual está demasiado instaurado y aceptado en nuestra sociedad.

Pero ¿cómo destroza el tabaco nuestra salud cardiovascular? Fumar afecta de diversas maneras a nuestro organismo:[72]

- Provoca la vasoconstricción de los vasos y aumenta la presión arterial.
- Estimula la formación de coágulos sanguíneos que bloquean el correcto flujo sanguíneo.
- Provoca daño en los capilares sanguíneos (microgrietas), promoviendo así el aumento del uso de apolipoproteína A y Lp(a).
- Fumar aumenta la inflamación, el estrés oxidativo y es un impulsor del envejecimiento prematuro de tus órganos. Para que te hagas una idea, dejar de fumar a una edad temprana (antes de los cuarenta años) tiene una impresionante reducción del 90 por ciento en el exceso de riesgo de muerte, y más teniendo en cuenta que, con la edad, nuestros vasos sanguíneos son más delicados y, por lo tanto, más sensibles al tabaco y otras drogas. Por eso, cuanto mayor seas, más riesgo de enfermedades cardiovasculares tienes por fumar.

4.6. La importancia de una correcta vasodilatación con el sodio

Con todo lo que hemos visto hasta ahora entenderás que una de las claves de la salud cardiovascular es mantener los vasos sanguíneos dilatados, y ahí es donde entra una correcta presión arterial, que típicamente se encuentra dentro del rango de menos de 120/80 mmHg.

Aquí hay varios nutrientes clave como son la vitamina D, el omega 3, la arginina, el calcio, el magnesio, el potasio y el sodio. Por supuesto, hay factores ambientales clave para mantener una buena presión arterial y, para ello, sólo hay que comportarse como un humano: llevar una buena alimentación, estar en forma, hacer deporte diario, tener una buena rutina de sueño, tener cuidado con las drogas como el tabaco y el alcohol, tener contacto con la naturaleza (especialmente, conexión a tierra y el sol), control del estrés y mucho cuidado con la contaminación del aire y la contaminación acústica, sobre todo, en las ciudades.

Pongámonos en la situación de que te comportas como un humano. Una de las mayores claves nutricionales para mantener una buena presión arterial es el consumo adecuado de potasio, magnesio y sodio. Por desgracia, debido a la superproducción y la baja mineralización del agua y los suelos donde cultivamos, los alimentos cada vez tienen menos potasio y magnesio. Cada vez son más dramáticos los niveles poblacionales con deficiencia de estos nutrientes y, por ello, soy un defensor de la suplementación con magnesio y potasio. Hablaremos de ello en el capítulo 7.

Por otro lado, tenemos el sodio, cuya principal fuente dietética es la sal. Un alimento ancestral señalado como maléfico y que, sin embargo, es clave en nuestra salud. Es importante remarcar que el sodio es un nutriente esencial y que tenemos alrededor de 100 gramos de sodio en el organismo, de hecho, es el catión, ion con carga positiva, más abundante en la sangre (3,3 g/l). Literalmente, estamos bañados en líquido salino.

Para que lo veas más claro, voy a contarte una pequeña anécdota. René Quinton, biólogo y fisiólogo francés, desarrolló una teoría en la que defendía que el agua de mar tenía una gran similitud con el plasma sanguíneo y que podía utilizarse para salvar vidas. En la década de 1890 llevó a cabo una serie de experimentos en los que transfundió agua de mar isotónica en perros con hemorragias graves. Sorprendentemente, los perros sobrevivieron, lo que llevó a Quinton a afirmar que el agua de mar podía tener propiedades terapéuticas. Tras estos logros, Quinton comenzó a experimentar con inyecciones de plasma marino (agua de mar profundo, filtrada) en diversas y graves afecciones de la época, como cólera, gastroenteritis o tuberculosis. Así estableció las llamadas «leyes de la constancia general», en las cuales afirmaba que la enfermedad no era más que la consecuencia del medio interno viciado. Con el agua de mar lograba reestablecer el equilibrio perdido, dado que «todas las especies que pueblan la Tierra —afirmaba Quinton— proceden del mar y sus líquidos corporales son una réplica del agua marina». Luego de experimentar exitosamente en animales, Quinton comenzó con humanos. Sus éxitos espectaculares lo llevaron a abrir, a partir de 1907, una serie de hospitales que bautizó con el nombre de «dispensarios marinos». En ellos, sus pacientes (niños y ancianos moribundos) recibían inyecciones de agua de mar con similar concentración de sal que el plasma sanguíneo. Estos hospitales, que fueron declarados de utilidad pública, permitieron reducir la mortalidad infantil del 90 al 20 por ciento, en épocas donde no había fármacos ni antibióticos. Quinton continuó abriendo «dispensarios marinos» en distintos lugares del mundo, como Estados Unidos, Egipto, Inglaterra o Bélgica, hasta su muerte, en 1925.

Incluir agua de mar de calidad y filtrada de impurezas en nuestro día a día es una gran estrategia si hablamos de salud. El agua de mar tiene una serie de características muy similares al plasma sanguíneo:

• Tiene presencia de iones como sodio, cloruro, potasio, calcio, magnesio..., que son minerales-electrolitos esenciales para el correcto funcionamiento humano y son claves en el equilibrio iónico.

- Ambas tienen una concentración significativa de sales disueltas, lo que contribuye a la salinidad. Recuerda que tenemos 100 gramos de sodio en el organismo.

El sodio es un nutriente clave para la regulación del volumen sanguíneo y la presión arterial, razón por la que se ha señalado como causante de la hipertensión arterial. Sin embargo, los verdaderos culpables son el exceso de azúcar y las harinas refinadas que derivan en la resistencia a la insulina.

La principal fuente dietética de sodio es la sal, ya que contiene un 40 por ciento de este mineral en su composición, lo que significa que por cada 2,5 gramos de sal, ingerimos 1 gramo de sodio (para convertir los gramos de sodio a sal hay que multiplicar por 2,5). El segundo alimento con mayor contenido en sodio, como es lógico, es el agua de mar, que aproximadamente contiene unos 35 gramos de sal por litro, que son 14 gramos de sodio.

La ingesta de sal recomendada por las organizaciones para normotensos es de alrededor de 5 gramos y en hipertensos es de entre 2,5 y 3 gramos. Esto es un atentado contra la salud de las personas, al privar al organismo de la cantidad que necesita de sodio, que es un nutriente esencial.

Es importante entender que las ingestas dietéticas de referencia (IDR) de sodio no fueron respaldadas por evidencia científica. Este hecho lo admitió la revisión posterior del propio Instituto de Medicina en 2013, donde se afirmaba tardíamente que no había evidencia de beneficios para la reducción de la ingesta de sodio por debajo de 2.300 mg/día (5,75 gramos de sal).[73]

Si echamos la vista atrás, podemos darnos cuenta de que todo fue mar. Para que te hagas a la idea, se han descubierto fósiles prehistóricos de «monstruos marinos» de varios metros de largo a más de cuatro mil metros de altura sobre el nivel del mar en el Himalaya, concretamente, en la región del Tíbet.[74] Yo mismo salgo a caminar en mi pueblo en el Pirineo aragonés a más de mil metros de altura sobre el nivel del mar y encuentro fósiles marinos. Si todo fue mar, imagínate cuántos sedimentos marinos dejaría, el agua y todo lo que creciera en ellas, en la caída de sus niveles en la tierra. Todo estaba altamente mineralizado, también el agua. Hoy en día, con la superproducción y el estrés hídrico que estamos viviendo, es totalmente al contrario, todo está altamente desmineralizado, también el agua que se vende presumiendo de su mineralización muy débil.

Es curioso ver que el consumo de los tres nutrientes más satanizados vinculados a las enfermedades cardiovasculares, el sodio, el colesterol y la grasa saturada, se ha mantenido estable desde 1970 hasta 2010. Sin embargo, las enfermedades cardiovasculares no han dejado de crecer exponencialmente hasta convertirse en la primera causa de muerte en el mundo.

Si nos fijamos en estudios científicos de calidad, con grandes poblaciones y con datos clínicos, nos damos cuenta de que la cantidad óptima de sodio y la que debería ser la IDR es de 4 gramos de sodio al día, lo que equivale a 10 gramos de sal. Haciendo una horquilla, la cantidad de sodio necesaria para el organismo oscila entre los 3.000 y los 5.000 mg/día (entre 7,5 y 12,5 gramos de sal) y, en algunos casos de personas con mucho gasto energético, incluso más. Ésta es la cantidad óptima para no activar el sistema renina-angiotensina-aldosterona, en el que ahora profundizaremos.[75, 76]

Por cierto, que el vegetal con mayor contenido en sodio es la acelga, con 150 miligramos cada 100 gramos de alimento. Para adquirir 10 gramos de sodio comiendo acelgas necesitas 6,5 kilogramos de acelgas. Con esto quiero decir que sin sal, agua de mar u otras fuentes ricas en sodio, como el tamari o el vinagre de umeboshi, no llegarás a las necesidades de sodio del organismo. Algo fácil para nuestros ancestros.

No llegar a estas cantidades de sodio de forma crónica sería comprar muchas papeletas para tener un evento cardiovascular. De hecho, la restricción de sodio es uno de los mayores factores de riesgo cardiovascular debido a una deshidratación profunda.

Si ingerimos el sodio suficiente, nuestro sistema vascular está dilatado y todo fluye. Sin embargo, cuando generamos una restricción del mineral, principalmente, por repudiar la sal, lo que se genera es todo lo contrario: una vasoconstricción compensatoria.

En nuestro organismo tenemos un sistema, el renina-angiotensina-aldosterona, que es un sistema hormonal complejo que desempeña un papel fundamental en la regulación de la presión arterial, en el equilibrio de líquidos y electrolitos y en la homeostasis del cuerpo humano.

Cuando se reduce el consumo de sodio (sal), el volumen del plasma puede llegar a disminuir entre un 10 y un 15 por ciento. Eso quiere decir que va a haber una disminución de la parte líquida de la sangre, compuesta por agua, minerales y proteínas. Es un proceso de adaptación fisiológica (homeostasis), concretamente, un mecanismo compensatorio que se inicia frente a la deshidratación provocada por la restricción de sodio.

Cuando el organismo detecta que hay una deficiencia de sodio provocada por la baja ingesta y/o excesiva excreción, se activa el conocido eje renina-angiotensina-aldosterona. Como ya he mencionado, este eje permanece suprimido con ingestas fisiológicas de sodio de entre 3.000 y 5.000 miligramos (entre 7,5 a 12,5 gramos de sal), dependiendo de la persona y sus circunstancias, pero, como mínimo, todo el mundo debería tomar 3.000 miligramos de sodio (7,5 gramos de sal).

Cuando descienden los niveles de sodio por debajo de las necesidades biológicas del organismo, el riñón secreta la renina (más de un 24 por ciento). El aumento de la renina en el organismo se ha asociado a un mayor riesgo de infarto de miocardio y muerte cardíaca.[77] La renina es una hormona que hidroliza el angiotensinógeno secretado en el hígado y lo convierte en angiotensina I. Ésta, junto con la enzima convertidora de la angiotensina (ECA) producida en los pulmones, se convierte en angiotensina II.

La angiotensina II produce vasoconstricción que, por diferentes mecanismos cardíacos, aumenta la presión arterial. Además, la angiotensina I libera aldosterona, que estimula la reabsorción de sodio y agua, para aumentar el volumen sanguíneo y contrarrestar aún más la falta de sodio en el organismo.

La angiotensina II, con su efecto de vasoconstricción que cierra los vasos sanguíneos, incluidos los coronarios que suministran sangre al músculo cardíaco, disminuye la salida de sangre del corazón. Esto no es nada saludable. De hecho, el exceso de angiotensina II en el organismo está vinculado con el aumento del riesgo de infartos de miocardio, hipertensión e hipertrofia ventricular izquierda.[78]

Una de las familias de fármacos que se utilizan para tratar la hipertensión son los inhibidores de la enzima convertidora de la angiotensina (IECA), para reducir así los niveles elevados de angiotensina y minimizar el riesgo de enfermedades cardiovasculares. Pero resulta paradójico que la restricción de sodio en la dieta eleve la misma hormona que los médicos quieren disminuir a toda costa para tratar la hipertensión. De hecho, en general, los fármacos que se utilizan para tratar la hipertensión tienen el objetivo de reducir las mismas hormonas (renina, angiotensina, aldosterona y adrenalina) que aumentan con la restricción de sodio y que permanecen silenciadas con un consumo óptimo de sal.

O sea, que el médico restringe la sal porque le han enseñado que «es la causante de la hipertensión» y, en consecuencia, se genera un aumento de la renina, la angiotensina, la aldosterona y la adrenalina, pero el médico le receta unos fármacos para bajar los niveles de esas mismas hormonas en el organismo. ¿Qué sentido tiene esto? Con estos tratamientos no me extraña que la hipertensión esté tan vinculada a enfermedades cardiovasculares y otras patologías... Lo inteligente sería que el hipertenso consumiera la cantidad necesaria de sodio diaria para no activar el eje renina-angiotensina-aldosterona y dedicarnos a tratar con buenos hábitos la resistencia a la insulina y la inflamación, que son los verdaderos causantes de la hipertensión, pero, claro, eso lleva tiempo y paciencia, y una pastilla lo hace todo mucho más sencillo.

Además, esta secuencia de adaptación también actúa en el sistema nervioso central provocando un aumento de la sed para inducir el consumo de agua donde se supone que debe haber electrolitos como el sodio, pero, claro, el agua moderna es de mineralización débil. También genera el aumento de otra hormona conocida como vasopresina (ADH) que reducirá la producción de orina para conservar el volumen sanguíneo.

En el baile de hormonas dedicado a la deficiencia de sodio en el organismo, también aumenta la adrenalina (9 por ciento), que eleva la contracción cardíaca y cierra los vasos periféricos para aumentar la presión arterial, y la noradrenalina, que también tiene función de vasoconstricción. Ambas aumentan la frecuencia cardíaca, dejando menos tiempo para la diástole (fase de relajación y llenado del corazón).

Todos estos procesos suponen un estrés para el corazón que recibe menos sangre y aumenta la frecuencia cardíaca con un menor volumen de sangre para bombear (recuerda entre un 10 y un 15 por ciento menos). Para que te hagas una idea, la taquicardia es uno de los efectos secundarios del bajo consumo de sal. Esto, unido a una mala salud de los vasos sanguíneos derivada de hábitos modernos, puede ser un detonante de enfermedad cardiovascular.

En un estudio publicado en 2011 titulado «La dieta baja en sal aumenta la resistencia a la insulina» publicado en la revista *Elsevier*, se pudo observar que los individuos que ingerían menos sodio en su dieta aumentaron de forma significativa tanto la aldosterona como la noradrenalina y la angiotensina II. Es una clara evidencia donde se justifica que las dietas bajas en sodio activan el eje renina-angiotensina-aldosterona y el sistema nervioso simpático (adrenalina y noradrenalina).

Este conjunto de hormonas, que se manifiestan con la restricción de sodio, expresadas de una forma crónica, pueden dañar los órganos del cuerpo y pueden causar hipertensión y otras consecuencias para la salud al causar hipertrofia y endurecimiento (fibrosis) del corazón y de los vasos sanguíneos. Ésta es una de las causas por las que las dietas «bajas en sal» se asocian a mayor riesgo cardiovascular y mortalidad por todas las causas.[79]

En este mismo estudio, se observó asimismo que las dietas bajas en sodio, más allá de los problemas asociados a las alteraciones cardiovasculares, también generaban una mayor resistencia a la insulina, es decir, gestionaban peor la glucosa en sangre. Éste es un dato muy importante teniendo en cuenta que el azúcar en sangre y la resistencia a la insulina son dos actores principales en la aparición de la hipertensión y las enfermedades cardiovasculares.

Definitivamente, no es una buena idea restringir el consumo de sal, la principal fuente dietética de sodio. Ni os imagináis la cantidad de gente que llega a mi consulta con signos de deshidratación por falta de sodio.

Gráfico 4.1. Consumo de sal y niveles de angiotensina y HOMA

Sal y angiotensina

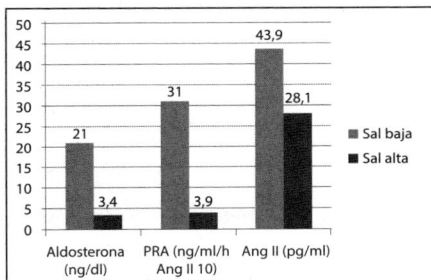

Sal y resistencia a la insulina

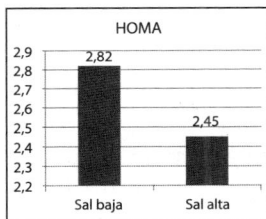

P= 0,002

Nota: HOMA: se trata del índice de resistencia a la insulina y se calcula a través de la glucosa y la insulina. Es un buen parámetro para analizar si hay problemas en la homeostasis de la glucosa. Se calculó como: HOMA = glucosa plasmática (mmol/l) × insulina plasmática (µU/ml)/22,5.

Fuente: Elaboración propia a partir de Garg, Rajesh *et al.*, «Low-salt diet increases insulin resistance in healthy subjects», *Metabolism*, 60, 7 (2011), pp. 965-968, <https://pubmed.ncbi.nlm.nih.gov/21036373/>.

Recuerda consumir entre 3.000 y 5.000 mg al día (entre 7,5 y 12,5 gramos de sal) y equilibrarlo correctamente con el magnesio y el potasio, que son también claves en la regulación de la presión arterial.

Antes de acabar es importante entender dos cosas. La primera es que el consumo de sodio-sal, incluso en una alimentación baja en carbohidratos, tiene que ir acorde con el consumo de azúcares. Con esto quiero decir que, en una alimentación cetogénica, deberás consumir más electrolitos que en una alimentación tipo paleo con fruta y tubérculos. Esto se debe a la estimulación de la insulina, una hormona que refuerza la absorción de electrolitos a nivel renal, de manera que cuanto más basales sean sus niveles en el organismo, más electrolitos necesitaremos ingerir y al revés.

Y, en segundo lugar, ten en cuenta que el proceso debe ser

gradual: si consumes poco sodio-sal no puedes pasar de 0 a 100; ve aumentándolo de manera gradual para que el cuerpo se adapte poco a poco a su nuevo ambiente. Para conseguir tus necesidades de sodio puedes tomar sal, pero también agua de mar, tamari, vinagre de umeboshi, salazones, encurtidos...

4.7. El estrés

Mucha gente no llega a entender que el estrés psicológico es un efecto totalmente mental que lo provoca la persona por su forma de afrontar las circunstancias. Otra cosa es el estrés provocado por estresores ambientales persistentes como la mala alimentación, el exceso de drogas, las pantallas y luces artificiales... O incluso factores ambientales que son beneficiosos, pero que en exceso pueden ser perjudiciales como el deporte, el frío, el calor...

El término frustración evolutiva cada vez está más presente en la sociedad moderna. Por evolución, los objetivos vitales del *Homo sapiens* siempre han sido conseguir comida, aprender de la naturaleza, proteger el clan, procrear... Nos acostábamos y nos levantábamos con las ideas muy claras. Hoy en día, tenemos disponibilidad de comida todo el año, estamos totalmente alejados de nuestra esencia como animales en la naturaleza y somos seres cada vez menos sociales. Estas circunstancias antievolutivas nos están llevando a ser seres más débiles y frágiles psicológicamente. En nuestra sociedad abunda la frustración, que nos está llevando a una mala gestión de la vida, deriva en estrés psicológico y, a menudo, a diferentes grados de depresión.

Muchos autores defienden que el estrés es uno de los principales factores de enfermedades modernas. Las secuelas de una angustia extrema y prolongada pueden provocar un trauma psicológico, que puede producir resultados mórbidos.

El estrés crónico incrementa la liberación de cortisol y adrenalina. Estas hormonas pueden aumentar la presión arterial y, por lo tanto, la vasoconstricción de los capilares sanguíneos y también los niveles de glucosa en sangre. De hecho, en consulta han pasado muchas personas con una alimentación muy baja en carbohidratos y con niveles muy elevados de hemoglobina glicosilada en sangre, incluso por encima de 5,7 por ciento (niveles de prediabéticos). Esto sucedía porque estas personas sufrían altos niveles de estrés psicológico.

En situaciones de estrés, se activa el sistema nervioso simpático (SNS), el cual genera un baile de hormonas que aumenta drásticamente la glucosa en sangre, porque es una forma de energía muy rápida que permite huir a la mayor velocidad posible, una vez que ya hemos escapado de la amenaza, comenzamos a quemar grasa como sustrato energético. Es un mecanismo ancestral de supervivencia. ¿Qué pasa hoy en día? Que el estrés viene de una conversación con tu jefe mientras estás sentado en tu puesto de trabajo, o de repasar un sinfín de quehaceres mientras vas en el metro, o de situaciones similares donde la glucosa se dispara, pero no huyes de nada... Por supuesto, el estrés de estar ocho horas delante de una pantalla artificial también es terrible y eso no se puede gestionar con la actitud.

El estrés crónico aumenta los niveles de glucosa en sangre de forma peligrosa. Además, en ese baile de hormonas también aumenta la noradrenalina y otros neurotransmisores que elevan la frecuencia cardíaca y la contractilidad del corazón, con todo lo que esto puede implicar en una persona inflamada, glicada y con deficiencia de nutrientes. Hay estudios científicos que muestran cómo el estrés crónico, con esos bailes hormonales donde la estructura vascular se va a ver alterada, puede aumentar la disfunción endotelial y eso puede generar daños en la estructura (microgrietas) que aumenten la presencia de la Lp(a).

Por otro lado, el estrés genera un aumento de la coagulación de la sangre, otro mecanismo ancestral para evitar que nos desangremos en una lucha, pero, claro, tener estrés crónico te va a llevar a un estado de coagulación crónico que favorece un ambiente protrombótico, una condición en la que el cuerpo tiene una mayor tendencia a formar coágulos en los vasos sanguíneos. Este estado aumenta el riesgo de trombosis, que es la formación anormal de coágulos que pueden obstruir el flujo sanguíneo y provocar enfermedades cardiovasculares.

Además, el estrés crónico puede desencadenar una respuesta inflamatoria en el organismo, caracterizada por un aumento de los niveles de citoquinas proinflamatorias.

Por último, en una sociedad donde cada vez somos más débiles psicológicamente, no gestionamos bien los sucesos negativos y, encima, tratamos de aplacar las emociones con comida basura, tabaco, alcohol y otras drogas... Es normal que las personas altamente adaptadas a un sistema viciado entren en un círculo vicioso del cual es difícil salir y, como resultado, aparecerá la depresión. Si te adaptas a un sistema podrido, acabarás igual.

La gestión del estrés en el siglo XXI es una de las habilidades que más protege la salud. Aprender a gestionar emociones meditando, conversando con buenos amigos, yendo al psicólogo, haciendo deporte o con técnicas de respiración puede salvarte la vida. Veremos una de las técnicas que más bajan el estrés más adelante.[80, 81]

4.8. EL ÁCIDO ÚRICO ELEVADO Y LA GOTA

El ácido úrico puede actuar como un antioxidante en el cuerpo humano, ayudándonos a protegernos del estrés oxidativo. En algunas situaciones fisiológicas, como la práctica del ayuno, el ácido úrico, que en exceso es el causante de la gota, actúa como antioxidante.

Sin embargo, en otras situaciones donde está desbocado por un mal ambiente, actúa como oxidante causando disfunción endotelial y creando un estado proinflamatorio que empuja a las enfermedades cardiovasculares.

Por otro lado, debido a los niveles elevados de ácido úrico en el organismo y/o a una capacidad reducida del cuerpo de eliminarlos, se forman cristales que viajan por los vasos sanguíneos y pueden dañar su estructura, provocando una respuesta de nuestro sistema de reparación liderado por el colesterol. Como ya sabes, daño vascular e inflamación es igual a enfermedades cardiovasculares. De hecho, tener gota está relacionado con un 58 por ciento más de riesgo de sufrir una enfermedad cardiovascular.[82]

4.9. LOS OXALATOS

Los oxalatos son sales o ésteres del ácido oxálico, un compuesto químico que se encuentra de forma natural en muchos alimentos de origen vegetal y que también se producen en el cuerpo humano como parte del metabolismo normal. Es un conocido antinutriente que está muy presente en el reino vegetal, especialmente en las verduras de hoja verde (espinacas, kale, acelgas), frutos secos y semillas (almendras, sésamo, anacardos, cacao; también infusiones, té, café, mate...) y especias (perejil, menta...).

En la sociedad actual, hay un exceso de oxalatos en la alimentación. La ingesta diaria normal y segura de oxalatos se establece entre los 150 y los 200 mg/día; la alimentación rica en oxalatos con problemas a largo plazo en unos 250 mg/día y las dietas extremadamente altas en oxalatos son ingestas superiores a 600 mg/día.[83]

Para que te hagas una idea, éstos son algunos ejemplos de alimentos típicos en el día a día y su contenido en oxalatos:

- 100 g de espinacas hervidas = 780 mg de oxalatos.
- 100 g de acelgas hervidas = 692 mg de oxalatos.
- 30 g de sésamo = 266 mg de oxalatos.
- 100 g de plátano macho = 200 mg de oxalatos.
- 30 g de cacao puro = 187 mg de oxalatos.
- 200 ml de té negro = 140 mg de oxalatos.
- 30 g de almendras = 128 mg de oxalatos.

Como veis, es muy fácil sobrepasar los límites recomendados de oxalatos diarios y más en una sociedad adicta a incorporar en las comidas principales, infusiones, café, chocolate y frutos secos, especialmente, procesados en su forma de harina y leche. Además de la moda de los batidos de verduras de hoja verde que son sopas de oxalatos.

El café, por ejemplo, al igual que otras infusiones, es un auténtico caldo de antinutrientes. Quizá no destaque por su contenido en oxalatos, ya que contiene menos cantidad en comparación con otros alimentos como el chocolate o las espinacas, y el ácido oxálico en el café puede formar complejos insolubles con calcio y otros minerales, reduciendo su absorción, pero sí que destaca por su gran contenido en polifenoles que reducen la absorción de hierro, zinc, magnesio y otros minerales.

Que quede claro que no digo que no haya que tomar infusiones, chocolate o frutos secos, pero, al menos, la comida más nutritiva del día que es el «des-ayuno», debe estar libre de antinutrientes como los oxalatos... Como veremos a continuación, los antinutrientes secuestran nutrientes y evita que los absorbas, y es muy importante que tu primera comida sea altamente nutritiva. Si introduces alimentos con gran carga de antinutrientes, tu desayuno no será nutritivo, incluso aunque incluyas alimentos de alta densidad nutricional.

La alimentación óptima para el ser humano es aquella cuya base alimentaria son los alimentos de origen animal, mientras que las verduras, en su matriz nutricional, quedan en la parte superior. Hoy en día, la alimentación humana está totalmente desvirtuada y hay un alto consumo de alimentos de origen vegetal porque son más «sanos» que los alimentos de origen animal. Eso en sí ya nos lleva a un consumo mucho más elevado de oxalatos. Por otro lado, la selección artificial impulsada por el hombre ha generado vegetales de un tamaño mucho mayor que los que comían nuestros ancestros y, por lo tanto, con un contenido mucho mayor en antinutrientes. Nuestra fisiología y nuestra genética no están adaptados a ellos en las cantidades modernas.

Un análisis de orina de una persona con un consumo responsable de oxalatos nos muestra que el 50 por ciento de los oxalatos totales del organismo procede de los alimentos. Del resto, un 80 por ciento aproximadamente, proviene de la degradación de la vitamina C y el 20 por ciento restante de la degradación de aminoácidos y otras sustancias.

Pero el ser humano moderno va un paso más allá y ahora la moda es el alto consumo de chocolate, café y otras infusiones, batidos-jugos verdes, harinas de frutos secos... Nunca en nuestra historia evolutiva habíamos introducido tantos oxalatos, de tan alta biodisponibilidad y eficacia, en nuestra dieta.

Pero si hablamos de exceso de antinutrientes, en la alimentación moderna tenemos otro grave problema: el procesado de los alimentos.

Hay una frase de pueblo que se está perdiendo. Se trata de «ir a plantar un pino», una frase que, en definitiva, quiere decir ir al monte a hacer las necesidades mayores (heces). La frase no va mal encaminada, porque literalmente estás plantando un pino. Muchos vegetales llevan millones de años adaptándose a ser devorados por un depredador. Éstos, al igual que nosotros por evolución, tienen como objetivo que sus crías (las semillas) tengan el mejor ambiente para crecer y desarrollarse.

Realmente a muchas plantas les interesa ser ingeridas por depredadores porque se aseguran de que sus semillas aparezcan a una gran distancia en medio del campo y con el mejor fertilizante del mundo que son las heces, por eso echamos excrementos de animales en las tierras como abono. Ésta es la técnica que tienen muchas plantas para que su especie subsista. Ahora si, por ejemplo, eres una planta que necesita mucho calcio, zinc, magnesio, hierro, cobre... para crecer y desarrollarte, ¿qué vas a desarrollar para asegurarte de que en las heces del depredador aparezcan en gran cantidad estos nutrientes? La respuesta son los antinutrientes, especialmente oxalatos, que son quelantes de nutrientes, es decir, se unen a los minerales que ingiere la persona junto al vegetal para que no sean absorbidos y aparezcan en las heces para asegurarse de crear un ambiente favorable para la semilla.

En un estudio experimental se observó cómo aumentaba la cantidad de zinc en sangre después de ingerir diferentes combinaciones de nutrientes.[84]

Dejadme que os explique un poco el gráfico 4.2:

- La línea negra corresponde a 120 gramos de ostras. Se puede observar cómo se genera un pico de zinc en sangre, óptimo. El organismo está rebosante de nutrientes después de comer un alimento de alta densidad nutricional, especialmente rico en zinc. Así nos aseguraremos de que esos nutrientes lleguen a todas nuestras células y nuestros tejidos. Esto es lo normal en un humano, iríamos al mar y nos hincharíamos a comer marisco y peces. Es un plato principal.

Gráfico 4.2. La absorción de zinc

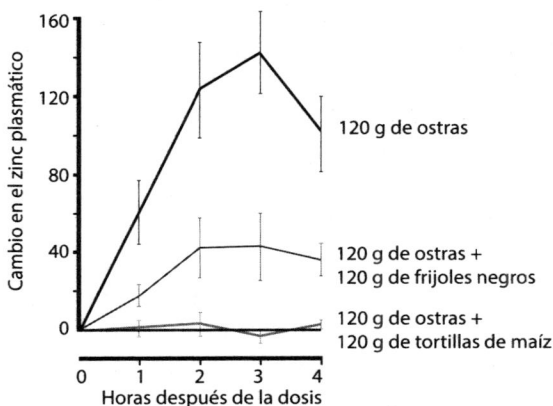

Fuente: Elaboración propia a partir de Solomons, Noel W. *et al.*, «Studies on the bioavailability of zinc in man. II. Absorption of zinc from organic and inorganic sources», *Journal of Laboratory and Clinical Medicine*, 94, 2 (1979), pp. 335-343, <https://pubmed.ncbi.nlm.nih.gov/458251/>.

- La línea gris oscura corresponde a 120 gramos de ostras más 120 gramos de legumbres. Se puede observar cómo, debido a la interacción de los antinutrientes de la legumbre con los nutrientes de las ostras, la absorción se reduce en más de un 50 por ciento. Aquí podríamos incluir también otros alimentos como los cereales integrales y los frutos secos en su matriz nutricional. Ya ha habido un secuestro de nutrientes importantes, recuerda que los oxalatos y otros antinutrientes como el ácido fítico o fitatos son quelantes de hierro, calcio, magnesio, zinc, cobre... Que esto lo hagas diez o veinte veces al año no es un problema, el problema es cuando basas tu alimentación en alimentos vegetales.
- La línea gris claro corresponde a 120 gramos de ostras más 120 gramos de un hidrato de carbono refinado. Prácticamente sin rastro de zinc en sangre con la mis-

ma cantidad de ostras que en la línea negra. ¿Cómo es posible? Debes tener en cuenta que, cuando haces un zumo de fruta y le quitas la fibra, todos sus azúcares están mucho más biodisponibles y generan una respuesta glucémica muchísimo mayor que comer la fruta en su matriz nutricional. Pues bien, cuando haces un procesado con un alimento rico en antinutrientes pasa más o menos lo mismo, pero con sus antinutrientes.

En definitiva, las harinas de cereales, las legumbres y los frutos secos, las bebidas de cereales, el chocolate, las infusiones, el café..., todos estos alimentos, que ya de por sí tienen muchos más antinutrientes que hace miles de años por la selección artificial, se vuelven una bomba de antinutrientes altamente biodisponibles. Y, como he dicho, que esto lo hagas diez veces al año, no es un problema; el problema es que hoy todos estos alimentos son la base alimentaria del *Homo sapiens* y que, además, tenemos arraigadas costumbres que no favorecen la absorción de nutrientes como, por ejemplo, tomar un café o una infusión todos los días después de desayunar, tomar una onza de chocolate después de las comidas, tomar procesados de frutos secos como harinas o leches o, peor aún, acompañar todas tus comidas de pan...

Hay estudios científicos que han demostrado que tomar un té verde después de una comida puede llevar a la quelación del 97 por ciento del hierro de los alimentos ingeridos.[85] Por eso, como mínimo el des-ayuno, que es la comida más importante y la que más nos tiene que nutrir, debería ser lo más limpio posible si hablamos de introducir antinutrientes, para no entorpecer la absorción de nutrientes.

Por cierto, lo más *heavy* de todo esto es el pico de bajada de zinc por debajo de los niveles en los que comienza el estudio. ¿Qué quiere decir esto? Que los antinutrientes en los alimentos procesados están tan biodisponibles que no sólo actúan como quelantes de prácticamente todo el zinc que ha consumido la persona, sino que además se absorbe y aparece en sangre realizando su efecto quelante en la sangre y reduciendo los niveles de nutrientes en el plasma para después ser expulsados por orina.

Ponte en el caso del calcio, otro nutriente con mucha afinidad por los oxalatos. En nuestra sangre tenemos unas horquillas de valores mínimos y máximos de calcio; si estos niveles están por debajo de esos estándares por el efecto de los oxalatos u otros antinutrientes de alta biodisponibilidad, lo que va a suceder es que el organismo tirará de reservas. ¿De dónde va a coger el calcio? De los huesos o de las células, o sea, que no sólo no te estás nutriendo con lo que comes, sino que además te estás desnutriendo.

Para que veas el efecto de la alta biodisponibilidad de antinutrientes en la sangre, un estudio determinó que el consumo de 50 gramos de chocolate provocó un aumento sorprendente de la excreción urinaria de ácido oxálico donde el pico se dio a las tres horas y fue un incremento de un 235 por ciento de la tasa de excreción de oxalatos en orina.[86]

Por lo tanto, los oxalatos y otros antinutrientes son quelantes de minerales y hacen de nuestra alimentación una de baja densidad nutricional. Pero no queda ahí la cosa, el exceso de oxalatos en el organismo se ha vinculado como un potencial desencadenante de inflamación sistémica y complicaciones cardiovasculares y contribuye a la progresión de la enfermedad renal crónica y la insuficiencia renal.[87, 88]

Recuerda este consejo: en el desayuno introduce los menos antinutrientes posibles y, si vas a tomar una infusión de cualquier tipo (café, té, mate...), hazlo entre una hora y media o dos horas después de esa primera comida. Y, por favor, los alimentos se comen en su matriz nutricional, a diario, nada de bebidas vegetales de frutos secos y legumbres como la soja o harinas de cualquier tipo. La única harina medio apta podría ser la de coco.

Gráfico 4.3. Riesgo de (A) eventos cardiovasculares combinados
y (B) muerte súbita cardíaca en función de la exposición continua
al oxalato

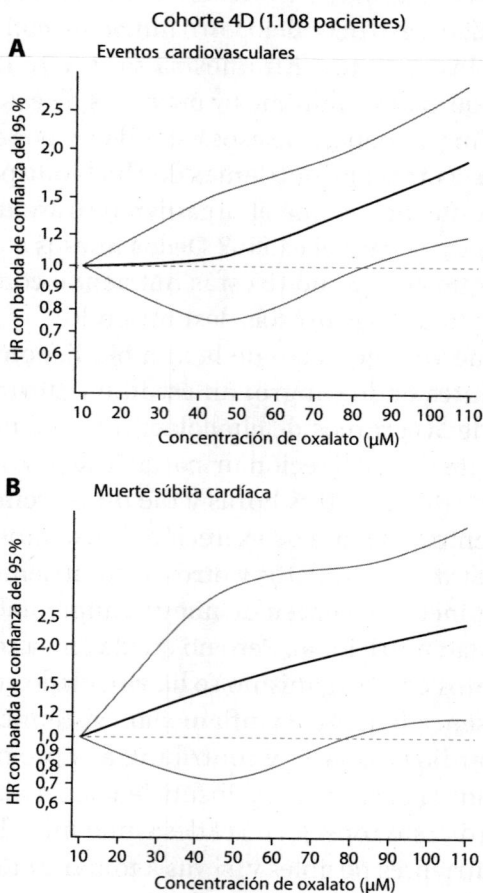

Cohorte 4D (1.108 pacientes)

A Eventos cardiovasculares

B Muerte súbita cardíaca

Como se puede apreciar, a más oxalatos en el organismo, mayor riesgo de muerte cardiovascular.

Fuente: Elaboración propia a partir de Pfau, Anja *et al.*, «High oxalate concentrations correlate with increased risk for sudden cardiac death in dialysis patients», *Journal of the America Society of Nephrology*, 32, 9 (2021), pp. 2376-2385, <https://pubmed.ncbi.nlm.nih.gov/34281958/>.

Pero además de actuar como quelantes, los oxalatos tienen otros efectos en nuestro cuerpo. El oxalato se une al calcio y forma cristales oxálicos que tienen forma de cristal, similar a los cristales de ácido úrico. Tienen forma de agujas que generan daños a muchos niveles del organismo, pero uno de ellos es en el tejido vascular. (Puedes buscar en Google su forma por si te pica la curiosidad.)

Esto sucede en personas que no pueden liberarse correctamente de esos oxalatos y, por lo tanto, están más tiempo circulantes por su organismo, generando un daño mayor. Ahora bien, si tú eres una persona saludable con una alimentación coherente, el consumo normal de oxalatos no es un problema. Lo que sucede es que, hoy en día, la gran mayoría de las personas se excede, y en gran cantidad, en el consumo de antinutrientes. Si esto se repite de forma crónica es comprar papeletas para que nos generen un conflicto vascular o renal, entre otros problemas.

Además, los niveles elevados de oxalatos en sangre inhiben la función y la reparación normal de las células endoteliales, es decir, no permite que las células reparen a una velocidad lo bastante rápida y, por lo tanto, los vasos se degeneran. Por otro lado, aumentan los niveles de calcio intercelular exclusivamente en las células endoteliales y puede causar calcificaciones vasculares (arterioesclerosis calcificada), al movilizar grandes cantidades de calcio por su acción quelante en la sangre.[89]

Por lo tanto, el exceso de oxalatos en sangre está relacionado directamente con el aumento del riesgo de sufrir enfermedades cardiovasculares al acumularse en el organismo y formar cristales que se depositan en los vasos sanguíneos y generan microgrietas.

La dieta occidental, los alimentos modernos, como las harinas o las bebidas de frutos secos, semillas y legumbres, y muchas rutinas fuera de contexto, como el café, han incrementado significativamente la ingesta de oxalatos y otros antinutrientes, aumentando el riesgo de sufrir enfermedades relacionadas con el exceso de estos compuestos en nuestro organismo y haciendo nuestra alimentación más deficitaria en nutrientes.

4.10. LOS MICROPLÁSTICOS

En el mundo moderno hay otro factor de riesgo cardiovascular que cada vez está cogiendo más presencia; los micro y nanoplásticos. Un tóxico inventado por el ser humano que está presente en la ropa, los cosméticos, la comida, el agua e incluso el aire. Se estima que una persona promedio ingiere alrededor de 5 gramos de microplásticos cada semana. Esto es aproximadamente el peso de una tarjeta de crédito. Y tienen efectos muy adversos en el organismo, entre ellos, el aumento del riesgo cardiovascular.

Estos plásticos en nuestra sangre aumentan su coagulación y su viscosidad, dificultando el flujo sanguíneo y aumentando la probabilidad de trombos. Además, activan los sistemas inmunológicos al ser reconocidos como sustancias extrañas, lo que provoca la liberación de citoquinas proinflamatorias. También inducen al estrés oxidativo, dañan las células endoteliales que recubren los vasos sanguíneos y, al actuar como disruptores endocrinos, pueden predisponer a obesidad, hipertensión e incluso a diabetes.

Minimiza la exposición a los plásticos: cuantas menos papeletas compres, mejor. Algunas decisiones como tomar sal de yacimientos interiores, no beber agua en botellas de plástico, filtrar el agua, vestir con materiales naturales, usar aspiradoras con filtros HEPA o comprar alimentos no envasados en plástico pueden ser significativas para tu salud.

En resumen, y como has podido ver, el colesterol no es el causante de las enfermedades cardiovasculares. Éstas son causadas por un conjunto de acciones ambientales crónicas como el estrés oxidativo, la inflamación, la glicación o la deficiencia de vitamina C. Repito, crónicas; que tú tengas una inflamación aguda por una infección o que te tomes una tarta de queso de manera ocasional no es un problema si eres una persona con buenos hábitos. El organismo tiene mecanismos para lidiar con estas situaciones momentáneas, el problema es cuando los mecanismos compensatorios están desbordados por un mal ambiente.

5

Altos respondedores

Ahora que ya conoces los principales causantes de las enfermedades cardiovasculares, debemos hablar de los altos respondedores. Los altos respondedores son personas que, por una serie de circunstancias fisiológicas o alimentarias como el ayuno o una alimentación baja en carbohidratos (*low carb*), ven aumentado su colesterol. En este capítulo te explicaré el porqué, pues es muy importante comprenderlo.

La literatura científica lleva décadas basando sus estudios en personas glucodependientes, es decir, que usan glucosa como prácticamente único sustrato energético y, por lo tanto, consumen grandes cantidades de hidratos de carbono en todas sus formas tanto en almidón como en azúcares simples. En los últimos años, el número de personas que hacen una alimentación baja en carbohidratos, o que practican el ayuno, no ha dejado de crecer exponencialmente; cada vez hay más personas despiertas que quieren cuidarse de una manera coherente con su fisiología y su genética. Estas personas, entre las que me incluyo, cambiamos por completo el panorama científico ya que, para nosotros, el principal sustrato energético no son los carbohidratos, sino la grasa. ¿Qué supone esto a nivel fisiológico? Vamos a descubrirlo en las siguientes páginas.

5.1. ENERGÍA CON UNA ALIMENTACIÓN ALTA EN GRASAS

Como siempre he defendido, la alimentación predilecta del ser humano es aquélla que sea baja en hidratos de carbono. Dentro de éstas, tenemos las alimentaciones que se llaman bajas en carbohidratos/*low carb* y las muy bajas en carbohidratos/*very low carb*, más conocida como keto o cetogénica. La diferencia entre ambas es la cantidad de macronutrientes que se consume.

La alimentación cetogénica persigue la cetosis nutricional casi constante, es decir, utilizar grasa como sustrato energético. La alimentación cetogénica o muy baja en carbohidratos se podría repartir en:

- Un 80 o 90 por ciento de grasa.
- Un 10 o 15 por ciento de proteína.
- Un 5 por ciento de hidratos de carbono o menos de unos 20 a 50 gramos al día. Esto último depende de la actividad física.

Por otro lado, está la alimentación baja en carbohidratos tipo paleo, que, a diferencia de la cetogénica, puede incluir tubérculos, raíces y frutas. Se consigue entrar en cetosis sobre todo en personas deportistas que practican el ayuno, pero es más complicado en personas sedentarias. Se podría repartir en:

- Un 60 o 65 por ciento de grasa.
- Un 15 o 20 por ciento de proteína.
- Un 10 o 20 por ciento de carbohidratos, ajustado según la actividad física de la persona.

Para mí, lo óptimo es hacer etapas alternando, respetando la estacionalidad de los alimentos, entre la alimentación cetogénica y la alimentación tipo paleo. Si queréis profundizar en este tema, lo desarrollo en mi primer libro, así que os animo a que le echéis un vistazo.

Por otro lado, me gusta aclarar que el estado predilecto del ser humano es obtener la energía de la grasa, excepto en algunas situaciones de estrés como algunas etapas del ejercicio. Ha sido así durante toda la historia evolutiva del género *Homo*, hasta la llegada de la agricultura.

Para que te hagas una idea, los niños nacen en cetosis y se mantienen así hasta que muchos padres caen en las telarañas del marketing y empiezan a dar productos a sus hijos llenos de harinas refinadas y azúcar. Por supuesto, algo sin precedentes en nuestra historia evolutiva. Seguramente nuestros ancestros introducirían la grasa y la proteína animal en edades tempranas, masticadas por los padres. Este comportamiento se pudo observar en los inuits. De hecho, la carne roja y el hígado son alimentos predilectos en el comienzo de la alimentación complementaria. Incluso la USDA recomienda el hígado y la carne roja como alimentos predilectos para el bebé al comienzo de la alimentación complementaria a los 6 meses de edad. Una vez se entra en la dinámica de dar al pequeño todo tipo de productos modernos repletos de azúcares, el pequeño se hace adulto siendo glucodependiente y no volverá a experimentar el estado de cetosis.

Por otro lado, nuestro cuerpo es inteligente y el exceso de azúcar en el organismo se convierte en grasa, que es el sustrato energético que más se utilizaba hasta la llegada de la glucodependencia. Las reservas energéticas de glucosa en el organismo son en forma de glucógeno y son pequeñas, de unas 2.000 o 2.500 kcal. Sin embargo, un hombre sano puede tener entre 80.000 y 135.000 kilocalorías de energía almacenada en forma de grasa, mientras que una mujer sana puede tener entre 92.000 y 140.000 kcal. La energía predilecta del humano nunca ha sido la glucosa, sino la grasa.

Realmente, el *Homo sapiens* actual tiene un sistema lipídico totalmente modificado por la glucodependencia y recuerda que la glucosa es soluble en sangre. Estas personas no utilizan tanta grasa como sustrato energético y tendrán problemas a largo plazo de resistencia a la insulina. Insisto, el ser humano es lipófilo y su sustrato energético predilecto es la grasa. Cuando comienzas una alimentación baja en carbohidratos, especialmente cetogénica, tu sistema lipídico cambia, es normal, porque al final necesitas más transportadores de grasa.

Esta situación no se había contemplado en las últimas décadas y actualmente está siendo toda una revolución. Las personas que hacemos una dieta baja en carbohidratos tenemos flexibilidad metabólica y nuestro sistema lipídico cambia drásticamente para mejor. Esto es, en parte, de lo que vamos a hablar en los siguientes capítulos.

5.1.1. ¿Cómo el organismo maneja la energía para que llegue a todas nuestras células?

Como cualquier otro ser vivo, tu cuerpo está formado por células, la unidad básica de tu organismo. Tu cerebro, tu corazón, tus manos, tu pelo..., todo está formado por células. Casi todas las células necesitan energía y la mayor parte la consiguen de la sangre que circula por tu cuerpo.

Llegados a este punto debes comprender que hay dos fuentes de energías predilectas en el cuerpo: la glucosa (carbohidratos) y la grasa.

El cuerpo, al ingerir carbohidratos, los convierte en glucosa que circula por él para abastecer a las células hambrientas. Este proceso se realiza gracias a la insulina (hormona). Cuando una persona tiene resistencia a la insulina, la glucosa se dispara en sangre debido a que la hormona no está haciendo bien su función comiendo la misma cantidad de carbohidratos.

La otra fuente más importante de energía para las células es la grasa (ácidos grasos). Las células también adquieren ácidos grasos del torrente sanguíneo. Es importante entender que la glucosa puede flotar fácilmente en la sangre porque es hidrofílica, se lleva bien con los líquidos; sin embargo, los ácidos grasos, no. Las grasas son hidrófobas, son como el aceite y el agua: no se mezclan bien. Para solucionar esto, el cuerpo produce diferentes moléculas para transportar la grasa correctamente:

1. La primera es empaquetando tres ácidos grasos en una molécula combinada llamada «triglicérido», formada por tres ácidos grasos unidos a un glicerol. El glicerol, después de liberarse de los ácidos grasos, regresa al hígado para convertirse en glucosa (gluconeogénesis). Sí, la grasa puede producir glucosa, al igual que otros sustratos. Por eso, los carbohidratos no son un nutriente esencial.

2. La segunda es creando una especie de barcos en los que viajan estos triglicéridos llamados «lipoproteínas». Algunos de estos barcos son conocidos comúnmente como colesterol bueno (lipoproteínas de alta densidad o HDL) o colesterol malo (lipoproteínas de baja densidad o LDL). Otro tipo de lipoproteínas menos conocidas son las de muy baja densidad o VLDL. Estas últimas, después de entregar su energía, se remodelan hasta convertirse en lipoproteínas de baja densidad o LDL. (Recuerda que todo esto está explicado en detalle en el capítulo 2.)

Las lipoproteínas, además de llevar energía a las células, tienen muchas funciones importantes en el organismo y una de ellas es transportar compuestos hidrofóbicos que no pueden viajar correctamente por la sangre sin un vehículo que se lo permita. Un ejemplo son las vitaminas liposolubles, como la vitamina D. Por lo tanto, las lipoproteínas son transportadores de compuestos que no pueden viajar libremente por la sangre.

Otro de los compuestos que transportan las lipoproteínas son triglicéridos, que darán energía a nuestras células. El contenido de triglicéridos puede variar según las condiciones fisiológicas y ambientales, especialmente, la alimentación.

Figura 5.1. Contenido de colesterol y triglicéridos de las lipoproteínas

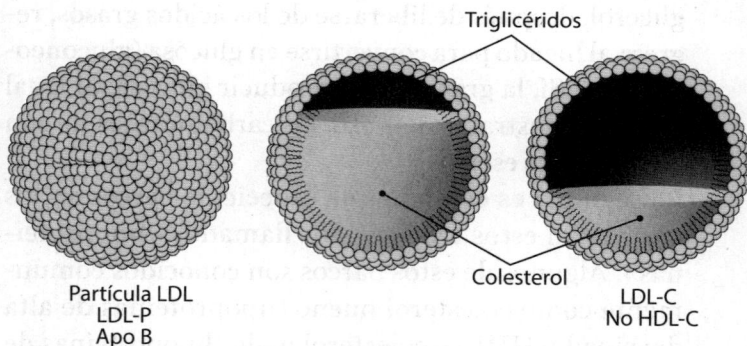

Triglicéridos

Partícula LDL
LDL-P
Apo B

Colesterol

LDL-C
No HDL-C

Fuente: Elaboración propia.

Ahora, antes de continuar, quiero exponerte algunos puntos clave:

1. Tus células necesitan energía.
2. En una alimentación baja en carbohidratos, la principal fuente dietética de energía son las grasas, en su mayoría, triglicéridos.

3. Para llevar los triglicéridos a las células, el cuerpo los envía en forma de lipoproteínas de muy baja densidad (VLDL), que eventualmente se transforman en lipoproteínas de baja densidad (LDL).

4. Es normal que, en una alimentación baja en carbohidratos, aumente el colesterol sanguíneo. A un mayor uso de triglicéridos, más lipoproteínas. Por eso, es importante entender que hay una diferencia entre tener los triglicéridos altos en ayunas o tenerlos altos después de una comida. Tener los triglicéridos elevados en ayunas es signo de un metabolismo dañado, mientras que después de una comida es algo normal. Más adelante te cuento más sobre el tema.

¿Es peligroso que aumenten las lipoproteínas? Todo depende. Al final, cada persona es un mundo, pero debemos tener en cuenta varias cosas, algunas que ya hemos visto y otras que te describiré más adelante:

1. El colesterol elevado no es un problema siempre y cuando esté en su forma saludable y se consiga tener una buena vasodilatación en la sangre.

2. Los niveles de colesterol son muy variables a lo largo de todo el año e incluso de la vida. Como ya sabes, el colesterol tiene funciones muy importantes dentro del organismo y sus requerimientos pueden variar según las circunstancias.

3. En los primeros meses de una alimentación baja en carbohidratos, el colesterol puede aumentar como parte de un proceso epigenético (adaptación al ambiente). Por lo general, con el paso del tiempo, tiende a estabilizarse; sin embargo, hay un grupo de personas en el que suele dispararse y no tiende a la estabilización. A este grupo de personas se las llama hiperres-

pondedores de masa magra, ahora hablaremos de ellas.

4. Hay formas naturales de bajar el colesterol y estrategias para bajar el colesterol en analíticas. Esto debería hacernos pensar en si realmente un parámetro que fluctúa tanto es un buen marcador de mayor riesgo de enfermedad cardiovascular.

Lo que está claro es que no existe ningún estudio científico sobre personas que hagan una alimentación baja en carbohidratos que muestre que los niveles elevados de colesterol en este grupo de personas son aterogénicos, es decir, que formen placa en las arterias. Repito, no hay ninguno.

5.2. HIPERRESPONDEDOR DE MASA MAGRA

Un hiperrespondedor de masa magra es una persona que, después de aplicar una alimentación baja en carbohidratos, experimenta un aumento drástico de su colesterol. Se estima que puede a afectar a un 50 por ciento de las personas que introducen este cambio alimentario y se caracteriza por un aumento de sus LDL y HDL y por una disminución de sus triglicéridos.

Recuerda que los triglicéridos son uno de los factores de riesgo más identificados a la hora de sufrir enfermedades cardiovasculares. La alimentación baja en carbohidratos está altamente comprobado científicamente que reduce drásticamente los triglicéridos.[1]

Los parámetros bioquímicos comunes en los hiperrespondedores de masa magra son:

1. LDL-C: 200 mg/dl (5,2 mmol/l) o superior.
2. HDL-C: 80 mg/dl (2,1 mmol/l) o superior.
3. Triglicéridos: 70 mg/dl (0,79 mmol/l) o menos.

Estas personas suelen tener unos rasgos físicos y de vida comunes:

1. Suelen ser atléticos y con un bajo porcentaje de grasa corporal (menor del 20 por ciento en hombres y menor del 23 por ciento en mujeres).
2. A menudo, niveles más bajos de BHB (cetonas en sangre, es decir, combustible en forma de grasa) que los de personas sedentarias bajas en carbohidratos (a menudo, entre 0,3 y 1,0 mmol/l).
3. Generalmente, niveles más altos de glucosa en ayunas, posiblemente debido a un ahorro adaptativo de glucosa (a menudo, entre 90 y 105 mg/dl).
4. Mayor dificultad para realizar ayunos de varios días.

¿Cuál es la razón para que se dé esta situación lipídica en los hiperrespondedores de masa magra? La clave está en cómo estas personas utilizan sus fuentes de energía:

1. Tienen menores reservas de grasa, es decir, menos energía proveniente de la grasa corporal.
2. Tienen menores reservas de glucógeno, ya que hay una ingesta baja de carbohidratos.
3. Y tienen mayores demandas energéticas (atléticos o metabolismo acelerado).

Debes tener en cuenta que el cuerpo siempre busca mantener las reservas de glucógeno en el hígado y en los músculos razonablemente abastecidas, incluso en una dieta baja en carbohidratos, pero, claro, esto es más complicado en una alimentación baja en carbohidratos y, si ya encima eres una persona que quema más energía que la mayoría, tienes los tanques de combustibles grasos y de glucógenos más bajos...

Por tanto, tiene mucho sentido que el cuerpo quiera movilizar más energía en forma de grasa para satisfacer las necesidades del organismo, ya que no hay glucógeno disponible y la energía predilecta en una alimentación baja en carbohidratos es la grasa. Eso significa que el organismo va a producir más partículas VLDL (lipoproteínas de muy baja densidad que movilizan triglicéridos desde el hígado al resto del organismo) para entregar más triglicéridos a las células y, por lo tanto, también tendrá un mayor número de LDL en el organismo.

Figura 5.2. Estructura de las lipoproteínas ricas en triglicéridos

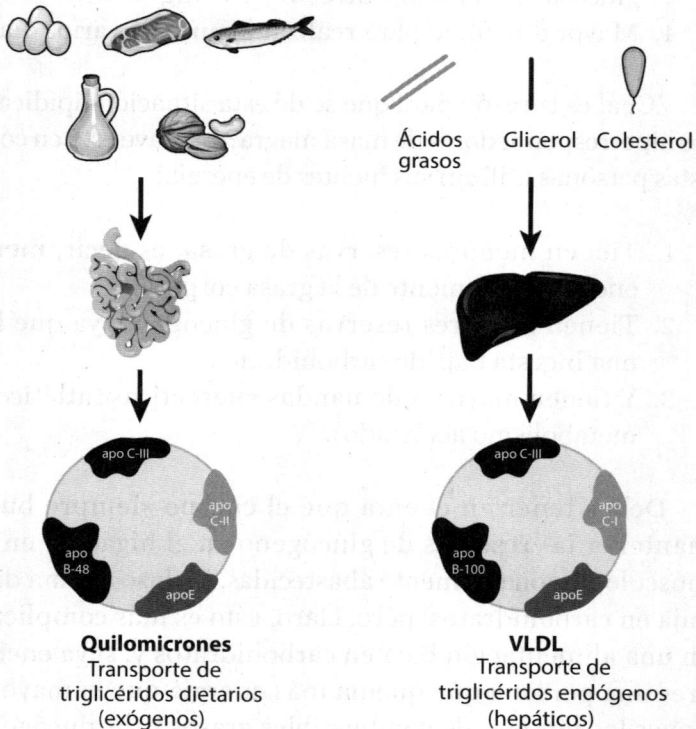

Ácidos grasos Glicerol Colesterol

apo C-III
apo C-II
apo B-48
apoE

apo C-III
apo C-I
apo B-100
apoE

Quilomicrones
Transporte de
triglicéridos dietarios
(exógenos)

VLDL
Transporte de
triglicéridos endógenos
(hepáticos)

Fuente: © Salomart.

Es importante comprender que la energía libre proviene de la grasa dietética, es decir, los triglicéridos. Como ya sabes, los triglicéridos bajan drásticamente por el uso de la energía diaria. Por eso, en ayunas, son bajos, porque ya se ha utilizado la energía en forma de grasa dietética. Esto sucede porque la grasa que se ha ingerido en la alimentación no es suficiente para satisfacer todas las necesidades del organismo durante las horas de ayuno, razón por la que el organismo debe producir más «barcos» (LDL) para llevar energía a nuestras células y, por lo tanto, desciende el nivel de los triglicéridos, aunque aumenta el de las LDL.

Esto tiene todo el sentido, ya que la vida media de las lipoproteínas de muy baja densidad (VLDL) es de 30 a 60 minutos, la de las lipoproteínas de densidad intermedia (IDL) es inferior a 30 minutos y la vida media de las lipoproteínas de baja densidad (LDL) es de dos a cuatro días... Por otro lado, los quilomicrones realizan sus funciones de movilizar triglicéridos del intestino (grasa dietética) al resto del organismo en unas seis o doce horas como mucho. Por lo tanto, podemos decir que los quilomicrones y las VLDL son muy rápidas haciendo su función, mientras que las LDL son más lentas.

Si eres una persona que prioriza la grasa como sustrato energético y, especialmente, si eres una persona con pocas reservas de grasa corporal pero mucha actividad, es normal que en ayunas tengas más LDL, pues son las lipoproteínas que entregan energía de una forma más lenta.

Esta teoría se corrobora en niños, los cuales tienen una alta tasa metabólica en relación con los adultos y, además, necesitan grades cantidades de energía. Los que aplican una alimentación baja en carbohidratos suelen mostrar signos de hiperrespondedores de masa magra. Es importante comprender que algunos médicos que no sepan lo suficiente sobre el colesterol y el sistema lipídico en la alimentación baja en carbohidratos, al ver estos resultados, podrían diagnosticar erróneamente hipercolesterolemia familiar con todo lo que ello conlleva.

Y recalco que ésta no es una situación mala, es simplemente una adaptación fisiológica para movilizar grasa como sustrato energético. De hecho, es una situación que se da de manera natural en recién nacidos, los cuales tienen niveles elevados de colesterol en comparación con su tamaño corporal, y esto es en gran medida debido a la leche materna, que es rica en grasa saturada y colesterol. Este fenómeno tiene varias explicaciones y beneficios desde una perspectiva biológica y evolutiva.

Todo depende de tu ambiente: si estás adaptado a un clima hostil, ese colesterol se puede volver peligroso, pero como en cualquier otra persona, que incluso puede tener más riesgo de enfermedades cardiovasculares con una alimentación convencional rica en hidratos refinados, por su resistencia a la insulina. ¿Tienes el colesterol elevado alto y una hemoglobina glicosilada elevada por el estrés? Trabájalo, pero la solución no es tomar estatinas ni hincharse a carbohidratos de nuevo.

Lo importante para saber si tu colesterol puede ser aterogénico, o no, no se mide con el colesterol total o el LDL-C, sino con otra serie de parámetros que nos hablan de la inflamación del organismo, el estado de las lipoproteínas o la presencia o no de resistencia a la insulina. Más adelante hablaremos más en profundidad de la salud cardiovascular y las analíticas e indicaremos qué parámetros hay que pedir con sus porqués y cuáles son los valores funcionales en los que deberían estar.

Otros cuatro factores que predisponen a convertirse en un hiperrespondedor:

1. **Hipercolesterolemia familiar (FH):** un trastorno genético que se presenta temprano con colesterol más alto y, en particular, el colesterol LDL alto. Sin embar-

go, esto es menos probable si el hiperrespondedor tenía rangos «normales» de colesterol antes de comenzar la dieta baja en carbohidratos, dado que la hipercolesterolemia familiar se habría mostrado de antemano.

2. **Una o dos copias del gen ApoE4**: este gen se ha identificado desde hace mucho tiempo con un «mayor riesgo» de colesterol elevado.

3. **Hipotiroidismo**: cuando la tiroides del cuerpo se ralentiza, se produce una desaceleración en la producción de receptores de LDL. Estos receptores son importantes para el uso y, en última instancia, la eliminación de LDL del torrente sanguíneo.

4. **Hipersintetizador**: generalmente se utiliza este término para hacer referencia a alguien con resistencia a la insulina que experimenta una producción anormalmente alta de colesterol.

A continuación, voy a profundizar un poco más en la hipercolesterolemia familiar y la ApoE4 que está cogiendo un gran peso científico en los últimos años.

5.3. ApoE4

Todos tenemos dos copias de cada uno de los miles de genes codificados en el ADN en el núcleo de cada célula de nuestro cuerpo: uno de nuestra madre y otro de nuestro padre.

El gen ApoE tiene tres posibles versiones/alelos. Por lo tanto, es posible que tengas una copia de la versión ApoE4, dos o ninguna. La segunda copia podría ser del gen ApoE2, que es la menos común, menos de un 10 por ciento, o ApoE3, que es la más común, alrededor del 60 por ciento. Entre el 15 y 20 por ciento de las personas restantes portan al menos un alelo ApoE4.

Por lo tanto, las opciones para sus dos alelos ApoE pueden ser:

- E4/E4
- E3/E4
- E3/E3
- E2/E4
- E2/E3
- E2/E2

Si ambos alelos son idénticos, usamos la palabra homocigoto para indicarlo; *homo* en griego significa 'lo mismo'. Si los dos alelos son diferentes, usamos la palabra heterocigoto para indicarlo (en griego, 'diferente'). Por tanto, 4/4 es homocigoto para ApoE4, 3/3 es homocigoto para ApoE3..., mientras que 3/4 es heterocigoto para ApoE4.

Originalmente, no existía ApoE1, fue un error de etiquetado hace cuarenta años cuando se descubrió por primera vez. La variante ApoE4 es la más antigua evolutivamente hablando. Se cree que la variante ApoE3 se produjo por mutación hace unos 220.000 años y se ha convertido en la versión dominante, mientras que la variante ApoE2 apareció hace unos 70.000 años.

Se han identificado recientemente otras versiones que son muy poco frecuentes y se les ha denominado ApoE1, 5, 6 y 7... Y es posible que se identifiquen más mutaciones en el futuro.[2]

Pero ¿por qué el gen ApoE4 puede llegar a ser un problema? Si en tu genética está presente la ApoE4, tienes mayor riesgo de sufrir algunas enfermedades como el alzhéimer o enfermedades cardiovasculares. Pero recuerda que la genética es como una pistola y que el gatillo son tus hábitos, es decir, una cosa es tener predisposición y otra estar condenado a sufrirlo. Recuerda que la epigenética, el estudio de cómo nuestros genes se activan o no según el entorno, cada vez está cogiendo mayor fuerza. Por eso siempre digo que hay que darle al organismo lo que necesita para supervivir y no sobrevivir, que es lo que hacen la mayoría de las personas.

La ApoE es una proteína que ayuda a transportar el colesterol por el cuerpo. Como ya sabes, la ApoE se presenta principalmente en tres formas: E2, E3 y E4. La ApoE4 no funciona tan bien como los demás y causa problemas en muchos lugares. Además, se ha verificado científicamente que las personas con esta predisposición genética tienden a elevar drásticamente sus niveles de colesterol. Todavía no existe una teoría consolidada sobre por qué exactamente es un problema; existen varias hipótesis (la hipótesis del «amiloide», la hipótesis de la «tau», la hipótesis del «prion», la hipótesis «mitocondrial»...), pero lo que está claro es que es importante detectar esta situación genética para poder lidiar con ella en el día a día.

Algunas estrategias para no apretar el gatillo con ApoE4 son:

1. Reducir la resistencia a la insulina.
2. Hacer ejercicio.
3. Dormir bien.
4. Manejar el estrés.
5. Llevar una dieta saludable con muchos micronutrientes (densidad nutricional).
6. Trabajar en la mejora cognitiva.
7. Trabajar en la mejora social.
8. Reducir la inflamación en el cuerpo.
9. Evitar el tabaco.
10. Evitar tener presión arterial alta.

Todas estas estrategias, tengas o no este gen que te predispone a ciertas enfermedades, son beneficiosas para tu salud y tu bienestar.

5.4. Hipercolesterolemia familiar

Se trata de un trastorno genético hereditario que afecta al metabolismo del colesterol y se caracteriza por niveles muy altos de lipoproteínas de baja densidad (LDL) en la sangre desde el nacimiento o a una edad temprana. Se trata de un defecto en el receptor de LDL y otros defectos genéticos. La hipercolesterolemia aumenta el riesgo de sufrir enfermedades cardiovasculares a cualquier edad y, principalmente, cuando se combinan con niveles plasmáticos elevados de Lp(a) o triglicéridos.

En este grupo de personas es de especial interés la suplementación con vitamina C, ya que aumenta el catabolismo del colesterol. En concreto, el ascorbato estimula la 7-a-hidroxilada, una enzima clave en la conversión del colesterol en ácidos biliares que aumenta la expresión de los receptores de LDL en la superficie celular.

En un ambiente favorable, estas personas no deberían tener mayor riesgo; el problema es que la gran mayoría lleva hábitos extremadamente fuera de lugar con un alto consumo de carbohidratos, estrés, sedentarismo, contaminación...

De hecho, el 70 por ciento de las personas con hipercolesterolemia familiar son octogenarias, incluso nonagenarios. Incluso hay personas con hipercolesterolemia familiar centenarios, personas con el colesterol en 500 mg/dl. La media de edad de estas personas es similar a la población en general (75-80 años), independientemente del colesterol que tengan. El 30 por ciento restante suelen tener eventos precoces porque este grupo de personas también presentan una predisposición genética a tener factores de hipercoagulación, factores que provocan trombos como la lipoproteína (a) elevada. No por tener el colesterol elevado.[3, 4, 5]

6

Cómo bajar el colesterol en una analítica

Muchas personas estarán un poco confundidas con este capítulo. Si realmente el colesterol es bueno y nuestro organismo lo regula de forma natural con la producción de colesterol endógeno por parte del hígado según las necesidades de nuestro organismo, ¿por qué hay que reducirlo? Pues bueno, este capítulo es importante por dos aspectos que hay que tener en cuenta:

- Primero, para ser conscientes de que un parámetro que fluctúa tanto en tan poco tiempo poco o nada nos habla del riesgo cardiovascular de una persona.
- Segundo, porque hay que luchar contra el sistema dentro del sistema y muchas veces nos interesa que nuestros valores de colesterol total y de LDL-C estén dentro de rango. Por ejemplo, por motivos profesionales como una analítica del trabajo, una analítica para contratar un seguro o situaciones similares.

El sistema de lípidos del cuerpo es muy dinámico y cambia cada día dependiendo del ambiente, especialmente según la alimentación diaria que tengamos.

Este método se basa en el proceso de homeostasis de regulación del colesterol a nivel hepático. Las moléculas de colesterol son esenciales para la vida y el hígado tiene que mantener unos niveles de grasa circulante para cumplir todas las funciones. Los estudios científicos son claros: cuanto más colesterol dietético consumimos, menos colesterol endógeno segrega el hígado.[1]

Pasa algo similar con la grasa que ingerimos: cuando comemos una comida rica en grasa saludable, la que da la naturaleza, esa grasa que llega desde nuestro intestino al torrente sanguíneo va directamente a los órganos del cuerpo para su utilización sin pasar por el hígado. De hecho, el hígado, al ver que hay tanta grasa (quilomicrones) circulantes, se relaja sabiendo que hay lípidos suficientes en la sangre para proveer a los distintos órganos del cuerpo y no tiene que trabajar segregando colesterol que, como bien sabes, es transportador de grasa.

Este ejemplo puede observarse en personas anoréxicas, personas que no comen prácticamente grasa pero cuyo patrón de colesterol característico de su organismo es elevado. Porque si no viene grasa ni colesterol de la dieta, el hígado tendrá que generarlo para satisfacer las necesidades del organismo.[2]

El azúcar y el exceso de hidratos de carbono, principalmente, refinados, generan un gran estrés en el hígado. Sin embargo, la grasa de la dieta le alivia trabajo y lo relaja.

Cuando te excedes en el consumo de hidratos de carbono, situación fácil si sigues una alimentación basada en los dogmas de la pirámide nutricional, el organismo sigue un proceso de almacenamiento de energía promovido por la hormona insulina. Recuerda que tenemos una fisiología y genética del Paleolítico y, como tu cuerpo no sabe cuándo va a volver a comer toda esa energía que tú le das en forma de glucosa, la quiere almacenar para momentos de escasez. Esto inicia todo un proceso:

1. El organismo con el exceso de glucosa rellena las reservas de glucógeno (forma de la glucosa almacenada) en hígado y músculos.

2. Una vez están llenas las reservas de glucógeno, se activa la lipogénesis de novo, que convierte los carbohidratos de la dieta en ácidos grasos, y el hígado comienza a crear lipoproteínas de muy baja densidad (VLDL) cargadas de triglicéridos para mandarlas al tejido adiposo.[3] Una mayor ingesta de glucosa y fructosa implican una lipogénesis de novo más intensa con mayor formación de VLDL, ya que toda esa grasa que se crea rápidamente no puede almacenarse en el hígado, pues no es un órgano pensado para ello.[4] Ésta es la verdadera razón de la epidemia de hipertrigliceridemia que estamos viviendo y otra de las causas de aumento drástico del colesterol sanguíneo.

3. Las VLDL dejan las grasas (triglicéridos) en el tejido adiposo y, en los procesos de degradación, se convierten en LDL.

4. Otro aspecto importante es que los niveles elevados de triglicéridos en sangre activan la proteína transportadora de ésteres de colesterol y, por distintos mecanismos, reducen las HDL o «colesterol bueno».

5. La elevada ingesta de hidratos de carbono puede hacer que la lipogénesis de novo aumente hasta diez veces, mientras que el consumo elevado de grasas, junto con una ingesta adecuada de hidratos de carbono, no altera la producción de grasa hepática de forma apreciable. El exceso de hidratos de carbono está provocando otra gran epidemia como es el hígado graso no alcohólico, que si has entendido el proceso de la lipogénesis de novo entenderás que no se forma por el consumo de grasa, sino por el exceso de hidratos de carbono.[5, 6]

Resumiendo, el consumo excesivo de hidratos de carbono lleva al aumento de los triglicéridos, las LDL aterogénicas y a disminuir las HDL, tres parámetros que son verdaderos detonantes de enfermedades cardiovasculares. Y el consumo de grasa natural alivia el trabajo del hígado y realmente mejora el estado cardiovascular.

6.1. La teoría de Dave Feldman

Como hemos visto anteriormente, una de las principales causas de enfermedades cardiovasculares es la inflamación de las paredes de las arterias que puede ser provocada por radicales libres (estrés oxidativo), tabaco, azúcar, insulina en exceso, grasas trans, cortisol (estrés) o disbiosis (desequilibrio de la microbiota). Estos agentes inflamatorios actúan como una especie de lija, «arañando» el endotelio vascular día tras día y provocando microgrietas en las arterias a las que acuden el colesterol, las plaquetas y los macrófagos con la función de reparar y «sellar» el daño hecho por otros. Realmente, el colesterol sería como un bombero que está apagando el fuego.

Dave Feldman es un ingeniero seguidor de la alimentación cetogénica y un alto respondedor. Durante muchos años, ha estado investigando las fluctuaciones del colesterol según los alimentos ingeridos, especialmente, grasa. Es artífice de una teoría que puede llegar a bajar los niveles de colesterol en casi 200 puntos.

Personalmente, llevo mucho tiempo poniendo a prueba esta teoría en consulta con pacientes que tienen como objetivo disminuir el colesterol en las analíticas y la verdad es que hemos conseguido grandes resultados. Está claro que todavía falta mucha evidencia científica alrededor de estos métodos, pero sin duda alguna es una línea de investigación muy interesante que puede cambiar la perspectiva de nuestro sistema lipídico.

Dave Feldman, tras comenzar una dieta cetogénica, decidió realizarse una serie de pruebas experimentando con la ingesta de grasa para intentar comprender el funcionamiento del colesterol y su papel en nuestra salud.

En su primera analítica con una alimentación baja en carbohidratos y una ingesta de grasa diaria de unos 224 gramos (aproximadamente, unas 2.000 kcal), un 70 por ciento de sus calorías diarias, su colesterol fue de 329 mg/dl.

Teniendo en cuenta estos resultados, unas semanas después decidió repetirse las analíticas, pero, esta vez, como muchas personas piensan, bajó su consumo de grasa a 83 gramos al día (747 kcal) para bajar su colesterol. Sin embargo, su colesterol subió a 424 mg/dl. Casi 100 mg más.

Después de estudiar un poco la fisiología del colesterol, se dio cuenta del «patrón inverso de correlación»: a mayor ingesta de grasa, menos colesterol y viceversa.

Dave se hizo analíticas muchos días en un mismo mes, variando su consumo de grasas de forma significativa y analizando cómo esto podía afectar en tan poco tiempo a sus resultados de niveles de colesterol sanguíneos. En el gráfico 6.1 puedes ver la relación con las LDL.

Gráfico 6.1. Promedio de tres días de grasa dietética versus colesterol
LDL-C

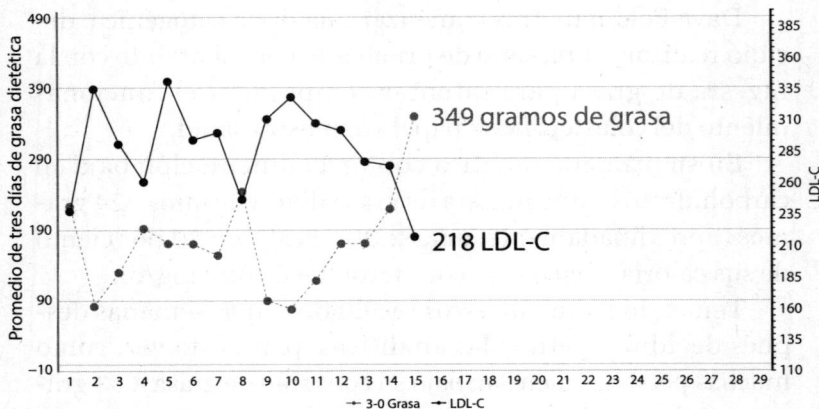

Fuente: Elaboración propia a partir de <https://cholesterolcode.com>.

Éste fue el resultado, un baile de subidas y bajadas de grasa y colesterol con una correlación: los niveles de colesterol subían y bajaban de forma inversa a su ingesta de grasa.

El último día del experimento decidió ir un paso más allá e hizo una enorme ingesta de grasa. Tomó 349 gramos de grasa (3.141 calorías) y, al día siguiente, en la analítica se tradujo en el nivel mínimo de colesterol del mes. Cuanta más grasa ingería, menor era su colesterol y estimó que la relación inversa entre la ingesta de grasa y el nivel de colesterol se correspondía a la ingesta de grasa de los tres últimos días previos a la extracción de sangre.

Con estos datos, Dave siguió haciéndose analíticas de sangre y, a partir de patrones de ingesta de grasa tres días previos a la extracción, comprobó de una forma más amplia el patrón del colesterol en relación con la ingesta de grasa y obtuvo este gráfico:

Gráfico 6.2. Promedio de tres días de grasa dietética versus colesterol LDL-C

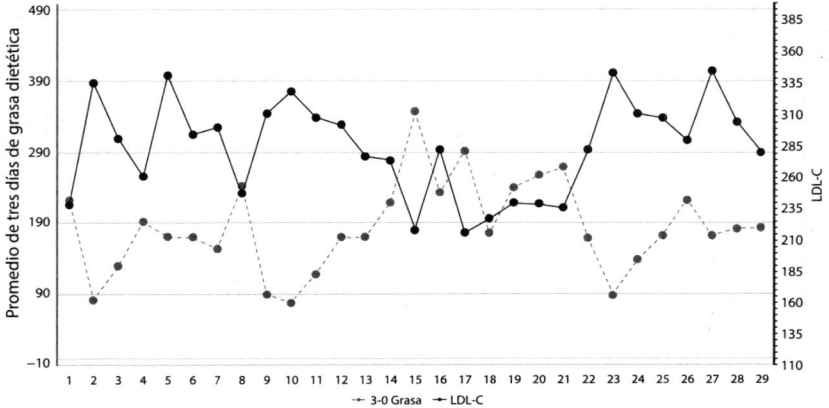

Fuente: Elaboración propia a partir de <https://cholesterolcode.com>.

En la línea discontinua, la ingesta media de grasa de los tres días previos a cada extracción. En la línea continua, el colesterol total el día de la extracción.

Para que podamos apreciar la casi perfecta «relación inversa» entre ambos parámetros, Dave nos ilustra con el mismo gráfico, invirtiendo el eje de ordenadas de la izquierda, lo que se puede observar en este otro gráfico:

Gráfico 6.3. Promedio de tres días de grasa dietética invertida versus colesterol LDL-C

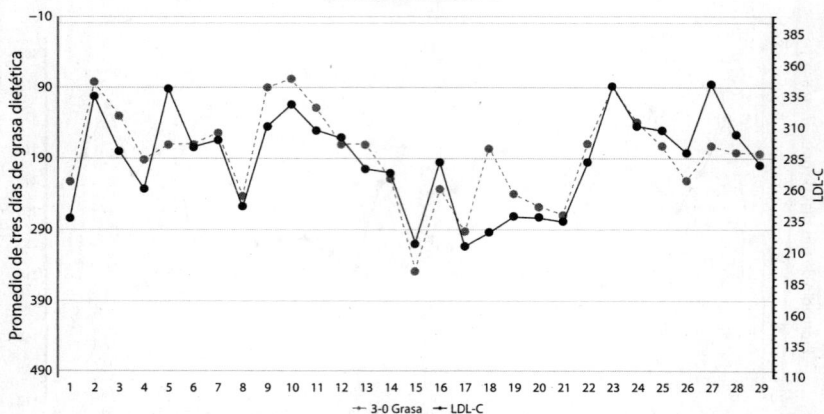

Fuente: Elaboración propia a partir de <https://cholesterolcode.com>.

Este gráfico confirma que, a mayor ingesta de grasa, menores niveles de colesterol y viceversa.

La primera conclusión que podemos sacar de este experimento es que un parámetro que varía tanto con la ingesta de alimentos no es un buen predictor de nada. Y, la segunda, y la más importante, es que el dogma médico actual está totalmente del revés. Cuando tienes el colesterol elevado, te quitan los huevos y las grasas para bajar los niveles de colesterol, pero habría que hacer todo lo contrario.

Pero ¿qué pasa con el colesterol HDL? Al contrario que las lipoproteínas de baja densidad (LDL), las lipoproteínas de alta densidad (HDL) asciende.

Gráfico 6.4. Promedio de tres días de grasa dietética invertida versus colesterol HDL-C

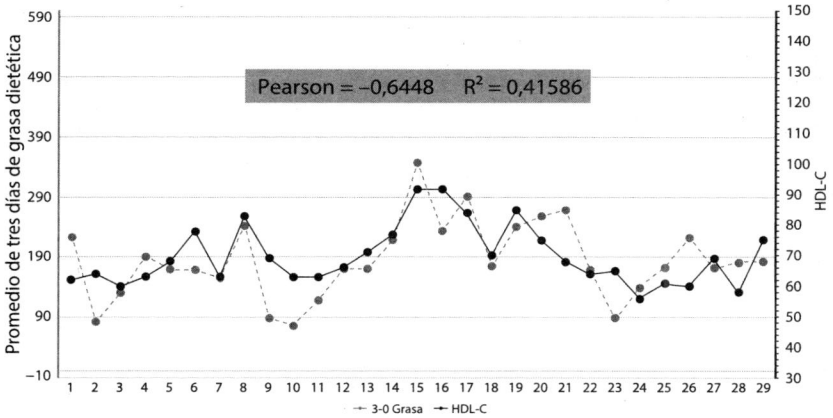

Pearson = –0,6448 R^2 = 0,41586

→ 3-0 Grasa → HDL-C

Fuente: Elaboración propia a partir de <https://cholesterolcode.com>.

En el gráfico no encontramos una correlación tan perfecta como la inversa correlación con las LDL, pero sí que tiene bastante relación, es decir, a mayor ingesta de grasas saludables, mayores niveles de HDL.

¿Y qué pasó con las pequeñas partículas de LDL (*small* LDL-P) en sangre? Más adelante profundizaremos en ellas, pero ahora es importante que tengas en cuenta que estas partículas tienen mayor riesgo de formar placa.

Y, sí, cuanta mayor ingesta de grasas, menor porcentaje de partículas pequeñas de LDL en el total de LDL.

Gráfico 6.5. Promedio de tres días de grasa dietética, con un intervalo de dos días versus colesterol LDL-P pequeño

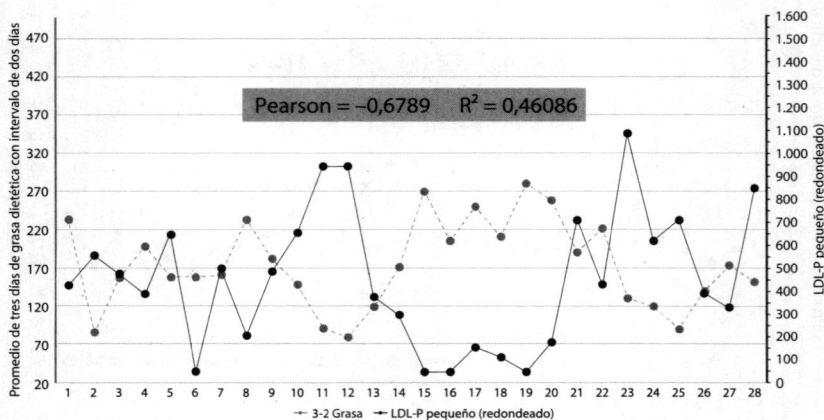

Fuente: Elaboración propia a partir de <https://cholesterolcode.com>.

6.2. Explicación de la teoría

Como ya sabes, una de las principales funciones de las LDL es distribuir energía en forma de grasa a las células del cuerpo. En estos «barcos» viajan los triglicéridos y otros compuestos, como las vitaminas liposolubles, que son hidrofóbicos y que, sin la ayuda de las lipoproteínas, sería imposible que viajaran por la sangre.

Una persona que practica el ayuno y/o una alimentación baja en carbohidratos requiere más energía en forma de grasa que otra que sigue una alimentación alta en hidratos de carbono y es glucodependiente al ingerir alimentos que estimulan la glucosa cada tres horas y dejar pocas horas de ayuno nocturno.

Las personas glucodependientes tienen la grasa corporal almacenada en el tejido subcutáneo y en la tripa, esto es debido a sus altos niveles de insulina continuos, ya que ésta es una hormona que genera reservas de energía del exceso glucosa y que inhibe la lipolisis impidiendo así la utilización de la grasa como energía. Su grasa está almacenada y gastan glucosa disponible continuamente. Por eso son glucodependientes, porque necesitan comer cada pocas horas carbohidratos para tener energía disponible y evitar la hipoglucemia que las lleva a sentir cansancio, fatiga, irritabilidad, malestar... Son personas que no tienen flexibilidad metabólica, al contrario de lo que les sucede a las personas adaptadas a la alimentación baja en carbohidratos y la práctica del ayuno, que pueden usar principalmente glucosa como sustrato energético, pero también grasa en momentos de bajo consumo de carbohidratos o en la práctica del ayuno.

Las LDL transportan energía y, si tienes flexibilidad metabólica, es normal tener niveles un poco más elevados. Por otro lado, están las personas que son altas respondedoras.

Las LDL son como un barco que lleva pasajeros, especialmente triglicéridos, que son energía para nuestras células, y que representan aproximadamente un 80 por ciento de la carga, mientras el otro 20 por ciento sería colesterol. Las células serían los diferentes puertos por los que transita el barco y donde va dejando pasajeros (triglicéridos) y el LDL-C serían los botes salvavidas que se utilizan sólo cuando es necesario. Es decir, el colesterol se carga continuamente en las lipoproteínas transportadoras LDL y hace numerosos viajes por el sistema circulatorio (el mar); sin embargo, las lipoproteínas no están constantemente depositando colesterol en las arterias (botes salvavidas): sólo lo hacen donde es necesario, como en un accidente (una arteria dañada por el azúcar, la insulina, deficiencia vitamina C, tabaco, inflamación...).

Una vez que el barco ha realizado su viaje por los mares, regresa a casa, que es el hígado, y allí se recicla para volver a salir a los mares o realizar otras funciones. Si estos barcos están dañados (lipoproteínas modificadas) por el exceso de estrés oxidativo, inflamación o glicación, el hígado no los quiere y quedan circulantes más tiempo para que sean desechados. Esto puede ser un problema, ya que estas lipoproteínas, al estar dañadas, son más pequeñas y pegajosas, y son más propensas a quedarse en nuestras arterias antes de ser desechadas, pero, como ya hemos visto, el organismo tiene los mecanismos para lidiar con estas lipoproteínas modificadas. El problema es cuando el trabajo desborda los mecanismos en un mal ambiente.

Por otro lado, es clave entender que tenemos dos fuentes principales de energía en forma de grasa. Por un lado, nuestra ingesta diaria. La grasa absorbida se vehiculiza en forma de quilomicrones que van por la sangre y se distribuye a los distintos órganos del cuerpo para su utilización como energía. Una persona que hace una alimentación baja en carbohidratos tiene la insulina baja, y esta situación hormonal le permite «quemar grasa» y no sólo almacenarla.

Tras utilizar estos quilomicrones, se absorben en el hígado y desaparecen de la circulación. Esto ocurre de forma rápida, en menos de doce horas. Es un circuito rápido. Por eso, si nos sacáramos sangre después de una comida rica en grasa, los triglicéridos estarían altos, pero, tras unas ocho o doce horas de ayuno, estarán bajos, es decir, que desaparecen de forma rápida tras el ayuno nocturno. Podemos decir que los quilomicrones son velocistas de cien metros, hacen una rápida carrera por el cuerpo y llegan pronto a la meta, que es el hígado.

Por otro lado, el hígado también puede producir energía en forma de triglicéridos. Como ya hemos mencionado, lo hace en forma de lipoproteínas de muy baja densidad (VLDL) en cuyo viaje van liberando grasa y se convierten en lipoproteínas de baja densidad (LDL). Las LDL se mantienen más tiempo en el torrente sanguíneo y permanecen varios días tras la liberación, con lo que no tienen relación con la ingesta o el ayuno. Son maratonianos en lugar de velocistas. Se toman su tiempo para distribuir la energía por el cuerpo durante varios días, especialmente cuando la ingesta de grasa en la dieta disminuye y durante las horas de ayuno.

Ésta es la razón por la que durante el ayuno se tiende a tener niveles más elevados de colesterol. Han pasado doce horas y ya no hay triglicéridos en forma de quilomicrones, y el hígado (sobre todo, en personas con flexibilidad metabólica) tiene que enviar grasa al cuerpo para dar energía y es el momento donde se da el pico máximo de energía endógena o almacenada y es en forma de LDL circulantes.

En resumen, en personas con flexibilidad metabólica, es un proceso de homeostasis del cuerpo. Cuanta más grasa en forma libre proveniente de la alimentación haya, menos colesterol producirá el cuerpo y, viceversa: si el hígado ve cómo en los tres días previos, la ingesta de energía en forma de grasas ha sido menor. En ese caso, envía al torrente sanguíneo más partículas o barcos transportadores de energía en forma de triglicéridos para contrarrestar la carencia.

6.3. EL EXPERIMENTO DEL DESCENSO EXTREMO DE DAVE FELDMAN

Dave Feldman, en una presentación en público el 9 de octubre de 2016, mostró su analítica, sacada dos días antes, con unos niveles de colesterol muy altos y, tras explicar su método, afirmó que bajaría de forma rotunda esos niveles en sólo tres días. Su experimento fue el siguiente.

Los días 4, 5 y 6 de octubre, Dave Feldman consumió una alimentación con una ingesta de grasa relativamente baja para lo habitual en él, pues ingirió sólo 748 kcal en forma de grasa, a partir de 63 gramos de grasa y de 24 gramos de grasa saturada. Y se hizo la analítica el viernes 8 de octubre.

Luego, entre los días 7, 8 y 9 de octubre, aumentó de forma brutal su ingesta de grasa hasta alcanzar una media de 5.048 calorías diarias, a partir de 461 gramos de grasa y 274 de grasa saturada... cada día. Confiesa que fue duro, pues la grasa sacia mucho y hay que forzarse para comer tanta grasa sin hambre. Y todos los parámetros «malos» descendieron de forma importante en sólo tres días:

- Su colesterol total bajó en 66 mg/dl.
- Su colesterol LDL bajó 73 mg/dl.
- Su colesterol LDL de partícula pequeña (el realmente malo) bajó de 441 a sólo 90 mg/dl.
- Y su colesterol HDL subió de 50 a 68 mg/dl.

Gráfico 6.6.

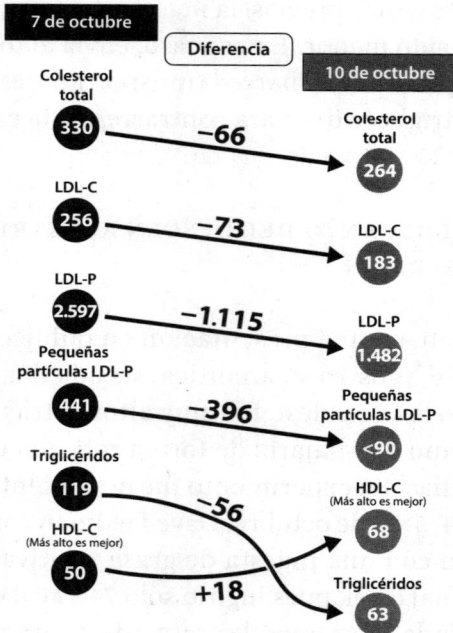

Fuente: Elaboración propia.

6.4. PROTOCOLO PARA BAJAR EL ÍNDICE DE COLESTEROL

Lo primero de todo es que es importante hacer este protocolo de la mano de un profesional que tenga conocimientos sobre el tema y experiencia previa. Cada persona es un mundo y hay que hacer nutrición individualizada. Este protocolo está destinado a personas adaptadas a la alimentación baja en carbohidratos y con una buena flexibilidad metabólica.

El protocolo comienza once días antes de la analítica:

- En los diez días previos a la analítica se realizará una alimentación baja en calorías y grasa dentro de un patrón de alimentación baja en carbohidratos. Así será durante cinco días.
- En los cinco días previos a la analítica comienza la alimentación hipercalórica rica en grasa con un patrón cetogénico estricto.
- El día de la analítica es importante no dejar muchas horas de ayuno, unas ocho o diez es lo correcto entre la cena y la extracción.

Las conclusiones son las siguientes:

- Éste es un método que he podido poner en práctica con muchas personas en consulta y tengo que reconocer que se consiguen grandes resultados.
- El sistema lipídico es mucho más dinámico de lo que se ha creído, todos los marcadores del colesterol están altamente influenciados por la dieta que hemos ingerido en los días previos a una analítica.
- El patrón está invertido: a mayor ingesta de grasas, más bajo tendremos el colesterol y las LDL y, vicever-

sa: a menor ingesta de grasa, incluyendo ayunar, más alto tendremos el colesterol total y las LDL.

6.4.1. Un curioso experimento cruzado

El 22 de enero de 2024, se publicó un estudio N=1 (muestra de una persona) muy interesante. El sujeto de estudio fue Nicholas G. Norwitz, doctor de Medicina de Harvard y un alto respondedor de masa magra defensor de la alimentación baja en carbohidratos.

Nicholas comenzó el estudio con un colesterol LDL-C de 384 mg/dl, cifras que adquirió llevando una nutrición cetogénica. En ese momento, durante dieciséis días, empezó a comer 12 galletas Oreo diarias. Ello supuso que cambiara de nuevo su metabolismo energético: pasó de estar en cetosis nutricional usando grasa como sustrato energético a volverse glucodependiente de nuevo. Después de los 16 días, el colesterol LDL se había reducido un 71 por ciento y se colocó en 111 mg/dl. Este resultado debería hacernos preguntarnos lo siguiente: ¿es realmente Nicholas más saludable comiendo 12 galletas Oreo diarias? Ésta es una muestra clara donde se puede ver que reducir el colesterol en una analítica no mejora la calidad de vida y no disminuye el riesgo de sufrir una enfermedad cardiovascular.

Los altos respondedores de masa magra aumentan su colesterol con una alimentación baja en carbohidratos porque su cuerpo lo necesita por sus cualidades fisiológicas y esto no es peligroso, siempre y cuando tengan un ambiente favorable. De hecho, es necesario para ellos.

Aquí no acaba el estudio. Después de este hallazgo, Nicholas retomó una dieta cetogénica para recuperar sus niveles de colesterol cotidianos. Se colocó en 421 mg/dl y comenzó a tomar estatinas, concretamente, rosuvastatina 20 mg diariamente durante seis semanas. Después de este tiempo, el colesterol LDL se había reducido un 32,5 por ciento y se colocó en 284 mg/dl. ¿Son realmente las galletas Oreo más efectivas para reducir el colesterol? ¿O es que el dogma actual no entiende el verdadero funcionamiento fisiológico del sistema lipídico de los humanos?[7]

Gráfico 6.7. Comparativa entre el uso de galletas Oreo y estatinas para disminuir el colesterol

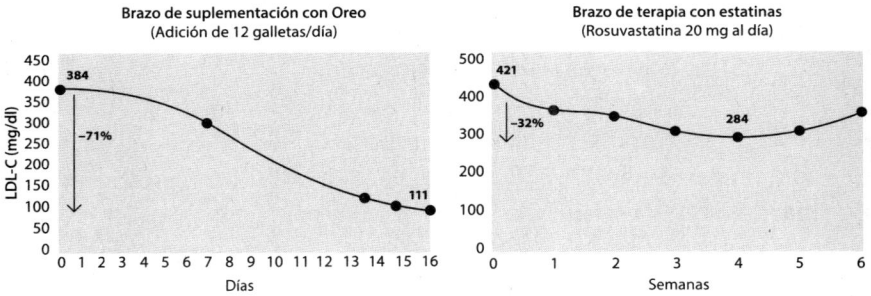

Brazo de suplementación con Oreo
(Adición de 12 galletas/día)

Brazo de terapia con estatinas
(Rosuvastatina 20 mg al día)

El tratamiento con galletas Oreo reduce el colesterol LDL más que la terapia con estatinas de alta intensidad en un hiperreceptor de masa magra que sigue una dieta cetogénica.

Fuente: Elaboración propia a partir de Norwitz, Nicholas G.; y Cromwell, William C., «Oreo cookie treatment lowers LDL cholesterol more than high-intensity statin therapy in a lean mass hyper-responder on a ketogenic diet: a curious crossover experiment», *Metabolites*, 14, 1 (2024), p. 73, <https://www.mdpi.com/2218-1989/14/1/73>.

7

Estrategias naturales para regular el colesterol y suplementos

Cada persona es un mundo en su sistema lipídico y, por lo tanto, a cada persona hay que observarla de forma individual. Los niveles altos de colesterol pueden estar condicionados por muchos motivos, desde el ambiente y las condiciones fisiológicas hasta la propia genética.

Lo que debes tener claro llegados a este punto es que el colesterol total o las LDL no son un problema para tu salud cardiovascular; por lo que debes preocuparte es por generar un ambiente favorable y, en este capítulo, te doy algunos consejos para que lo consigas.

7.1. EL ESTRÉS Y LA TÉCNICA DE WIM HOF

El estrés crónico aumenta drásticamente los niveles de colesterol total, y esto es debido al aumento del cortisol. El cortisol es una hormona esteroidea que se produce en las glándulas suprarrenales y es esencial para regular varios procesos fisiológicos, incluida la respuesta al estrés y la regulación del metabolismo de los carbohidratos, las proteínas y las grasas, así como la modulación de la inflamación.

El colesterol es un precursor importante en la síntesis del cortisol. Las glándulas suprarrenales utilizan el colesterol como sustrato para producir cortisol. Este proceso se lleva a cabo a través de una serie de reacciones bioquímicas en las que el colesterol es convertido en cortisol. A su vez, el cortisol puede influir en los niveles de colesterol. Cuando se libera en respuesta al estrés, el cortisol puede aumentar la síntesis de colesterol en el hígado para procesos de producción de energía de lucha o huida, lo que puede conducir a un aumento de los niveles de colesterol en la sangre.

El problema es que, hoy en día, el estrés se genera por situaciones muy diferentes a las de nuestros ancestros cazadores recolectores. Antes, el estrés era huir de un león, hoy puede ser estar delante de un ordenador hablando con tu jefe. El cortisol aumenta los niveles de glucosa en sangre para huir, pero no huimos, y el exceso de glucosa no utilizado se almacena en forma de grasa en el organismo. Es por esto por lo que muchas personas pueden tener hemoglobina glicosilada muy elevada en una alimentación baja en carbohidratos. Los niveles crónicos de cortisol elevado aumentan las necesidades de colesterol para formar más hormona y, además, el exceso de glucosa a través de la lipogénesis de novo aumenta el colesterol. Más estrés, más cortisol, más colesterol.[1]

Y, por supuesto, como ya deberías saber, el estrés crónico es una fuente de producción de inflamación crónica en el organismo, de manera que nos conviene tener un buen control sobre él, eso podría salvarte la vida.

Una de las claves del mundo moderno es el control del estrés y hay muchísimas técnicas para afrontarlo, técnicas que van desde la conexión a tierra, el uso de adaptógenos, los nutrientes esenciales, la meditación, la conexión con la naturaleza, escuchar música, leer, hacer deporte, recurrir a psicólogos profesionales... Pero, si tuviera que destacar una técnica altamente efectiva para el control del estrés, ésa sería la técnica de respiración de Wim Hof.

La técnica de respiración de Wim Hof implica una serie de respiraciones profundas y controladas, que alternan entre respiraciones rápidas y profundas, seguidas de retenciones de respiración (apneas). Concretamente son 30 inhalaciones profundas y 30 exhalaciones cortas y, en la última exhalación corta, aguantar el aire el máximo tiempo posible.

Después de las 30 inhalaciones profundas, conseguimos una alta saturación de oxígeno en la sangre. Al retener el aire el máximo tiempo posible, todo ese oxígeno tiene que ir a algún lado. En ese momento, el oxígeno es desviado a los tejidos y a las células, oxigenándolas. Como ya he mencionado, debes aguantar el aire el máximo tiempo posible; así, seguramente, sentirás una cierta presión en el pecho, esa sensación como cuando estabas cruzándote el largo de la piscina buceando, pero es importante aguantar la respiración todo cuanto te sea posible, pues, en este proceso, también se genera un aumento drástico de adrenalina, noradrenalina y cortisol.

Diversos estudios han certificado que se pueden generar niveles más elevados de estas hormonas mediante esta técnica que haciendo *puenting* por primera vez. Cuando vuelves a coger aire, los niveles de estas hormonas caen drásticamente, incluso por debajo de los niveles de estrés con los que habías empezado la técnica. También hay un aumento drástico de la serotonina y la dopamina. Esta situación es la base de los beneficios de esta técnica respiratoria, pues generan un potente efecto antiinflamatorio y un reseteo en el sistema nervioso autónomo que te libera del estrés y la ansiedad.

Es una técnica de la que debes empoderarte antes de hacerla. Estudia sobre ella y comienza a aplicarla en tu día a día. A mí, personalmente, me ayudó mucho en épocas de mucho estrés en la universidad y está muy de moda porque muchos famosos la están practicando.

La técnica de Wim Hof es tan potente que actúa al instante y en su día cambió la forma de entender la fisiología humana. En un estudio de 2014, para comprobar el impacto de la técnica Wim Hof en la respuesta inmunológica y la inflamación, se expuso, mediante inyección, a miles de personas a la bacteria *Escherichia coli*, más conocida como *E. coli*. Las personas que no habían realizado el método sufrieron cuadros de sepsis, fiebre e inflamación, que son signos de que el organismo está luchando contra una infección. Las personas que sí realizaron el método, durante sólo cinco días, no tuvieron una respuesta inmunológica, ya que el sistema inmunitario tuvo la capacidad de destruir la toxina y reducir la inflamación en minutos. Los estudios científicos realizados sobre este método nos llevan a comprender que se puede influir voluntariamente y a corto plazo en el sistema nervioso simpático y el sistema inmunitario, lo que, hasta el momento del estudio, se pensaba que era imposible.[2]

Por otro lado, también recomiendo el consumo de adaptógenos para reducir el estrés. Desde que los introduje en mi día a día ha sido un antes y un después. Los adaptógenos son sustancias naturales, generalmente derivadas de plantas y hongos, que se utilizan en la medicina tradicional y alternativa para ayudar al cuerpo a adaptarse al estrés y a mantener el equilibrio interno (homeostasis). Los adaptógenos mejoran la capacidad del cuerpo para resistir el estrés físico, químico y biológico y promueven la salud general sin causar daños ni perturbar las funciones normales del organismo. Algunos de los más conocidos son la ashwagandha, el reishi, la rhodiola o la melena de león.

Si estás interesado o quieres saber más sobre el mundo de la micoterapia, tengo un curso sobre este tema disponible en mi web junto a Boscum, una empresa que se dedica a cultivar sus propias setas medicinales y a producir extractos de alta calidad y eficacia. Allí aprenderás todo sobre los adaptógenos, también a encontrar la mejor opción según tus circunstancias e incluso a cultivarlas en tu casa.

7.2. El sol y la vitamina D

Lo niveles de colesterol varían mucho según la estación del año. Los estudios de gran peso longitudinales certifican que los niveles de colesterol son más elevados en otoño e invierno que en primavera y verano. En algunas regiones de variación climática extrema, como Finlandia, puede haber una variación estacional de hasta 100 mg/dl en el nivel de colesterol total. Algunos estudios han demostrado que las medias poblacionales de concentraciones de colesterol en sangre aumentan con la distancia desde el ecuador y la reducción de la duración de la luz solar que recibe.[3]

Otra vez podemos observar que el colesterol no es un buen indicador del riesgo cardiovascular. ¿Cómo un resultado que varía tanto con las condiciones climáticas y geográficas va a ser un buen predictor?

Por otro lado, muchos estudios se hacen eco de cómo la exposición excesiva a la luz artificial aumenta de manera significativa los niveles de colesterol total y de triglicéridos debido a cambios metabólicos producidos por la desregulación de los ritmos circadianos y la microbiota intestinal.[4]

Todo esto tiene una razón pragmática. Se trata del sol y la importancia del colesterol para sintetizar la vitamina D, una «vitamina» liposoluble. La vitamina D se produce en la piel cuando ésta se expone a la radiación ultravioleta B (UVB) del sol. El proceso, en resumidas cuentas, es el siguiente:

1. **Exposición a luz solar óptima.** Cuando los rayos UVB alcanzan la piel, desencadenan una reacción química que convierte el colesterol presente en la piel en una forma precursora de la vitamina D (7-dehidro-colesterol (7-DHC)).

2. **Conversión hepática.** La forma precursora de la vitamina D llega al hígado en parte gracias a los transportadores en forma de lipoproteínas («colesterol»). Allí es donde es modificada para convertirse en calcidiol, una prohormona también conocida como 25-hidroxi-vitamina D. Esta forma es menos activa que la vitamina D finalmente utilizada por el cuerpo, pero es un paso importante en el proceso de activación.

3. **Conversión renal.** Finalmente, el calcidiol se transporta a los riñones, donde es convertido en calcitriol, la forma activa de la vitamina D.

Tener una vida acorde a nuestra evolución mantiene unos niveles de colesterol equilibrados. Nuestros ancestros cazadores recolectores hacían su vida bajo la luz solar y, cuando ésta caía, era el momento de refugiarse con la luz del fuego que nos aportaba frecuencias naranjas, amarillas y rojas, pero no azules y blancas. Para tener unos buenos niveles de colesterol adaptados a las estaciones hay que exponerse al sol de forma gradual e inteligente, y no abusar de las luces artificiales de interior y dispositivos digitales, sobre todo, cuando cae la noche.

7.2.1. La epidemia de deficiencia de vitamina D

Aproximadamente mil millones de personas en todo el mundo tienen deficiencia de vitamina D. Se estima que hasta el 50 por ciento de los niños y adolescentes tienen niveles insuficientes de vitamina D. En adultos jóvenes, este porcentaje llega hasta el 60 por ciento y en adultos mayores a un 80 por ciento.

Esta situación es el resultado de una sociedad totalmente artificial. Nuestros ancestros, incluso los más cercanos, hacían la vida en la calle cuando el sol bañaba el día; actualmente, la gente está en oficinas o en otros lugares de trabajo encerrados. Estamos haciendo todo lo contrario, cuando es de día y tenemos que estar en la calle, estamos en cuevas trabajando y, cuando cae el sol, salimos a la calle.

Otra de las razones de esta epidemia es la satanización del sol y nuestra relación como animales con él. Necesitamos el sol para vivir, pero cada vez nos meten más miedo, esto es algo que traté en mi primer libro.

Hay que tener una relación inteligente y constante con el sol. De aquí viene la idea del callo solar, que no es más que ir adaptándose a la llegada del sol. Si estás diez meses encerrado en una oficina y, al llegar agosto, te vas a la playa y te quemas o te llenas de cremas repletas de tóxicos..., es normal que el sol te genere problemas.

Ahora bien, si desde febrero te expones todos los días al sol a medio día y te vas adaptando gradualmente a los soles cada vez más calientes, cuando llegue el verano, tu organismo estará totalmente adaptado. Eso es el callo solar, una lógica evolutiva. Tenemos que adaptarnos a las estaciones, no estar todo el día encerrado en cuevas.

Deja de tener miedo al sol y comienza una relación saludable con él. Es vital.

7.2.2. El sol como potente vasodilatador

Por otro lado, el sol es uno de los mayores vasodilatadores que hay en el mundo. No es casualidad que en verano haya muchos menos infartos y que el momento de más infartos sea el invierno, especialmente durante las Navidades, donde los excesos de todo tipo hacen cola debido a las presiones sociales.

La luz solar, concretamente los rayos UVA, produce óxido nítrico en las células de nuestra piel. El óxido nítrico es un gas que actúa como vasodilatador al relajar los músculos lisos en las paredes de los vasos sanguíneos, lo que aumenta su diámetro y mejora el flujo sanguíneo.

El óxido nítrico (NO) se genera principalmente por la enzima óxido nítrico sintasa (NOS), de la cual existen diferentes subtipos. Éstos oxidan la L-arginina para producir óxido nítrico. El sol, a través de los rayos UVA, aumenta la expresión de las enzimas en la piel.[5]

A diferencia de los rayos UVB, que son más intensos durante las horas del mediodía, los rayos UVA son relativamente constantes a lo largo del día, aunque su intensidad puede variar dependiendo de factores como la latitud, la altitud, la estación del año, la nubosidad y la contaminación atmosférica.

A causa del ángulo zenit, cuando tu sombra es más grande que tú, estás produciendo óxido nítrico debido a que los rayos que llegan a tu piel son principalmente UVA. Si tu sombra es más pequeña que tú, estás produciendo vitamina D debido a que los rayos que llegan son principalmente UVB.

7.3. La conexión a tierra

La conexión a tierra, también conocida como *earthing* o *grounding*, es una práctica que implica poner el cuerpo en contacto directo con la superficie de la Tierra, ya sea caminando descalzo sobre el suelo, la arena o la hierba, o ya sea utilizando dispositivos especiales diseñados para este fin, como alfombras conductivas o sábanas. Aunque éstas están vinculadas a una gran exposición a contaminación electromagnética, no son la mejor opción. La idea detrás de la conexión a tierra es que nuestro cuerpo está expuesto a cargas eléctricas y campos electromagnéticos de fuentes como dispositivos electrónicos, cables eléctricos y otros equipos modernos y que el contacto directo con la tierra puede ayudar a equilibrar estas cargas.

Si nos fijamos en el resto de los animales, podemos observar que somos los únicos que caminamos con zapatillas, un invento relativamente moderno. Estoy seguro de que nuestros ancestros tendrían sus protectores para los pies en forma de pieles de animales y hojas, pero también estoy seguro de que ellos disfrutaban de caminar descalzos durante largas horas al día. El cuerpo humano es conductor de electricidad y también lo es la tierra (suelo), excepto en zonas muy secas como el desierto. En consecuencia, la conexión a tierra conduce a una rápida igualación del potencial eléctrico del cuerpo con el potencial de la Tierra (planeta) mediante una transferencia casi instantánea de electrones libres del suelo al cuerpo proporcionados por nuestro amigo el sol. Éste ha sido el entorno bioeléctrico natural del cuerpo humano y de otros organismos a lo largo de la mayor parte de la historia evolutiva.

Se ha comprobado científicamente que la conexión a tierra reduce la inflamación, mejora el sueño, reduce el estrés y la ansiedad, potencia el estado de ánimo... Y, además, se ha comprobado científicamente que la conexión a tierra reduce la viscosidad de la sangre y se asocia con una mayor circulación sanguínea y una mayor vasodilatación.[6,7]

Teniendo en cuenta los beneficios de la conexión a tierra que acabo de exponer y que es una terapia totalmente gratuita, es lógico que mi consejo sea que, todos los días que se pueda, se camine un mínimo de 30 minutos descalzo sobre el suelo natural.

7.4. El ejercicio

Se trata de convertirse en una máquina de quemar grasa de manera efectiva. Si eres una persona deportista que realiza una alimentación baja en carbohidratos y tienes flexibilidad metabólica, es muy probable que tus niveles de colesterol aumenten con el ejercicio como un proceso de adaptación.

La gran mayoría de los deportistas son altamente dependientes de la glucosa para poder rendir y necesitan, cada cierto tiempo, su dosis de azúcar. Esto implica un deterioro enorme del metabolismo, como se puede ver en algunos estudios. Un deportista con flexibilidad metabólica que rinde a un gran nivel quemando grasa necesita más grasa, reservas de grasa, y el cuerpo, de forma natural, puede aumentar las reservas de colesterol. Visto así, podría parecer algo «malo» si nuestro objetivo es disminuir el colesterol, pero lo beneficioso de este proceso es que el ejercicio físico aumenta las HDL y reduce las LDL, mejorando la ratio entre estas dos lipoproteínas.

Es bien sabido que los ejercicios aeróbicos y anaeróbicos reducen y mejoran el estado del colesterol en el organismo, es decir, reducen las LDL modificadas. Esto es debido a que mejora la capacidad de los músculos para utilizar lípidos en lugar de glucógeno. Uno de los mecanismos es el aumento de la lecitina colesterol aciltransferasa (LCAT), que es la enzima responsable de la transferencia de éster al colesterol HDL. El aumento de esta enzima aumenta la capacidad de las fibras musculares para oxidar los ácidos grasos procedentes del plasma, el colesterol VLDL y los triglicéridos, y, por supuesto, aumenta las HDL para transferir la grasa utilizada después del ejercicio.[8]

También se ha comprobado que el ejercicio reduce las concentraciones plasmáticas de LDL oxidadas. Y, al final, nuestro objetivo es tener un colesterol saludable.[9]

7.5. Suplementos

Como ya sabes, lo importante es cómo esté tu colesterol. En el siguiente capítulo hablaremos de cuáles son los parámetros bioquímicos para detectar que todo está bien en tu sistema lipídico, pero, antes de ello, vamos a meter la cabeza en el mundo de la suplementación.

Hay muchos suplementos que nos ayudan a bajar el colesterol de forma natural que nos pueden ayudar para una analítica concreta para un seguro o para el trabajo. Estos suplementos también nos ayudan a mejorar nuestro perfil lipídico reduciendo la inflamación, el estrés oxidativo o incluso reduciendo las lipoproteínas (a) y las apolipoproteínas B.

Al final, tener el colesterol total elevado en ayunas es un signo de contar con un gran reservorio de energía en forma de grasa y la clave para reducirlo es usar esa grasa. Ahora entenderás todo.

Es importante comprender también que, si tienes interés en experimentar con los suplementos que vamos a mencionar, lo hagas de la mano de un profesional actualizado.

7.5.1. L-carnitina

La L-carnitina es un aminoácido no esencial que se encuentra de forma natural en muchos alimentos. No es esencial porque el cuerpo puede producirla en el hígado y en el riñón a partir de la sintetización de los aminoácidos lisina y metionina.

La función más importante de la carnitina es el transporte de ácidos grasos del citoplasma a la matriz de las mitocondrias, donde son oxidados para la producción de energía a través de la ß-oxidación. Los músculos esqueléticos y el miocardio utilizan la oxidación de ácidos grasos como principal fuente de energía, lo que los hace dependientes de la carnitina.

Al suplementar con L-carnitina, el organismo mejora el transporte de ácidos grasos hacia las mitocondrias para la producción de energía. Los estudios muestran que la consecuencia funcional de la acumulación de carnitina es la pérdida de grasa corporal y una mayor oxidación de los ácidos grasos.[10] Este mecanismo es importante porque va a mejorar la eficacia de nuestro cuerpo a la hora de quemar grasa y, en personas con una alimentación baja en carbohidratos, donde la energía que utilizamos principalmente es la grasa, así como en una persona con colesterol por encima de 300 mg/dl, hay mucha energía en forma de grasa circulante.

Por otro lado, muchos estudios han demostrado que la suplementación con L-carnitina disminuye los triglicéridos y el colesterol total, especialmente, las lipoproteínas LDL oxidadas.[11]

Además, la L-carnitina actúa como antioxidante al estabilizar varias membranas, entre ellas, las mitocondrias. Esta hipótesis defiende que la carnitina modula favorablemente el estrés oxidativo, muy probablemente previniendo la peroxidación de los ácidos grasos de la membrana, mejorando así los procesos oxidativos lipídicos de nuestras células, algo totalmente beneficioso si hablamos de prevenir la inflamación del organismo y el estrés oxidativo.[12]

7.5.2. Ubiquinol o coenzima Q10

Ambas formas son beneficiosas a la hora de regular el colesterol de forma natural. Sin embargo, el ubiquinol se considera más efectivo debido a su mayor actividad antioxidante y su capacidad de ser directamente absorbido y utilizado por el cuerpo.

La coenzima Q10 es un nutriente no esencial similar a una vitamina. Interviene en muchas funciones del organismo como la acción antioxidante, la producción de energía y la respiración celular.

La CoQ10 participa en la cadena de transporte de electrones en las mitocondrias. Actúa como un portador de electrones y facilita la generación de un gradiente de protones a través de la membrana mitocondrial interna, lo que a su vez impulsa la síntesis del adenosín trifosfato (ATP) a través de la ATP sintasa.

Hagamos una analogía de esto para que se entienda mejor. La CoQ10 en la mitocondria es como un repartidor de energía en una fábrica. Imagina que la mitocondria es una gran fábrica que produce energía (ATP) y la CoQ10 es un camión de reparto que transporta paquetes especiales (electrones) entre distintas secciones de la fábrica. Estos paquetes son esenciales para alimentar una cinta transportadora (cadena de transporte de electrones), que mueve piezas importantes dentro de la fábrica. Al mover estas piezas, se genera un gradiente de presión (gradiente de protones) que pone en marcha una máquina clave (ATP sintasa), la cual es responsable de ensamblar el producto final de la fábrica: la energía que la célula necesita para funcionar.

Si nos centramos en las funciones cardiovasculares, se ha demostrado que la coenzima Q10 promueve la lipólisis de los triglicéridos en el proceso del metabolismo endotelial y facilita la salida de colesterol de los macrófagos, lo que podría ser un mecanismo potencial para reducir los perfiles de lípidos circulantes y reducir el riesgo de formación de células espumosas.

El cuerpo humano no puede sintetizar una cantidad suficiente de coenzima Q10 en algunas condiciones patológicas, como el síndrome metabólico, la hipertensión, la diabetes mellitus o la dislipidemia, sobre todo, en pacientes que están tomando estatinas, las cuales inhiben las rutas de formación de la coenzima Q10.

En algunos estudios se ha demostrado que la suplementación con coenzima Q10 disminuyó los niveles de colesterol total, LDL-C y triglicéridos y aumentó los niveles de HDL-C en adultos. Una dosis de entre 400 a 500 mg/día logró el mayor efecto sobre el colesterol total.[13]

Además, la suplementación con coenzima Q10 gracias a su potente actividad antioxidante puede reducir la peroxidación de LDL y la disfunción endotelial.[14]

7.5.3. D-ribosa

La D-ribosa es un azúcar de cinco átomos de carbono y uno de los componentes del adenosín trifosfato (ATP). El ATP es la molécula energética que el cuerpo utiliza para realizar cualquier actividad. Sin D-ribosa no existiría el ATP y, sin ATP, no tendríamos energía.

La L-carnitina y la coenzima Q10 nos ayudan a realizar los procesos por los cuales se produce el ATP. Es importante en una persona con colesterol alto que queme la energía circulante en forma de grasa. La D-ribosa es uno de los materiales imprescindibles para formar ATP. Por lo tanto, una deficiencia de D-ribosa en el organismo es igual a la limitación de la producción de ATP.

Todas las células del cuerpo producen D-ribosa. Algunos órganos como el hígado, la corteza suprarrenal o la tiroides producen grandes cantidades. Pero es importante entender que las moléculas de D-ribosa producidas en estos órganos se usan en el momento y no se pueden transferir a otros órganos. El corazón, el cerebro y el músculo esquelético (los órganos que más energía en forma de grasa consumen) sólo pueden producir suficiente D-ribosa para sus necesidades diarias, no hay almacenamiento. Cuando las células del corazón, por ejemplo, se exponen a factores estresantes como la falta de oxígeno, la vasoconstricción crónica o la histaminosis (intolerancia a la histamina) carecen del mecanismo metabólico necesario para crear rápidamente la D-ribosa para contrarrestar estos estímulos y la energía perdida. Y cuando se dan unos déficits crónicos en el aporte de oxígeno o la irrigación sanguínea, los tejidos no pueden fabricar la suficiente D-ribosa que necesitan los órganos afectados, por lo que los niveles de energía celular siempre están muy bajos.[15]

Es importante optimizar los procesos de producción de energía en el organismo y más en una sociedad que nos lleva a la disfunción cardiovascular y energética.

La D-ribosa se absorbe en el intestino delgado y se utiliza principalmente en la síntesis de nucleótidos, no en la producción de energía como la glucosa. Por lo tanto, la D-ribosa tiene un efecto mínimo en la glucemia y, generalmente, no se espera que cause un aumento significativo en los niveles de azúcar en sangre cuando se suplementa.

7.5.4. Metilsulfonilmetano (MSM)

El metilsulfonilmetano, abreviado MSM, es un compuesto orgánico que se encuentra en plantas, animales y humanos. En concreto, es una forma de azufre orgánico. Estudios recientes han demostrado que tiene un potente efecto antiinflamatorio en un modelo de células cardíacas humanas, específicamente, al disminuir la transcripción y la expresión de proteínas de la interleucina-6 (IL-6).[16] Además, el MSM mejora la tolerancia a la glucosa y la sensibilidad a la insulina. La elevación crónica de IL-6 se asocia al aumento del riesgo de enfermedades cardiovasculares, resistencia a la insulina y diabetes tipo II.[17]

El MSM disminuye la expresión de NF-κB, de las citoquinas inflamatorias y de los radicales libres asociados al estrés oxidativo. Estos procesos disminuyen la fibrosis cardíaca y mejoran la salud de los vasos sanguíneos.[18]

El NF-κB, que significa factor nuclear kappa B, es una proteína que actúa como factor de transcripción en el núcleo de las células y regula la expresión de genes involucrados en una variedad de procesos biológicos, entre otros, la respuesta inmunitaria, la inflamación, el estrés oxidativo, la apoptosis (muerte celular programada) y el crecimiento celular. También regula los genes proinflamatorios.

El MSM también se ha asociado como un suplemento idóneo para cuidar de la salud ósea, de la piel, del cabello y de las uñas al promover la producción de colágeno y queratina. Algunos estudios han demostrado que el MSM puede ayudar a reducir la liberación de citocinas proinflamatorias y mejorar la función inmunológica en general. Y también se ha demostrado que el MSM puede promover la curación en el revestimiento del tracto gastrointestinal y reducir la inflamación localizada en este lugar.

Gráfico 7.1. Efectos del uso de MSM en los niveles de proteína C reactiva (PCR)

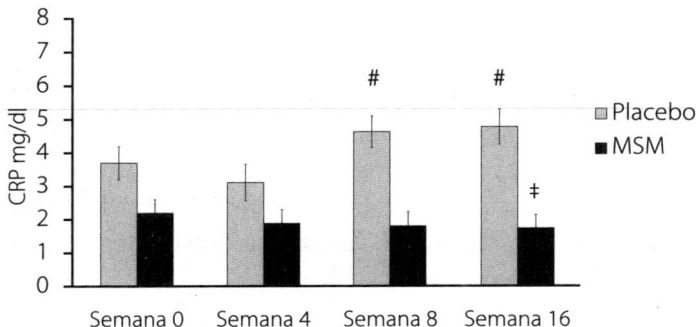

Los niveles de proteína C reactiva (PCR) fueron más bajos en el grupo de MSM en comparación con el placebo en la semana 16.

Fuente: Elaboración propia a partir de Miller, Lindsey *et al.*, «The effect of daily methylsulfonylmethane (MSM) consumption on high-density lipoprotein cholesterol in healthy overweight and obese adults: a randomized controlled trial», *Nutrients*, 13, 10 (2021), p. 3620, <https://pubmed.ncbi.nlm.nih.gov/34684621/>.

Gráfico 7.2. Efectos del MSM en las HDL (A) y valores absolutos de HDL (B)

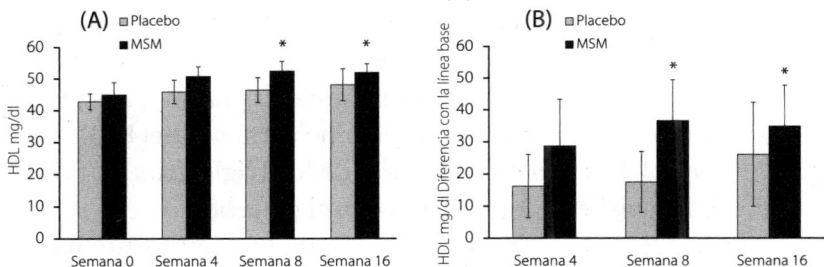

El colesterol de lipoproteínas de alta densidad (HDL) se elevó a las 8 y 16 semanas en el grupo de MSM (A), valores absolutos de HDL (B).

Fuente: Elaboración propia a partir de Miller, Lindsey *et al.*, «The effect of daily methylsulfonylmethane (MSM) consumption on high-density lipoprotein cholesterol in healthy overweight and obese adults: a randomized controlled trial», *Nutrients*, 13, 10 (2021), p. 3620, <https://pubmed.ncbi.nlm.nih.gov/34684621/>.

7.5.5. Levadura de arroz rojo

La fermentación de la levadura y el arroz produce un complejo de sustancias llamadas monacolinas que tienen reconocidas cualidades hipolipemiantes, es decir, de reducir los niveles de lípidos en sangre. Se han identificado varios tipos de monacolinas según la cepa de levadura utilizada y las condiciones de fermentación. Uno de estos subtipos es la monacolina K, que inhibe la 3-hidroxi-3-metil-glutaril-CoA (HMG-CoA) reductasa, la enzima que controla la velocidad de la vía de síntesis del colesterol.

Es el mismo ingrediente presente en la lovastatina (estatina-medicamento) y, de todos los suplementos comentados, es el que menos utilizaría, pero es cierto que es muy eficaz y nos puede ayudar a conseguir ciertos resultados en momentos puntuales en que nos pueda venir bien tener el colesterol bajo, como puede ser una analítica del trabajo donde no queremos dar explicaciones sobre nuestro estilo de vida.

En un metaanálisis se determinó que el consumo de levadura de arroz rojo con un contenido de entre 4,8 mg a 24 mg de monacolina K, redujo el LDL-C en un promedio de 1,02 mmol/l (39,4 mg/dl) después de dos a veinticuatro meses de tratamiento en comparación con placebo. Los autores también encontraron un pequeño aumento del HDL-C (0,07 mmol/l) y una disminución de los triglicéridos (TG) de 0,26 mmol/l en comparación con el placebo.[19]

Si se decide tomar este suplemento, es importante hacerlo de forma aislada y añadir el suplemento de ubiquinol, ya que la levadura de arroz rojo inhibe la síntesis de novo de coenzima Q10.

7.5.6. Otros nutrientes importantes: vitaminas del grupo B, omega 3 y vitamina E

Son nutrientes importantísimos para una correcta salud cardiovascular. En una persona con una mala alimentación, habría que valorar la suplementación, pero no se trata de poner parches, sino de seguir una alimentación correcta con alta densidad nutricional. Si realizas una alimentación *low carb* tipo nutrición evolutiva donde la base alimentaria sean los alimentos de origen animal y se incluyan todas las partes del animal, del morro a la cola, todos estos nutrientes estarán bastante presentes en tu día a día y no será necesario suplementarlos. En mi curso «Nutrición evolutiva de 0 a 100», tenéis todas las claves; aun así, en el apartado de abordaje nutricional vamos a dar pautas alimentarias de esta filosofía nutricional.

Respecto a la suplementación con omega 3, es una gran idea si hablamos de reducir el riesgo de enfermedades cardiovasculares, ya que reducen la inflamación, mejoran la disfunción endotelial y disminuyen las LDL oxidadas.[20]

En el mundo moderno es difícil conseguir una buena cantidad de omega 3 y puede ser un acierto la suplementación, pero hay que tener mucho cuidado con el suplemento que se elige porque la mayoría de los mismos suelen tener procesos dudosos y contar con un alto grado de oxidación. Búscalos con el sello IFOS y que tengan en su composición vitamina E como antioxidante para prevenir la oxidación del omega 3. Podríamos hablar largo y tendido del omega 3, pero, en resumen, si se compra de calidad, puede ser un muy buen aporte en el mundo moderno.

7.5.7. Otros suplementos clave en el mundo moderno, esenciales para la salud cardiovascular

Vitamina C

Como ya hemos visto, la vitamina C se encarga de un correcto mantenimiento de la integridad y la estabilidad de la pared vascular.

Además, la vitamina C mejora la vasodilatación dependiente del endotelio al restaurar la actividad del óxido nítrico. Por supuesto, tiene una potente actividad antioxidante. También se ha comprobado que reduce las LDL oxidadas, mejorando la composición del colesterol, y tiene una potente actividad antihistamínica.[21, 22]

Magnesio y potasio

Antes de que llegara la agricultura, nuestra recolección se basaba en alimentos que crecían libremente en terrenos muy fértiles. Tenían una densidad nutricional mucho más alta que los vegetales actuales, los cuales crecen grandes, brillantes y bonitos, pero vacíos de nutrientes. Esto es un hecho científico. Incluso hace algunas décadas se planteaba el barbecho como una gran opción para regenerar los campos y que los vegetales crecieran ricos en nutrientes.

El barbecho es una técnica que se emplea en agricultura que consiste en dejar una tierra de cultivo sin sembrar durante uno o varios ciclos vegetativos. El objetivo es conseguir que ésta se recupere, acumule humedad y materia orgánica, para obtener mejores resultados cuando vuelva a cultivarse.

Ahora, con la sobreproducción y los métodos artificiales perfeccionados con químicos, a menudo con gran carga tóxica, es cosecha, tras cosecha, tras cosecha... Son vegetales que crecen sin tierra, sin sol y con fertilizantes químicos: no les dan todos los elementos que necesitan para crecer plenos.

El magnesio y el potasio reducen la presión arterial, relajan el músculo liso de las arterias y es necesario para la función endotelial normal.[23, 24] Son dos nutrientes muy afectados por los modelos de producción moderna y cada vez se recomienda más su suplementación porque la gente no llega a las necesidades diarias de estos minerales esenciales.

Sobre el potasio se sabe que:

- Estamos consumiendo cinco veces menos potasio que nuestros ancestros cazadores recolectores.
- El 98 por ciento de los habitantes de Estados Unidos no llega a los requerimientos de ingesta de potasio diarios. En España, los datos del Estudio Nacional de Nutrición (ENALIA) realizados por la Agencia Española de Seguridad Alimentaria y Nutrición (AESAN) revelan que la ingesta media de potasio en la población española suele estar por debajo de las recomendaciones diarias establecidas por las autoridades de salud.
- El 20 por ciento de las personas hospitalizadas sufren hipopotasemia asociada con la hipertensión, la insuficiencia cardíaca y la diabetes, entre otras patologías.
- El 98 por ciento del potasio se encuentra en el interior de las células, especialmente en el tejido muscular estriado (más del 80 por ciento del total); por eso, medir el potasio en sangre en una persona «sana» poco o nada nos habla de si existe una deficiencia o no.

Y sobre el magnesio:

- El 99 por ciento del magnesio se almacena en las células de los huesos, músculos y otros tejidos; por ello, la mayoría de los casos de deficiencia de magnesio no se diagnostican.
- Se ha observado en estudios que más del 70 por ciento de la población mundial sufre una deficiencia de este mineral. Poco más hay que añadir.[25]

Por todo ello, si hablamos de salud en el mundo moderno, el potasio y el magnesio son dos suplementos muy aconsejables de tomar.

Un dato extra de la importancia del magnesio en el organismo: muchas personas no consiguen subir sus niveles de vitamina D ni exponiéndose al sol ni suplementándose. La clave está en el magnesio. Todas las enzimas que activan la vitamina D necesitan magnesio: si hay una deficiencia del mismo, estos procesos se van a ver afectados. De hecho, hay un círculo vicioso entre la vitamina D y el magnesio. La deficiencia de magnesio predispone la deficiencia de vitamina D y los niveles bajos de vitamina D reducen la absorción de magnesio en el organismo.

Para mí, la suplementación con compuestos naturales es como la alquimia moderna. Si sabes cómo utilizarlo, no sólo vas a mejorar en todos los aspectos fisiológicos, aumentando tu calidad de vida, sino que, además, puedes incluso salvar vidas.

Es importante entender que la información que espera tu organismo de los alimentos es que tengan una gran cantidad de nutrientes. Hoy en día, se sabe científicamente que los vegetales y alimentos de origen animal cada vez tienen menos nutrientes. Respecto a la carne, cuanto más haya pastado y, en general, cuanto mejor sean sus condiciones de vida, mayor será su valor nutricional.

Respecto a los vegetales, se sabe que, por lo general, los ecológicos tienen mayor densidad nutricional, pero aun así carecen de muchos nutrientes.

Debemos tener en cuenta que, como especie, nuestra recolección era salvaje, es decir, encontrábamos vegetales comestibles que crecían libremente en medio del campo en tierras muy fértiles. No hace tantos años se hacía barbecho, una técnica agrícola que consistía en dejar de uno a tres años la tierra regenerándose, añadiendo piedra molida y otros elementos naturales para que, cuando se volviera a plantar, los frutos tuvieran todas las condiciones óptimas para crecer grandes y ser ricas en nutrientes. Hoy en día, todo lo que nos llevamos a la boca viene de tierra de cultivo altamente explotada con condiciones para mejorar la productividad y el aspecto de los vegetales, pero no la densidad nutricional del alimento. Estamos comiendo vegetales grandes y bonitos, pero vacíos de nutrientes. Una vez más, lo que importa es el dinero, no la salud.

Esto, unido al hecho de que, con la edad, la absorción de nutrientes se reduce; a que vivimos en una sociedad estresada y a que el estrés reduce la absorción de nutrientes, y a que, en la actualidad, el requerimiento de antioxidantes es mucho más elevado (contaminación, estrés, radiación electrónica...), pero que consumimos menos que en cualquier otra época, hace que los suplementos en el mundo moderno, más allá de las estrategias alquímicas modernas, sean esenciales para tener una salud plena.

8

Cómo evaluar el verdadero riesgo cardiovascular en una analítica

La ciencia ha avanzado enormemente respecto a la evaluación del riesgo cardiovascular. Hay parámetros realmente sencillos de medir y con un mensaje mucho más sólido. Sin embargo, las analíticas convencionales prácticamente no han cambiado y se siguen pidiendo los mismos parámetros, muchos de ellos desfasados y con poco peso si hablamos del verdadero riesgo cardiovascular. Ello se debe a que, si se pidieran otros parámetros más significativos, seguramente un alto porcentaje de personas no necesitaría estatinas, aun teniendo el LDL-C alto. Esto puedes comprobarlo con un experimento que realicé en mis redes sociales, el cual te contaré al final de este capítulo.

En una analítica convencional podemos encontrar diferentes parámetros que nos hablan del riesgo cardiovascular como, por ejemplo, los triglicéridos, que realmente son un buen predictor de enfermedad cardiovascular, y, por otro lado, el colesterol total o sérico (CT), el colesterol HDL (es decir, HDL-C), el colesterol LDL (es decir, LDL-C) y, a veces, el colesterol no LDL ni HDL (es decir, IDL-C y VLDL-C). Vamos a ver qué significan todas estas siglas de nuestras analíticas:

- **LDL-P**: número total de partículas LDL.
- **LDL-C**: colesterol LDL total dentro de las partículas.
- **HDL-P**: número total de partículas HDL.
- **HDL-C**: colesterol HDL total dentro de las partículas.

En una analítica de sangre, ésta se introduce en un tubo llamado separador de suero (SST) y se centrifuga para separar la sangre en varias formas. Una será el suero o plasma con un color normalmente amarillo, que queda en la parte superior, y, otra, las células sanguíneas de un color rojo oscuro, que queda en la parte inferior.

Ya en los años cincuenta, los científicos idearon algunos trucos químicos para medir directamente el contenido de colesterol total en suero. Inicialmente sólo era posible medir el contenido total de colesterol (CT), es decir, la concentración total en el plasma o, lo que es lo mismo, la masa total del colesterol que se transporta dentro de las distintas lipoproteínas en una unidad de volumen específica (peso de todas las moléculas de colesterol).

Acuérdate de nuestra analogía, donde la lipoproteína es un barco que transporta triglicéridos y colesterol. Pues los primeros métodos para medir el colesterol en sangre requerían romper el casco del barco para cuantificar la carga. Así obtenían el total de colesterol que viajaba en los barcos LDL, HDL, VLDL e IDL. Éste fue un gran avance. Al final, este ensayo nos decía la cantidad total de colesterol en las lipoproteínas y es un dato bastante pobre.

Con el paso del tiempo se diseñaron estrategias para poder medir los triglicéridos y el contenido de colesterol dentro de las partículas HDL (HDL-C). En un principio, los laboratorios podían separar fácilmente las partículas que contenían apo A-1, es decir, las HDL, de las que contenían apo B, es decir, VLDL, IDL y LDL, pero no podían separar fácil y económicamente las diversas partículas que contenían apo B entre sí. Es importante entender que entre el 90 y 95 por ciento de las partículas apo B son partículas LDL y, por lo tanto, es un parámetro que nos puede ayudar a determinar la cantidad total de LDL.

Con todo esto quiero llegar al punto de que, en una analítica convencional, cuando lees el dato de las LDL, no es un dato real y, por supuesto, no es el número real de partículas LDL.

El LDL-C es la cantidad total de colesterol en las partículas de LDL y es el dato que aparece en tu analítica y se calcula mediante una fórmula de 1970, llamada «fórmula de Friedewald». Ten en cuenta que la «C» indica el contenido total de colesterol dentro de la partícula, no el número de partículas.

Durante mucho tiempo no se podía medir directamente el LDL-C, pero sí que se sabía que el colesterol total (CT) es la suma de LDL-C, HDL-C, VLDL-C, IDL-C, quilomicrón-C, remante-C y Lp(a)-C.

Las partículas de LDL y HDL son las predominantes en un estado de ayunas. Los «restos» son partículas de quilomicrones y VLDL casi vacías de triglicéridos. En origen son partículas más grandes ricas en triglicéridos y fosfolípidos que han perdido parte de su contenido realizando sus funciones y son más pequeñas que sus «partículas originales» o son remanentes de ellas. Por lo tanto, son partículas ricas en colesterol. En condiciones de ayuno, en una persona sana que no sea muy resistente a la insulina, el IDL-C, el quilomicrón-C y el remanente-C son insignificantes. Y, por lo general, en personas sanas Lp(a)-C no existe o es muy bajo.

Por lo tanto, la ecuación quedaría así: «Colesterol Total (CT) $\approx$ LDL-C + HDL-C + VLDL-C».

Pero ¿cómo saber dentro del colesterol no HDL cuál es LDL-C y cuál es VLDL-C? Aquí es donde entra la fórmula de Friedewald, que estima que el VLDL-C compone la quinta parte de la concentración de triglicéridos séricos (algunas variantes usan 0,16 en lugar de una quinta parte o 0,20). Esto supone que todos los TG se transportan en las partículas VLDL y que una VLDL compuesta normalmente contiene cinco veces más TG que colesterol. Es importante entender que el número de triglicéridos varía considerablemente cada día, fluctúa mucho y no tiene una constancia. De hecho, como ya deberías saber, los triglicéridos varían enormemente condicionados por ingestas de días anteriores de alimentos, actividad física, el estrés, el alcohol, cambios hormonales, etcétera.

Reordenando la ecuación anterior con los nuevos datos quedaría así: «LDL-C $\approx$ Colesterol Total (CT) – HDL-C – Triglicéridos/5».

Por lo tanto, el LDL-C, que es el total de colesterol que puede haber en tus partículas LDL, se puede estimar conociendo sólo el CT, el C-HDL y los TG, es decir, LDL-C es una estimación que poco o nada nos dice de nuestro riesgo cardiovascular, pero que, sin embargo, es un parámetro que sirve para recetar millones de medicamentos con sus efectos secundarios a personas que seguramente no lo necesiten.

8.1. ¿Importa el tamaño de las LDL?

La introducción de la electroforesis en gel en gradiente hace unos treinta años es lo que realmente despertó el interés de la gente por el tamaño de las partículas de LDL. En los últimos años, el tamaño de las partículas de LDL ha cogido mucha fuerza como factor de riesgo cardiovascular. Se diferencian dos tamaños:

- **Patrón A**: las partículas de LDL tienden a ser más grandes y menos densas.
- **Patrón B**: las partículas de LDL tienden a ser más pequeñas y más densas.

Pongamos un ejemplo: dos personas con igualdad de condiciones, es decir, ambos con un LDL-C en 130 mg/dl, pueden tener distinto riesgo de enfermedad cardiovascular y esto tiene que ver con muchos factores, pero uno determinante es el tamaño de sus partículas LDL, si son patrón A o patrón B.

Figura 8.1. Diferentes patrones de partículas LDL

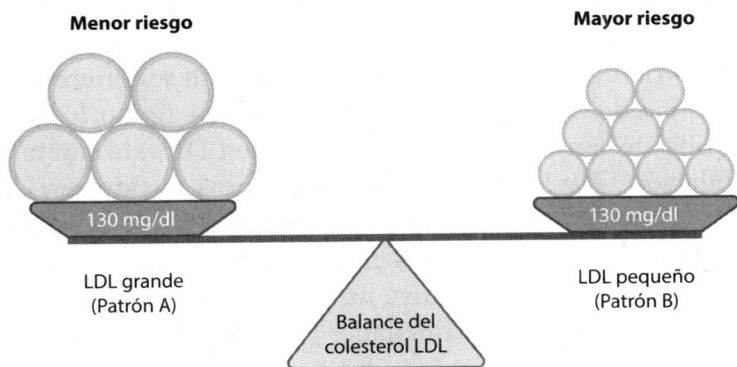

Menor riesgo — Mayor riesgo

130 mg/dl — 130 mg/dl

LDL grande (Patrón A) — LDL pequeño (Patrón B)

Balance del colesterol LDL

Fuente: © Salomart.

Como podemos observar, la persona de la derecha tiene muchas más partículas de LDL, es decir, lo que conocemos como LDL-P. Por lo tanto, en un ambiente hostil, va a tener mayor riesgo cardiovascular al tener más partículas de LDL.

Muchos autores defienden que LDL-P es el verdadero factor de riesgo si hablamos de enfermedades cardiovasculares, independientemente del tipo de patrón A o B. Sin embargo, cada vez hay más estudios científicos que certifican que las personas con un patrón de lipoproteínas de baja densidad (LDL) B, «pequeñas y más densas», tienen mayor riesgo cardiovascular.

Las LDL de patrón B son mucho más propensas a modificarse tanto por procesos de glicación como de oxidación.[1, 2]

Esto es debido a la composición de lípidos de las lipoproteínas LDL de patrón B. En su estructura formada por fosfolípidos puede tener mayor exposición a los ácidos grasos poliinsaturados, aumentando la vulnerabilidad de estas moléculas a la oxidación.[3] Esto es especialmente significativo en las personas que tienen un alto consumo de omega 6; profundizaremos en esto en el siguiente capítulo. Estas diferencias estructurales conducen a una diferencia en el «tiempo de retraso», un término que se refiere a la cantidad de tiempo que tardan las LDL en agotar los antioxidantes antes de que la partícula de LDL esté sujeta a oxidación.[4] Por lo tanto, son más propensas a oxidarse y las partículas LDL oxidadas pueden aumentar su afinidad por la glucosa y promover así la glicación. Así entramos en un círculo vicioso que destruye nuestras lipoproteínas y aumenta el riesgo de enfermedades cardiovasculares, principalmente, en un ambiente hostil.

Además, las partículas LDL pequeñas y densas tienen una mayor relación superficie/volumen en comparación con las partículas LDL grandes y menos densas. Esto significa que tienen más moléculas de proteínas de apolipoproteína B (apo B) expuestas en su superficie, lo que aumenta las oportunidades de interacción con glucosa circulante.

Por otro lado, las partículas de LDL patrón B pueden permanecer más tiempo en la circulación sanguínea en comparación con las partículas LDL de patrón A. Esto les da más tiempo para interactuar con los niveles elevados de glucosa en sangre, lo que aumenta la probabilidad de glicosilación y las posibilidades de caer en grietas vasculares.

Es cierto que hay factores genéticos que predisponen a tener un patrón B, pero no te resignes a la genética. Realmente lo importante es tu estilo de vida y el ambiente al que te expongas. La formación de partículas LDL de patrón B está directamente vinculado con el síndrome metabólico y, más concretamente, con la resistencia a la insulina. De hecho, una alimentación rica en carbohidratos, especialmente, refinados, está directamente vinculada con este proceso de producción de LDL de patrón B.

Liberarte del estrés, quitarte el tabaco, tener una buena alimentación con una glucemia controlada que te haga mantener un peso lógico para tu fisiología y hacer ejercicio pueden contribuir a cambiar el patrón B de LDL a patrón A.[5] También hay ciertos alimentos que nos pueden ayudar a esta transformación, los veremos en el siguiente capítulo.

8.2. EL COLESTEROL REMANENTE COMO RIESGO CARDIOVASCULAR

Los remanentes de colesterol o lipoproteínas remanentes son lipoproteínas restantes de las lipoproteínas de muy baja densidad (VLDL) o de los quilomicrones. Estos remanentes han perdido una parte significativa de sus triglicéridos a través de la acción de la lipoproteína lipasa, pero todavía contienen cantidades relativamente altas de colesterol. Estas lipoproteínas son más pequeñas y densas que sus predecesoras y contienen una proporción bastante más alta de colesterol en comparación con los triglicéridos.

El colesterol remanente está considerado uno de los marcadores de riesgo cardiovascular más predictivos. Incluso para la literatura dogmática tiene más peso que las LDL.[6] Mientras que las HDL sean altas y los triglicéridos bajos, los remanentes generalmente suelen estar bajos, lo que sugiere un metabolismo lipídico más óptimo.[7]

Se calcula de la siguiente manera: «Colesterol remanente ≈ Colesterol total (CT) – (LDL-C + HDL-C)».

Los valores serían entonces los siguientes:

- Menos de 20 mg/dl (0,49 mmol/l) sería lo óptimo.
- Alrededor de 20-30 mg/dl (0,49-0,78 mmol/l) es generalmente un riesgo medio.
- Por encima de 30 mg/dl (0,78 mmol/l) hay mayor riesgo.

Pero ¿por qué son un problema los remanentes de colesterol en ayunas? Estas moléculas no deben permanecer en el organismo mucho tiempo. Para que te hagas una idea, las VLDL salen del hígado totalmente equipadas para realizar sus funciones en el organismo. Van liberando energía en forma de triglicéridos por los diferentes tejidos y se van haciendo cada vez más pequeñas. En estos procesos, se remodelan en IDL, que son eliminadas por el hígado o remodeladas nuevamente a LDL. Esta sucesión de etapas hasta llegar a formarse la LDL dura aproximadamente 90 minutos. Es muy poco tiempo en comparación con el tiempo que permanecen las LDL, entre dos y cuatro días. Recuerda que:

- La vida media de las VLDL es de 30 a 60 minutos.
- La vida media las IDL es inferior a 30 minutos.
- La vida media de las LDL es de dos a cuatro días.

Que las LDL tengan una vida útil más larga no significa que sean peligrosas, esto ya lo hemos hablado, simplemente trabajan más horas y hacen su principal faena durante el ayuno, por eso tienen una vida más larga.

Piensa que eres repartidor y vigilante en una zona concreta. Eres eficiente y repartes todos tus pedidos de una manera efectiva y eso ha ocupado el 1 o el 2 por ciento de tu tiempo. El 99 o 98 por ciento de tu tiempo te dedicas a vigilar la zona ayudando de otras maneras como arrestando ladrones (vinculación a patógenos), reparando las calles (reparación del daño vascular), etcétera. Pero ¿qué pasa si no eres eficiente en tu primer trabajo y no puedes repartir bien los paquetes porque hay problemas en la carretera, mucho tráfico o dificultades para encontrar a las personas que requieren el paquete? En esta situación, perderás mucho más tiempo en tu primer trabajo y a menudo no será efectivo.

Por lo tanto, tener los remanentes de colesterol elevados en ayunas es una señal de que no están haciendo su correcto trabajo y es signo de un metabolismo lipídico alterado.

Figura 8.2. Diferentes lipoproteínas y su carga

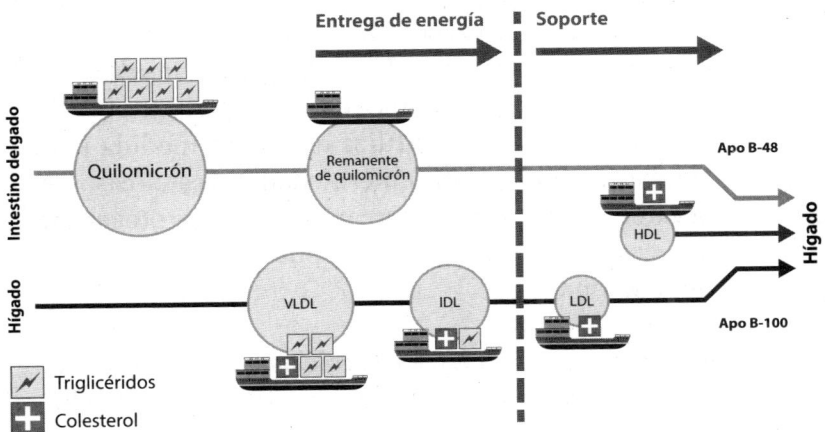

Fuente: © Salomart.

El sistema lipídico en condiciones adversas puede verse alterado (obesidad, hipertensión, resistencia a la insulina, inflamación crónica...). Muchos autores señalan a las VLDL y las IDL de forma independiente, como factores de riesgo cardiovascular, pero esto es una acusación injusta. Al final, la función primaria de estas lipoproteínas es distribuir energía en forma de triglicéridos, una función importantísima que puede parecer que no lo sea por su eficacia y el corto tiempo en el que actúan, pero su trabajo es vital, sólo que, a veces, no son capaces de realizarlo de forma correcta.

Esto puede ser precedido por dos razones principalmente:

1. Las VLDL no distribuyen la energía de forma eficaz y, por lo tanto, tienen un tiempo de residencia más largo antes de poder remodelarse a sus siguientes etapas. Por ejemplo, la personas con hipertrigliceridemia (triglicéridos altos), normalmente asociada a síndrome metabólico y resistencia a la insulina, tienden a tener triglicéridos altos y a menudo tienen una proporción mucho mayor de VLDL. Son personas con exceso de energía en forma de grasa proveniente principalmente del consumo excesivo de carbohidratos, donde la lipogénesis de novo es un constante y la resistencia a la insulina por la rigidez metabólica crónica está muy presente.

2. El sistema lipídico se utiliza en mayor medida para combatir o reparar una enfermedad. En estos casos, el organismo produce mayor cantidad para protegernos. Son casos muy específicos y se pueden detectar con el hemograma.

Por lo tanto, los remanentes de colesterol son elevados en ayunas en personas con un metabolismo defectuoso con altos niveles de estrés oxidativo, inflamación crónica y/o hiperinsulinemia. Las VLDL y los quilomicrones no pueden hacer su función, ya que no pueden permanecer mucho tiempo en los lugares donde se estacionan si en el individuo ha superado con creces el umbral de grasa personal. Ahí está el problema: un metabolismo defectuoso impulsado por hábitos modernos.

Es curioso cómo en alimentaciones bajas en carbohidratos se tiende a disminuir los remanentes de colesterol, incluso si son hiperrespondedores.

8.3. Las analíticas

Una analítica es una foto de un momento determinado y puede estar comprometida por numerosas situaciones ambientales de los días previos como el estrés, la actividad física, la alimentación, el ciclo menstrual... Muchos parámetros pueden verse afectados y hay que coger la información con pinzas; además, en muchos casos, para poder interpretarlos correctamente y ver si hay un problema, lo mejor es valorarlos viendo todas las circunstancias de la persona, como su sintomatología asociada, y compararlos en diferentes momentos para ver las fluctuaciones.

Otro punto importante si hablamos de micronutrientes es que, cuando los analizamos en sangre, estamos viendo un porcentaje muy pequeño del total. Por ejemplo, del magnesio del organismo, el 99 por ciento es intercelular y, por lo tanto, si medimos el magnesio en sangre estamos viendo un 1 por ciento del total. Además, los valores analíticos no distinguen entre las formas activas e inactivas. Está claro que si los niveles de micronutrientes son bajos en la sangre, también lo van a ser en las células, pero muchas veces en la analítica son correctos, mientras en las células, no. Por ello, si se sospecha de una deficiencia, lo mejor es solicitar el micronutriente en su forma intraeritrocitaria (intracelular, dentro de la célula).

8.3.1. ¿Es realmente el HDL-C el colesterol «bueno»?

Las lipoproteínas de alta intensidad (HDL) son reconocidas popularmente como el colesterol «bueno». Esta etiqueta se debe a una de sus funciones principales, que es el transporte de colesterol desde el espacio subendotelial de regreso al hígado mediante el proceso llamado transporte inverso de colesterol (RCT). Además, muchos estudios y análisis epidemiológicos han demostrado que las personas con niveles plasmáticos elevados de HDL-C tienen una menor incidencia de enfermedades cardiovasculares.

Sin embargo, no todo lo que brilla es oro y, realmente, cuando lees en tu analítica altos niveles de HDL y te sientes protegido porque tu médico te dice que tienes el colesterol bueno elevado, quizá no es tan así. Las personas con unos niveles altos de HDL-C, el que aparece en la analítica, no están protegidas de sufrir enfermedades cardiovasculares.[8]

Es cierto, que, por lo general, las personas que suelen tener un peor ambiente que las hace enfermar tienden a tener el colesterol HDL-C bajo y que normalmente las personas que tienen las HDL elevadas suelen tener un estado lipídico óptimo. Pero pueden darse situaciones de un ambiente desfavorable con HDL-C elevado y ahí es donde está el problema, aunque estos casos son raros.

Al igual que sucede con las LDL, hay que diferenciar entre el HDL-C y el HDL-P.

- HDL-C es la masa de colesterol transportada por las partículas HDL en un volumen específico. Generalmente medido en X miligramos de colesterol por decilitro de plasma.
- HDL-P es la cantidad de partículas de HDL contenidas en un volumen específico, generalmente medido en micromoles de partículas por litro.

Cuanto más grande es una partícula de HDL, más colesterol transporta. Por lo tanto, un número igual de partículas HDL grandes y pequeñas (HDL-P igual) puede transportar cantidades muy diferentes de colesterol (HDL-C diferente). Por supuesto, nunca es tan simple, porque las partículas HDL, al igual que las LDL, no sólo transportan colesterol, sino que también llevan triglicéridos.

La relación entre el colesterol y los triglicéridos del núcleo HDL es de aproximadamente 10:1 o mayor; si las partículas de HDL grandes transportan mayor número de triglicéridos, no transportarán mucho colesterol.

Figura 8.3. Subclases de partículas HDL

HDL-C da mayor peso a las subclases más grandes

HDL-P da peso igual a todas las subclases

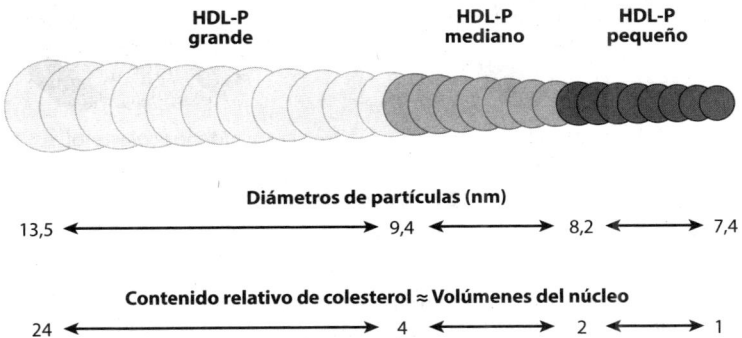

| HDL-P grande | HDL-P mediano | HDL-P pequeño |

Diámetros de partículas (nm)

13,5 ←————————————→ 9,4 ←——→ 8,2 ←——→ 7,4

Contenido relativo de colesterol ≈ Volúmenes del núcleo

24 ←————————————→ 4 ←——→ 2 ←——→ 1

Fuente: © Salomart a partir de Jim Otvos *et al.*, «Lipoprotein insulin resistance index: a lipoprotein particle-derived measure of insulin resistance», *Diabetes Care*, 35, 4 (2012).

Como ya deberías saber, por lo general, cada partícula de LDL contiene una apolipoproteína B (apo B) y eso nos permite saber el número aproximado de partículas LDL (LDL-P). Simplemente hay que medir las apo B en una analítica. Sin embargo, para saber el número de partículas de HDL (HDL-P), no podemos contar el número de las apolipoproteínas A-1, ya que cada partícula de HDL puede llevar más de una adherida.

Figura 8.4. Contenido de triglicéridos de los diferentes tamaños de partículas HDL

HDL-C ≠ Apo A-1 ≠ HDL-P

La composición de colesterol del HDL varía independientemente del tamaño de la partícula de HDL

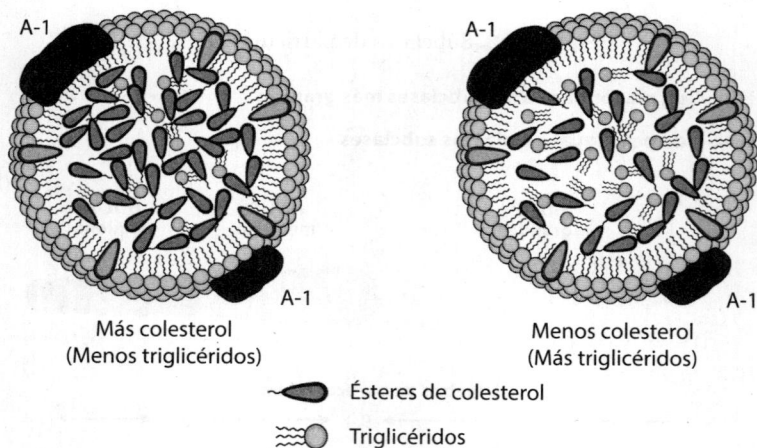

Más colesterol
(Menos triglicéridos)

Menos colesterol
(Más triglicéridos)

Ésteres de colesterol

Triglicéridos

Fuente: © Salomart a partir de Jim Otvos *et al.*, «Lipoprotein insulin resistance index: a lipoprotein particle-derived measure of insulin resistance», *Diabetes Care*, 35, 4 (2012).

Es importante entender que a medida que aumenta el HDL-C, no lo hace de manera uniforme el tamaño de sus partículas. De hecho, un aumento de HDL-C parece ser el resultado de un aumento de las partículas grandes de HDL, es decir, que aumente HDL-C no quiere decir que también lo haga el número de partículas HDL (HDL-P).

Gráfico 8.1. Fluctuación de los diferentes tipos de partículas de HDL según el aumento del contenido total de partículas

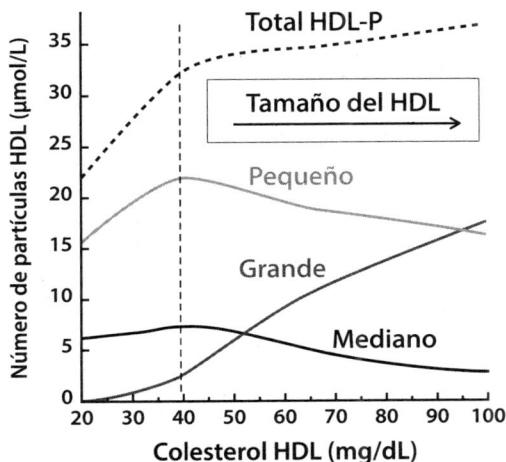

Fuente: © Salomart a partir de Jim Otvos *et al.*, «Lipoprotein insulin resistance index: a lipoprotein particle-derived measure of insulin resistance», *Diabetes Care*, 35, 4 (2012).

Para aumentos del HDL-C en niveles bajos (es decir, por debajo de 40 mg/dl), el aumento de partículas pequeñas parece explicar gran parte del aumento del HDL-P total, mientras que para aumentos superiores a 40 mg/dl, el aumento de partículas grandes parece explicar el aumento del HDL-C.

También hay que tener en cuenta que, a medida que el HDL-C aumenta por encima de 45 mg/dl, casi no hay ningún aumento adicional en el HDL-P total; el aumento en el HDL-C es impulsado por el agrandamiento de la partícula de HDL, aumentando así su capacidad de carga de colesterol por partícula, no por el aumento del número de partículas HDL. Esto nos revela que las pequeñas partículas de HDL están siendo lipidadas, algo que puede concordar en una persona que comienza a usar la grasa como sustrato energético, recuperando la flexibilidad metabólica predilecta del ser humano y alejándose de la glucodependencia.

El concepto de lipidadas quiere decir que las partículas de HDL están recogiendo y transportando mayor cantidad de colesterol de los tejidos al hígado para su procesamiento y su excreción.

En mi consulta suelo ver a muchos deportistas cetogénicos y/o que practican deporte de alta intensidad en ayunas y una característica común es que tienen altos niveles de HDL-C. Éste también es mi caso, con un HDL-C de 115 mg/dl estable en el tiempo. Seguramente este hecho está marcado por el gran movimiento de energía en forma de grasa. Además, la evidencia científica es bastante clara al respecto de la práctica del ayuno y las alimentaciones bajas en carbohidratos: ambas situaciones aumentan las HDL.

Esta cualidad fisiológica hará aumentar el colesterol total, teniendo en cuenta que los niveles medios de HDL para una persona glucodependiente son de entre 40 y 60 mg/dl. La medicina actual no tiene en cuenta la situación fisiológica de las personas que funcionan con grasa como principal fuente de energía, que pueden tener niveles de colesterol total más elevado, con un aumento de las HDL por encima de los 100 mg/dl y esto debería abrir nuevos caminos en la investigación lipídica.

Pero ¿qué es mejor: tener grandes o pequeñas partículas de HDL? Éste es un tema con mucha diferencia de opiniones, pero lo que está claro es que las HDL son importantes y más partículas de HDL son mejores que pocas. Las moléculas grandes de HDL tienden a ser más estables y menos susceptibles a modificaciones que las moléculas pequeñas. De hecho, las partículas grandes de HDL están asociadas con una función cardioprotectora más fuerte.[9]

Sin embargo, en otros estudios se ha observado que las partículas HDL de tamaño de pequeño a mediano parecen conferir una mayor protección que las de tamaño grande (mayor capacidad antioxidante, antiinflamatoria, capacidad de salida del colesterol y propiedades antitrombóticas).[10] Estos estudios se centran en personas que, de base, no tienen una buena gestión de los lípidos en el organismo con niveles bajos de HDL debido a que no usan la grasa como principal fuente energética. Son personas glucodependientes, cuyos cuerpos priorizan el uso de la glucosa como principal fuente energética, cuando realmente la grasa es el mejor sustrato para el humano. Esto engloba mayores niveles de glicación y oxidación de partículas LDL, además de niveles más bajos de lipoproteínas, incluidas las HDL.

En este ambiente, las partículas pequeñas son mayores y puede ser una situación fisiológica adaptativa para tratar con un ambiente lipídico hostil, con mayores niveles de LDL modificadas, ya que parece que una pequeña partícula de HDL puede ser mejor para transportar el colesterol desde el espacio subendotelial (técnicamente, adquieren el colesterol de los macrófagos cargados de colesterol o de las células espumosas en el espacio subendotelial) a otros lugares, mejor para reducir la inflamación, para prevenir la coagulación y para mitigar los problemas causados por los radicales libres oxidativos.

Por lo tanto, los niveles bajos de HDL-C, que es un resultado de partículas HDL más pequeñas y es una situación característica de las personas glucodependientes y/o que sufren síndrome metabólico, pueden ser el resultado de una adaptación a un ambiente hostil con gran carga de lipoproteínas, especialmente, LDL, modificadas que están formando placa de forma crónica.

En personas con una alimentación baja en carbohidratos y que practican el ayuno, la tendencia es a tener niveles elevados de HDL para poder gestionar toda la energía en forma de grasa. Estas personas tienen un gran número de partículas HDL pequeñas, medianas y grandes.

Lo que ve la literatura científica es que, a mayor número de partículas HDL de tamaño pequeño, menor riesgo de enfermedad cardiovascular,[11] es decir, una persona que tiene niveles bajos de HDL, lo primero que va a aumentar son las partículas pequeñas para favorecer la limpieza y la reparación del espacio subendotelial, pero una vez que hay una correcta adaptación al uso de grasa como sustrato energético (ayuno, alimentación baja en carbohidratos y un buen control del estrés), donde hay menos glicación y oxidación de lipoproteínas, las partículas se volverán más grandes para gestionar la principal fuente de energía, que es la grasa, y se requieren menos partículas pequeñas, ya que el organismo se encuentra en un ambiente menos hostil al no tener que limpiar tanta placa. Es importante recordar que las HDL pueden aumentar por muchos motivos, pero especialmente por el deporte y el consumo de grasa natural.

Ésta es una teoría mía dentro de un grupo de estudio que realmente no se tiene en cuenta, que son las personas que deciden usar la grasa como principal sustrato energético. Gracias a los cientos de analíticas con seguimiento que he podido analizar en consulta de personas expertas y personas que inician una alimentación baja en carbohidratos y/o práctica del ayuno, su perfil lipídico, como es lógico, cambia por completo y tiende a un perfil menos aterogénico.

De hecho, es muy frecuente que lleguen a mi consulta personas con hipertensión, sobrepeso, hipertrigliceridemia, HDL-C bajo y resistencia a la insulina, que es el perfil típico de un *Homo sapiens* moderno/domesticado bien entrados los cuarenta o cincuenta años. Es decir, una persona enferma, muy adaptada a la sociedad y con muchas papeletas para no vivir muchos años. Tras empezar a hacer una alimentación baja en carbohidratos, estas personas mejoran todos esos problemas metabólicos, repito, TODOS, pero aumenta el LDL-C y entonces piensan que van a morir. Es surrealista.

Algunas personas podrían llegar a pensar que el aumento de la cantidad de colesterol dentro de las partículas de HDL podría ser signo de que estas partículas, a través del transporte inverso de colesterol (RCT), están recogiendo grandes cantidades de colesterol de posibles placas de ateroma en el organismo, pero esto no es así. Hablemos un poco más a fondo del término llamado transporte inverso de colesterol (RCT).

Las partículas HDL transportan colesterol y proteínas y tienen una vida en el plasma de una media de cinco días. Están en un estado constante de adquisición de colesterol (lipidación) y liberación de colesterol (delipidación). Hay receptores de membrana en las células que pueden exportar colesterol a partículas HDL (transportadores de salida de esteroles) o extraer colesterol o éster de colesterol de partículas HDL (transportadores de entrada de esteroles).

La gran mayoría de la lipidación ocurre (en orden): uno, en el hígado; dos, en el intestino delgado; tres, en los adipocitos, y, cuatro, en las células periféricas, incluida la placa si está presente. El hígado y el intestino suponen el 95 por ciento de este proceso. La cantidad de colesterol que se extrae de las arterias (llamado transporte inverso de colesterol por macrófagos) es fundamental para la prevención de enfermedades cardiovasculares, pero es tan pequeña que no tiene ningún efecto sobre los niveles séricos de HDL. Incluso en pacientes con placa extensa, el colesterol en esa placa es aproximadamente el 0,5 por ciento del colesterol corporal total.

Las partículas HDL circulan durante varios días como una reserva de colesterol: es importante entender que la mayoría de las células producen el colesterol que necesitan, pero también pueden obtenerlo de las lipoproteínas LDL y HDL, sobre todo, en personas con flexibilidad metabólica y en situaciones de necesidades aumentadas como una infección o la menstruación. Hay otros tejidos, como los productores de hormonas esteroidogénicas (por ejemplo, la corteza suprarrenal y las gónadas), que sí requieren colesterol y la partícula HDL es el principal vehículo de reparto.

Tarde o temprano las partículas HDL deben ser deslipidadas y esto ocurre en: uno, la corteza suprarrenal o las gónadas; dos, en el hígado; tres, en los adipocitos; cuatro, el intestino delgado (TICE o eflujo transintestinal de colesterol), o, por último, ese colesterol se entrega a una partícula de apo B (el 90 o 95 por ciento de las cuales son LDL) que regresan al hígado.

Una partícula de HDL que transporta colesterol al hígado o al intestino se denomina transporte directo de colesterol inverso, mientras que una partícula de HDL que transfiere su colesterol a una partícula de apo B que lo devuelve al hígado es un transporte inverso de colesterol (RCT) indirecto. Por lo tanto, las partículas de LDL tienen un gran potencial de retorno del colesterol al hígado y no sólo las partículas de HDL son importantes en este aspecto.

Por otro lado, es importante entender que, aunque las partículas LDL son más susceptibles a modificarse (glicación y oxidación) que las partículas HDL, éstas también lo hacen. Cuando las partículas de HDL se modifican, pueden disminuir su capacidad antioxidante y antinflamatoria y pueden incluso tener efectos proinflamatorios. Por ejemplo, las HDL que han sido oxidadas pueden volverse menos efectivas en la eliminación del colesterol de las células y pueden contribuir a la inflamación en la pared arterial. Es importante remarcar que las partículas de HDL grandes son más estables a estos procesos de modificación.

Al igual que en una analítica se pueden medir las LDL oxidadas, también se pueden medir las HDL oxidadas. En sí, no son parámetros determinantes para evaluar el riesgo cardiovascular, pero pueden darnos muchos datos de nuestro verdadero riesgo cardiovascular si se analizan en conjunto con otros parámetros, de los cuales vamos a hablar a continuación.

Resumiendo, no se pude decir que ningún tamaño de HDL sea mejor o peor, lo que hay que analizar son las circunstancias de la persona y observar otros muchos parámetros dentro del metabolismo lipídico, parámetros realmente relevantes para conocer el riesgo cardiovascular de la persona y no medir cuánto colesterol hay en las partículas de LDL o HDL.

¿Cómo podemos analizar entonces nuestro riesgo cardiovascular? Vamos con ello.

8.4. EL RANGO FUNCIONAL FRENTE AL CONVENCIONAL DE LABORATORIO

Aquí encontrarás las claves para determinar si realmente tu ambiente es hostil y cómo se refleja en ciertos parámetros bioquímicos que aumentan el riesgo de enfermedades cardiovasculares.

Lo primero que debemos saber es que una analítica es una foto de un momento determinado y puede estar comprometida por numerosas situaciones ambientales de los días previos como el estrés, la actividad física, la alimentación, el ciclo menstrual... Muchos parámetros pueden verse afectados y hay que coger la información con pinzas. Además, muchos parámetros necesitan, para poder interpretarlos correctamente y ver si hay un problema, ser valorarlos viendo todas las circunstancias de la persona, como su sintomatología asociada, y comparándolos en diferentes momentos para ver las fluctuaciones. Por todo esto, el seguimiento de un profesional actualizado es importante para la correcta interpretación de los parámetros.

Y lo segundo es que hay diferentes horquillas para determinar cuál debe ser el rango óptimo para un parámetro.

Por un lado, tenemos el rango convencional de laboratorio. Son horquillas donde la enfermedad está por arriba y por abajo, y que se determinan en poblaciones enfermas y suelen ser muy amplias. Estos rangos se establecen en personas que se hacen analíticas de forma asidua buscando un fallo metabólico en un mundo occidentalizado donde hay un gran número de enfermedades modernas. Si se buscaran unos rangos convencionales en tribus indígenas, donde no hay obesidad, hipertensión o diabetes, esos rangos serían mucho menos distantes y más acotados.

Por otro lado, sí hay unos valores de salud óptima dentro del parámetro, el rango funcional, una horquilla mucho más acotada donde sí podemos encontrar la salud óptima.

A continuación, vamos a analizar cuáles son los parámetros y sus horquillas funcionales para determinar nuestro verdadero riesgo cardiovascular. Por supuesto, debemos romper con el dogma de que, conociendo el colesterol total, el LDL-C y el HDL-C es suficiente para evaluar nuestro riesgo. Con toda la evidencia que tenemos al respecto, debemos ir un paso más allá.

8.4.1. Metabolismo del hierro

El hierro es un mineral esencial con multitud de funciones en el organismo y una de ellas es que tiene un papel fundamental en la producción de hemoglobina, la proteína de los glóbulos rojos que transporta oxígeno. Una anemia (falta de hierro en el organismo) puede implicar una reducción de oxígeno en el organismo. Si el corazón no recibe el suficiente oxígeno puede derivar en un aumento de la frecuencia cardíaca, una mayor presión arterial con deterioro de la función endotelial y otras situaciones que aumentan el riesgo de enfermedades cardiovasculares.

En la sociedad moderna es muy común la anemia, pero también el exceso de hierro, sobre todo, en hombres y en mujeres posmenopáusicas. Siempre he defendido que la menstruación (en una mujer con buenos hábitos) es una ventaja evolutiva para las mujeres, pues así liberan tóxicos y regulan muchos aspectos. Es una especie de sangría natural. Las mujeres posmenopáusicas y, todavía más, los hombres no tienen esta capacidad incorporada y tienden a acumular hierro en tejidos y órganos. Ten en cuenta que, por una parte, para nuestros ancestros, era muy normal sangrar, incluso se realizaban sangrías y, por otra, el organismo, por procesos adaptativos, tiende a acumular hierro. El hierro se oxida y esto provoca el aumento del estrés oxidativo y la producción de citocinas proinflamatorias. En la actualidad es importante donar sangre para la limpieza del organismo y más teniendo en cuenta los niveles de contaminación modernos.

- **Serie roja: hemoglobina, hematíes y hematocrito**. Transportan el oxígeno a las células con la ayuda del hierro. Si se encuentra elevada, puede ser signo de niveles altos de hierro o una falta de oxigenación donde se da una compensación produciendo más hemoglobina o glóbulos rojos, algo muy común en fumadores. Si se encuentran bajos, pueden indicar afección tiroidea o niveles pobres en hierro, ácido fólico o vitamina B12. En mujeres este parámetro puede encontrarse bajo debido a los ciclos menstruales.

- **Sideremia o hierro sérico**. Es el hierro circulante que está a disposición del organismo. Bajo puede ser signo de anemia. Tener la ferritina alta y el hierro circulante bajo puede ser signo de inflamación crónica de bajo grado, es lo que se conoce como anemia por inflamación.
- **Índice de saturación de transferrina en porcentaje**. La transferrina es el transportador de hierro en el organismo y el índice de saturación de la transferrina nos habla de qué cantidad de hierro contienen. Cuanto más porcentaje, mayor cantidad de hierro transporta y esto se asocia con mayores niveles de hierro circulante y viceversa. Este valor puede aumentar fuera de las horquillas óptimas en mujeres después de la menstruación.
  - Estos transportadores llevan también zinc. En algunos casos donde se consumen grandes cantidades de zinc puede desplazar la absorción del hierro y viceversa.
  - Tener el índice de saturación de la transferrina y la sideremia baja es sinónimo de procesos inflamatorios y alto estrés oxidativo. El organismo almacena el hierro por los procesos inflamatorios y esto puede generar una anemia a largo plazo; en este caso, la solución no es dar hierro, sino rebajar mejorar la inflamación.
- **Capacidad de fijación del hierro**. Se trata de la cantidad de transferrina disponible en la sangre para unirse y transportar hierro.
- **Ferritina**. Son las reservas de hierro, principalmente, en el hígado. Éste es el parámetro más importante, ya que, aunque el hierro circulante sea alto, lo importante son las reservas. No es necesario tener hemoglobina baja para presentar problemas en el metabolismo del hierro, la ferritina baja es señal de deficiencia subclínica y puede derivarse de un bajo consumo de hierro dietético, alto consumo de antinutrientes, sangrados abundantes, mala absorción intestinal, *Helicobacter*

pylori, disbiosis intestinal, etcétera. La ferritina alta puede ser signo de inflamación crónica de bajo grado. Por otro lado, el hierro circulante alto (sideremia) y la ferritina y la hemoglobina altas pueden ser signo de hemocromatosis, una afección por la que el cuerpo absorbe y almacena más hierro del que necesita, dolencia que suele ser genética o derivarse de un hígado graso. En estos casos es muy importante ponerse en manos de un médico y hacer sangrías prestándose a efectuar donaciones de sangre. En mujeres es importante entender que, después de un proceso menstrual, el organismo puede movilizar más hierro almacenado y, en una analítica, puede salir bajo y el índice de saturación de transferrina, elevado.

Si sospechamos de anemia por deficiencia de hierro en una mujer en edad fértil, lo recomendable es hacer las mediciones en la fase folicular del ciclo menstrual, es decir, los primeros días después del inicio del período menstrual, cuando los niveles de estrógeno son bajos y la producción de sangre es mínima, lo que permite una mejor evaluación de los niveles de hierro en la sangre.

Tabla 8.1. Metabolismo del hierro

MARCADOR	RANGO FUNCIONAL	RANGO CONVENCIONAL
Sideremia	50-100 µg/dl	30-170 µg/dl
Índice de saturación de transferrina en porcentaje	20-40 %	16-60 %
Capacidad de fijación del hierro	200-400 µg/dl	240-450 µg/dl
Ferritina	M: > 50-60 / H: > 80-90 ng/ml	10-236 ng/ml

Fuente: Elaboración propia.

8.4.2. Dentro del metabolismo general

- **Glucosa**. Lo ideal es que la glucosa en ayunas esté por debajo de 80 mg/dl. Es un parámetro poco fiable porque fluctúa mucho dependiendo de las situaciones diarias e incluso previas a una analítica o una medición casera. Si te estresa una extracción de sangre, has discutido con tu pareja, casi pierdes el bus o casi te atropella un coche antes de la medición, este parámetro puede aumentar. Lo que está claro es que, si en la analítica está por encima de 100 mg/dl, algo no va bien en el metabolismo de la glucosa.

- **Hemoglobina glicosilada (HbA1c)**. Es un parámetro relacionado con la homeostasis de la glucosa en el organismo. Hace una media de los niveles de azúcar en sangre en los últimos tres meses. Los glóbulos rojos que circulan por la sangre contienen una proteína llamada hemoglobina. La glucosa, que también circula por la sangre, se adhiere a la hemoglobina durante un período de entre 90 y 120 días (aproximadamente tres meses, que es el tiempo de vida medio de un glóbulo rojo). De esta manera, la prueba de la hemoglobina glicosilada se basa en la medición de la cantidad de glucosa adherida a los glóbulos rojos y su resultado se expresa en porcentaje, que determina el nivel medio de glucemia medio durante el trimestre anterior a la prueba. La glucosa en ayunas es un parámetro muy variable que puede ocultar problemas en la homeostasis de la glucosa, razón por la que este valor es mucho más real. Suele dispararse en personas con un alto consumo de carbohidratos, personas con mucho estrés, que fuman o descansan mal y, por supuesto, con resistencia a la insulina, prediabetes o diabetes. Es un parámetro que nos puede arrojar bastante certeza sobre los niveles de glicación de lipoproteínas.

- **Insulina.** Es de vital importancia mantener un buen funcionamiento de la insulina y no llegar a parámetros de resistencia a la insulina. Siempre por debajo de 10 µIU/ml y óptimo por debajo de 5 µIU/ml.
- **HOMO-IR.** Se trata del índice de resistencia a la insulina y se calcula a través de la glucosa y la insulina. Es un buen parámetro para analizar si hay problemas en la homeostasis de la glucosa.
- **Colesterol total.** Todo tipo de colesterol (mercancía) que transportan las lipoproteínas (barcos) por la sangre. En cuanto a valorar el riesgo coronario o cardiovascular, este valor no aporta casi absolutamente nada.
- **Colesterol HDL-C.** Colesterol total que transportan nuestras lipoproteínas HDL por la sangre para reciclarlo en el hígado.
- **Colesterol LDL-C.** El colesterol LDL que aparece en las analíticas no es un valor real medido. Se despeja de una ecuación, normalmente la fórmula de Friedewald que maneja los datos de los triglicéridos, el colesterol total y el colesterol HDL. No existe relación directa entre el valor de colesterol LDL y el riesgo cardiovascular. Por lo tanto, el dato de LDL de una analítica convencional es una estimación del colesterol total que transportan las lipoproteínas LDL y no la cantidad de partículas o lipoproteínas que están circulando.
- **Índice de Castelli (CT/HDL).** Se trata del cociente entre el colesterol total (CT) y las lipoproteínas de alta densidad (HDL). Es un buen predictor del riesgo cardiovascular. Un índice de Castelli bajo indica que el riesgo cardiovascular es menor, ya que la relación de las HDL con respecto al colesterol total es buena. No es un resultado definitivo, pero es un gran predictor.
- **Triglicéridos.** Los triglicéridos son un parámetro que, cuando es elevado, está bastante relacionado con las

enfermedades cardiovasculares, señal de un metabolismo atrofiado. Hay que mantenerlo dentro de la horquilla. Si está elevado, el ejercicio, el ayuno y una alimentación saludable baja en carbohidratos serán las claves para bajarlo.

- **Apolipoproteína B (apo B).** Este parámetro nos habla de la cantidad de partículas de LDL, razón por la que es más relevante que el colesterol total que, en las analíticas convencionales, se engloba en las LDL. El colesterol transportado por las partículas LDL va unido a la apolipoproteína B (apo B) y el 90 o 95 por ciento de las apo B del organismo son de LDL, de manera que saber la cantidad total de apo B es un indicador bastante preciso para conocer las LDL-P (la cantidad total de partículas LDL). Éste es un parámetro que nos interesa que esté en los rangos inferiores para minimizar riesgos. Es importante remarcar que la apo B también incluye remanentes y, sin duda alguna, el parámetro LDL-P sería más preciso para contabilizar las partículas, pero es una prueba muy cara y poco accesible. Debemos conformarnos con la apo B en una analítica normal.
- **Apolipoproteína A-1 (apo A-1).** Igual que el parámetro anterior, pero asociados a las HDL. Éste es un parámetro que nos interesa que esté en los rangos superiores.
- **Apo B/apo A-1.** Nos sirve para calcular el riesgo cardiovascular. Se calcula dividiendo la concentración de apolipoproteína B (apo B) entre la concentración de apolipoproteína A-1 (apo A-1) en la sangre. Una ratio apo B/apo A-1 elevada se asocia con un mayor riesgo cardiovascular, ya que indica una proporción desfavorable entre lipoproteínas LDL y VLDL respecto a lipoproteínas HDL. Sin embargo, esta ratio no debe interpretarse de forma aislada, sino que debe considerarse junto con otros factores de riesgo cardiovascular.

- **Lipoproteína (a) (Lp(a))**. Es un tipo de lipoproteína que se encuentra en la sangre. Está formada por una partícula de LDL (lipoproteína de baja densidad) a la que se le une una proteína adicional llamada apolipoproteína A, o apo A, mediante un puente disulfuro. En un cuerpo sano no representa ningún problema, pues circula por el torrente sanguíneo y se ocupa de reparar y restablecer los vasos sanguíneos. El problema viene cuando tus arterias necesitan muchas reparaciones y el cuerpo necesita muchas lipoproteínas (a), más de lo normal. Estas moléculas se concentran en los lugares dañados y vierten la carga de las LDL, fomentando la deposición de LDL oxidadas en la pared y creando más inflamación y más placa. También favorece la formación de coágulos sanguíneos sobre la placa que se acaba de formar, con lo que los vasos sanguíneos se estrechan aún más. Esto suele suceder en organismos metabólicamente dañados, no en personas sanas. La lipoproteína (a) es realmente un salvavidas, pero, si se eleva, puede ser signo de un trabajo excesivo y continuo. No es buena señal que tengas las lipoproteínas (a) elevadas. De hecho, se cataloga como uno de los parámetros más predictivos de enfermedad cardiovascular. También pueden estar elevados por genética e incluso por el consumo de estatinas. El omega 3, la niacina y la lumbroquinasa pueden ayudar a reducir los niveles de Lp(a). Otro caso es el genético, del cual ya hablamos en capítulos anteriores. De todas formas, lo mejor es observar cómo fluctúa este parámetro a lo largo del tiempo.
- **LDL (oxidado)**. Mide la cantidad de colesterol LDL oxidado. Es un marcador que hay que coger con palillos y no debe interpretarse de forma aislada, sino que debe considerarse junto con otros factores de riesgo cardiovascular. Procesos de inflamación específicos

y/o agudos, las infecciones o la menstruación pueden alterar este parámetro. Si está fuera de la horquilla funcional, lo mejor es observar cómo fluctúan los niveles con varias analíticas en el tiempo.

- **Homocisteína.** La homocisteína es un aminoácido que el cuerpo utiliza para producir proteínas. El proceso es el siguiente: las vitaminas B12, B6 y el ácido fólico descomponen la homocisteína, para transformarla en proteínas. Niveles altos de homocisteína se vinculan con la inflamación y pueden dañar el interior de las arterias y aumentar su riesgo de formar coágulos sanguíneos, evitando la correcta oxigenación y la nutrición de nuestras células. Puede elevarse por estrés, hipotiroidismo, déficits de vitaminas, especialmente B12, y/o mala metilación.

Tabla 8.2. Metabolismo general

MARCADOR	RANGO FUNCIONAL	RANGO CONVENCIONAL
Glucosa	60-85 mg/dl	65-115 mg/dl
Hemoglobina glicosilada HbA1c	< 4,5-5,3 %	4,8-5,7 %
Insulina	< 5 µIU/ml	
HOMA-IR	< 1,0	
Índice de Castelli (CT/HDL)	≤ 3,5	≥ 5
Triglicéridos	< 90 mg/dl	
Apo B	52-170 mg/dl	
Apo A-1	110-162 mg/dl	
Apo B/Apo A-1	< 0,6-0,7	
Lipoproteína (a)	< 30 mg/dl	
LDL (oxidado)	< 600 UI/ml	
Homocisteína	5-10 umol/l	3,7-15 umol/l

Fuente: Elaboración propia.

8.4.3. Inflamación del organismo

- **Proteína C reactiva (PCR).** Es uno de los parámetros más importantes para ver la inflamación del organismo en general, es decir, no nos habla de un tipo concreto de inflamación del cuerpo. Es un marcador inespecífico de inflamación, aunque se asocia principalmente a un mayor riesgo cardiovascular, sobre todo en personas con alto riesgo.
- **PCR ultrasensible.** Igual que la anterior, pero ésta nos habla de una inflamación más concreta a nivel cardiovascular. Es un parámetro más sutil que la PCR normal y nos sirve para medir inflamación crónica de bajo grado, especialmente en los vasos sanguíneos.
- **Velocidad de sedimentación glomerular (VSG).** La VSG mide la rapidez con la que los glóbulos rojos se sedimentan (caen) al extraer sangre en un tubo de ensayo. Cuanta más velocidad de sedimentación haya, mayor será la inflamación y viceversa. Esto es debido a que, cuando hay un proceso inflamatorio, los glóbulos rojos tienden a aglutinarse, por lo tanto, pesan más y caen más rápido. Las personas que tienden a tener el volumen corpuscular medio (VCM) más elevado (glóbulos rojos de mayor tamaño) pueden tener este parámetro elevado. Es un marcador inespecífico de inflamación.
- **Fibrinógeno.** Es una proteína que participa en la formación de coágulos de sangre en el cuerpo. Se elabora en el hígado y forma la fibrina. La fibrina es la proteína principal en los coágulos de sangre que detienen el sangrado y sanan las heridas. En momentos puntuales como lesiones, roturas, heridas o durante el ciclo menstrual, puede salir elevado; el problema es cuando el fibrinógeno se mantiene elevado de forma crónica.

Es un marcador inespecífico de inflamación y puede ser un signo de daño en los vasos sanguíneos. Se ha demostrado que niveles elevados de fibrinógeno están asociados con un mayor riesgo de formación de coágulos sanguíneos (trombosis) y eventos cardiovasculares como el infarto de miocardio y el accidente cerebrovascular.

- **Citocinas.** Las citocinas son un grupo de proteínas y glucoproteínas producidas por diversos tipos celulares que actúan fundamentalmente como reguladores de las respuestas inmunitaria e inflamatoria. Incluyen las interleucinas (IL), los factores de necrosis tumoral (TNF), los interferones (IFN), los factores estimuladores de colonias (CSF) y las quimiocinas. Son parámetros que nos hablan de un comienzo de inflamación incipiente antes de que otros parámetros más graves de inflamación se eleven.

- **Interlucina-6.** Es una citocina derivada de la inflamación, estimula la producción de proteína C reactiva (PCR) en el hígado y puede ser interesante, ya que nos puede mostrar un daño cardiovascular subclínico.

- **Histamina.** Es una molécula orgánica biológicamente activa, concretamente, una amina de bajo peso molecular que actúa como un mediador químico en el cuerpo humano y en otros organismos. Es liberada por células especializadas del sistema inmunitario, especialmente, los mastocitos y los basófilos, en respuesta a diversas señales, como la presencia de alérgenos, infecciones, lesiones, irritantes y estrés crónico. La histamina tiene un gran poder proinflamatorio en los vasos sanguíneos y este valor puede ser un buen indicador de pronóstico de evento isquémico, mejor que la proteína C reactiva (PCR).

Tabla 8.3. Inflamación del organismo

MARCADOR	RANGO FUNCIONAL	RANGO CONVENCIONAL
Proteína C reactiva (PCR)	Más cercano a 0, aceptable < 3	< 5 mg/dl
PCR ultrasensible	< 1,0 mg/l	0-3 mg/l
Interleucina-6	1-5 pg/ml	1-5 pg/ml
VSG	< 10 mm/hora	< 15-20 mm/hora
Fibrinógeno	≈ 250 mg/dl	200 a 400 mg/dl
Histamina	0,3 a 5 ng/ml	0,3 a 1 (ng/ml)

Fuente: Elaboración propia.

8.4.4. Micronutrientes

- **Vitamina D (25-OH-Vit D).** Que la vitamina D esté baja es signo de una pobre exposición a la luz solar, uso abusivo de cremas solares, defectos en los receptores, déficit de magnesio o incluso indicios de hipotiroidismo con desajuste en las hormonas tiroideas. Un estado inflamatorio también puede consumir vitamina D y generar una deficiencia. En procesos de inflamación y/u obesidad hay que consumir más cantidad (suplementación).

- **Cobalaminas (vitamina B12).** La deficiencia de vitamina B12 es muy común en la sociedad moderna y aumenta el riesgo de sufrir enfermedades cardiovasculares. Puede producir aumento de homocisteína, disfunción endotelial o anemia megaloblástica, una condición en la que los glóbulos rojos son grandes e inmaduros. Esta anemia puede conducir a una disminución del oxígeno transportado por la sangre con todo lo que ello conlleva. Si la vitamina B12 aparece baja puede indicar problemas de metilación, reciclaje de homocisteína, anemia o falta de energía mitocondrial. También puede ser signo de hipoclorhidria o algún trastorno en la microbiota intestinal. Tenerla elevada en rangos de entre 500 y 1.000 pg/ml puede deberse a algún tipo de enfermedad, pero no es lo común, ya que este tipo de situaciones se detectan en edades tempranas. Si a una persona saludable le aparece la vitamina B12 en estos rangos puede ser por un fallo en el análisis de laboratorio donde miden todos los metabolitos de la B12 y los contabilizan todos como cobalaminas, de manera que sale un rango más alto del que debería (sesgo del laboratorio). En estos casos, lo más acertado es consultar a un médico y medir la vitamina B12 activa (holotranscobalamina), ya que tiene una vida útil más larga en la sangre. Otra razón puede ser que no se esté activando correctamente el ácido fólico (metilación) o incluso puede ser signo de inflamación hepática.

Tabla 8.4. Micronutrientes

MARCADOR	RANGO FUNCIONAL	RANGO CONVENCIONAL
Vitamina D (25-OH-Vit D)	> 50 ng/ml	30-100 ng/ml
Cobalaminas (vitamina B12)	> 350 pg/ml	200-800 pg/ml

Fuente: Elaboración propia.

Para acabar este apartado, me gustaría hablar de algunas pruebas tangibles. Éstas pueden ser útiles para personas que quieran ir un paso más allá para conocer con precisión el riesgo de enfermedad cardiovascular:

- **Liposcal.** Se trata de un test avanzado del colesterol de lipoproteínas, basado en resonancia magnética nuclear (RMN). Esta prueba determina el tamaño, la concentración de lípidos (colesterol y triglicéridos) y el número de partículas de las principales clases de lipoproteínas (VLDL, LDL y HDL).
- **Ecografía carotídea.** Es un procedimiento seguro, no invasivo e indoloro que utiliza ondas de sonido para examinar la circulación de la sangre por las arterias carótidas. Con esta prueba podemos, literalmente, ver que tu sangre circula feliz por tus arterias.

8.5. Experimento en redes sociales

En mis redes sociales lancé una campaña para pedir a todas las personas que pudieran hacerse una analítica con diferentes parámetros concretos que me ayudaran. Así les preparé un escrito con los pasos que debían seguir y los parámetros bioquímicos que tenían que solicitar, todo para corroborar mi hipótesis: que las personas con una alimentación baja en carbohidratos y/o que practican el ayuno tienen buena salud cardiovascular aunque su colesterol total o el LDL-C estén elevados. La verdad es que tuve un gran apoyo y conseguí decenas de analíticas.

En estas analíticas pude ver que más del 80 por ciento de las personas que hacían una alimentación baja en carbohidratos y tenían el LDL-C elevado mantenían el número de lipoproteínas en rangos óptimos, es decir, tenían las apolipoproteínas en rango. Y no sólo eso, a menudo, también tenía el resto de los parámetros que realmente evalúan el riesgo cardiovascular en rangos óptimos.

Tabla 8.5. Algunos ejemplos

	COLESTEROL TOTAL	LDL-C	APO B	LP(A)
D.N.P.	335 mg/dl	236 mg/dl	142 mg/dl	< 10 mg/dl
M.G.Q.	284 mg/dl	190 mg/dl	134 mg/dl	< 10 mg/dl
Y.C.L.	307 mg/dl	189 mg/dl	103 mg/dl	< 30 mg/dl
V.C.M.	316 mg/dl	217 mg/dl	100 mg/dl	< 10 mg/dl
P.S.A.	291 mg/dl	179 mg/dl	114 mg/dl	< 30 mg/dl
I.P.C.	320 mg/dl	201 mg/dl	111 mg/dl	14 mg/dl
G.R.P.	264 mg/dl	143 mg/dl	93 mg/dl	31 mg/dl

Fuente: Elaboración propia.

Te sorprenderían, pero es un patrón que se repite a menudo, las personas que tienen el colesterol elevado según la medicina moderna y, por lo tanto, estarían «enfermas». Sin embargo, si se indaga un poco analizando otros parámetros no convencionales, se puede observar que el número de lipoproteínas LDL y otros parámetros realmente relevantes de salud cardiovascular están totalmente en rango, son personas sanas pero que a vista de la medicina moderna están «enfermas».

Por otro lado, comprobé que las personas que no se suplementan con vitamina C tienden a tener niveles más bajos de vitamina C en suero y niveles más elevados de lipoproteína (a). Habría que ver la tendencia en el tiempo y cómo esa deficiencia puede responder en el organismo de cada persona.

También comprendí por qué no se pide en una analítica convencional la apolipoproteína B: el consumo de estatinas caería en picado, porque la gran mayoría de las personas con LDL-C elevado suelen tener la apolipoproteína B en rangos óptimos. Es decir, para el dogma, lo perjudicial es tener muchas moléculas de LDL y, para verificarlo, se basan en el

LDL-C que, como bien sabes, es la cantidad de colesterol que hay dentro de la lipoproteína LDL, no el número de partículas. Si se fijaran en un dato real de cuántas lipoproteínas LDL tiene la persona con el LDL-C elevado, más del 80 por ciento de ellas las tendrían en rango y, por lo tanto, no necesitarían estatinas y mucho menos con otros parámetros que nos hablan de glicación e inflamación en rangos óptimos.

Y que quede claro que, aunque la apolipoproteína B esté elevada, la solución no es dar estatinas, sino ver cómo es el ambiente de la persona y reducir lo que podría hacer que esas partículas se volvieran perjudiciales. Es decir, reducir la inflamación crónica, el estrés, los malos hábitos alimentarios, reducir las drogas... No limitarse a prescribir estatinas para normalizar un parámetro sin ni siquiera ver el resto de las cosas.

Por lo tanto, la idea que tiene que cuajar en el sistema médico actual es que el colesterol total y el LDL-C poco o nada nos dicen sobre el riesgo cardiovascular. Tenemos que dar un paso más allá y ver todo en su conjunto. Ver a la persona como un ser y no como un parámetro único que marca su «riesgo cardiovascular».

9

Nutrición para la salud cardiovascular

En mi primer libro y en mis cursos explico cómo debe ser una alimentación estándar óptima para un ser humano medio. Por eso, no voy a entrar en grandes detalles aquí, pero sí que me parece interesante hablar acerca de qué alimentos debemos reducir en nuestra alimentación y cuáles debemos favorecer para tener una correcta salud cardiovascular, haciendo especial mención a los alimentos que mejoran nuestra fisiología lipídica, ya sea reduciendo las LDL oxidadas o mejorando el patrón de nuestras lipoproteínas, haciéndolas más grandes y esponjosas.

9.1. «ALIMENTOS» QUE HAY QUE EVITAR

9.1.1. El azúcar y los carbohidratos refinados

Uno de los principales causantes de enfermedades cardiovasculares es el consumo excesivo de azúcares provenientes principalmente del azúcar blanco e hidratos de carbono refinados. Por desgracia, su consumo está altamente normalizado. Sinceramente, no sé en qué momento nuestra especie empezó a creer que comer productos diseñados por el humano, nunca antes presentes en nuestra historia evolutiva, era más saludable que comer carne, huevos, marisco o pescado... Lo que está claro es que cada vez somos más frágiles y tenemos peor salud, cada vez enfermamos antes y vivimos peor nuestros últimos años.

La manipulación alimentaria ha sido tan *heavy* que la base nutricional para los humanos del siglo XXI está basada en hidratos de carbono refinados e incluso se recomienda el consumo de azúcar como algo normal, incluida en la pirámide nutricional cerca de la carne. Algunas organizaciones de la salud promulgan, y en la carrera de nutrición enseñan y defienden, que se puede consumir hasta un 10 por ciento de la ingesta calórica total proveniente del azúcar de mesa, lo que equivale a aproximadamente 50 gramos diarios para una persona con un consumo de 2.000 kcal/día. Sin embargo, la realidad es muy diferente: no deberías consumir azúcar de mesa como algo rutinario. Entiendo que todos tenemos nuestros momentos y que la vida está para disfrutarla, ¿por qué no vamos a tomar de vez en cuando una buena tarta de queso? Pero no podemos normalizar el consumo de azúcar de mesa como algo diario. Un dato terrible es que nuestros ancestros cazadores recolectores tomaban de media unos 2 kg de azúcar al año proveniente principalmente de fuentes naturales como frutas, vegetales y miel, fuentes limitadas y estacionales. Actualmente, en algunos países «desarrollados», el consumo de azúcar por persona y año puede llegar a los 100 kg y principalmente proveniente de alimentos procesados artificiales.

Los hidratos de carbono refinados son alimentos altamente procesados que han sido despojados de la mayor parte de su salvado, su germen y sus nutrientes. Por lo tanto, los hidratos de carbono refinados son especialmente el endospermo del cereal, una parte con gran concentración de carbohidratos. Como resultado, tenemos un producto con una densidad nutricional muy pequeña, un alimento que no sacia y con una biodisponibilidad muy alta de sus azúcares... En este grupo podríamos poner la pasta, el arroz blanco, la avena en copos, cereales del desayuno, las harinas refinadas con las que se hacen panes, galletas, bollos, etcétera. Son productos, no alimentos, y, por supuesto, nunca antes en nuestra historia evolutiva los habíamos consumido. Tienen una respuesta glucémica muy similar al azúcar, pues nos generan una montaña rusa en la glucemia de nuestro cuerpo con altibajos de energía que destrozan nuestro metabolismo, nos llevan a la glucodependencia, alejándonos así de la flexibilidad metabólica, y nos hacen enfermar.

En mi primer libro, *Nutrición evolutiva*, escribí cómo el abuso del azúcar y los hidratos de carbono refinados nos empuja a la resistencia a la insulina, que es el resultado de un metabolismo glucodependiente. Pero esto no queda aquí, también nos llevan a la inflamación, la hipertensión, la obesidad, altos niveles de glicación en el organismo, un desajuste en el perfil lipídico con un aumento de triglicéridos, remanentes de colesterol y un descenso de las HDL... Los hidratos de carbono refinados y el azúcar de mesa no son comida de humanos y son causantes de multitud de enfermedades, especialmente, cardiovasculares.

Las organizaciones e instituciones relacionadas con la nutrición y la salud, a pesar de ver que siguen aumentando exponencialmente las personas con resistencia a la insulina, diabetes tipo II y obesas, siguen defendiendo que la base alimentaria de los humanos deben ser los hidratos de carbono cuando nunca en nuestra historia evolutiva había sido así.

¿Qué crees que comían nuestros ancestros *Homo sapiens* hace 40.000 años, antes de la llegada de la agricultura y la selección artificial impulsada por el hombre que hizo que los vegetales aumentaran su tamaño exponencialmente? Pues la respuesta es que comían grandes animales como los mamuts, que se extinguieron principalmente porque fueron la base alimentaria de los humanos por ser fáciles de cazar y dar de comer al clan durante días.

Una aclaración sobre la selección artificial y el alto consumo de carbohidratos moderno. La selección artificial o cría selectiva es el proceso por el cual el ser humano deliberadamente selecciona ciertos atributos que le interesan en plantas, animales u otros organismos y promueven la reproducción de individuos que exhiben esas características. A través de la cría selectiva, los humanos han podido modificar genéticamente los vegetales (sin meter mano directamente en el ADN). De hecho, los vegetales actuales poco o nada tienen que ver con sus ancestros. Por ejemplo, el maíz moderno se estima que ha aumentado por lo menos diez veces su tamaño en comparación con su especie más ancestral, la sandía ha aumentado su tamaño incluso en doscientas veces, el tomate es cien veces más grande, el arroz ochenta veces más, la patata actual puede llegar a pesar 300 o 500 gramos, cuando la ancestral pesaba de 10 a 30 gramos... Y así con la gran mayoría de los tubérculos, frutas, cereales y legumbres.

¿Qué quiero decir con todo esto? Pues lo mismo que afirmaba unas líneas antes: nunca en nuestra historia evolutiva habíamos tomado tantos carbohidratos. Y con esto no quiero decir que no haya que comer carbohidratos, sino que hay que comerlos en su justa medida y ésta no es comerse cinco frutas diarias. Recuerda que nuestros ancestros *Homo sapiens* acabaron con la gran parte de la megafauna del planeta, en nuestra dieta siempre ha habido grasa y proteína animal en grandes cantidades.

El *Homo sapiens* ha sido altamente carnívoro la mayor parte de su tiempo, por ende, su base alimentaria era la grasa y la proteína animal. No los carbohidratos. Aquí tienes una de las claves para tener una correcta salud cardiovascular: dejar de tener miedo a las grasas que da la naturaleza. A las que sí que tienes que temer es a las grasas industriales, de la cuales hablaremos ahora.

9.1.2. Evita el exceso de omega 6

Tenemos alrededor de 37,2 billones de células en el organismo; éstas son la base de la vida, ya que constituyen la unidad básica de la organización de los seres vivos, incluida la unidad genética. Las células de nuestro organismo están rodeadas de una membrana compuesta principalmente de ácidos grasos, de ahí mi afirmación de que somos seres lipófilos. Esta membrana permite que los nutrientes ingresen dentro de las células y que los elementos tóxicos o de desecho sean eliminados con eficacia y rapidez. La membrana que rodea la célula necesita estar saludable y tener fluidez para poder funcionar adecuadamente. Las células que no están rodeadas por una membrana saludable pierden la habilidad de retener agua y otros nutrientes vitales para su funcionamiento, volviéndose disfuncionales. También pierden la habilidad para comunicarse con otras células. Es de vital importancia cuidar esta bicapa lipídica de nuestras células.

Los ácidos grasos que ingerimos con los alimentos ingresan a las membranas de las células y, según el tipo de ácido graso que consumas, será el tipo de respuesta de la célula y su salud.

Los ácidos grasos poliinsaturados (omega 3 y omega 6) son esenciales, ya que el organismo no puede sintetizarlos por sí solo y necesita ingerirlos con la dieta. Éstos son de vital relevancia para el correcto funcionamiento de nuestras células y es importante saber que son competitivos a la hora de incorporarse en las membranas de las células. Por lo tanto, si consumes mucha cantidad de un ácido graso poliinsaturado por encima del otro se reflejará en tus células.

Los niveles elevados de omega 3 (DHA y EPA) en el organismo, es decir, en nuestras células, se asocian con menores niveles de inflamación, menor riesgo de enfermedades (autoinmunes, cáncer, neurodegenerativas, osteoporosis...) y, además, con una mejor salud cardiovascular.[1]

Por otro lado, los niveles elevados de omega 6 en el organismo se asocian a todo lo contrario: mayores niveles de inflamación, mayor riesgo de enfermedades cardiovasculares, cáncer y mayores riesgos de enfermedades neurodegenerativas.[2] Además, como te he mencionado antes, el omega 6 es competitivo e inhibe la capacidad de captación del omega 3 por parte de las células, pues se coloca él en su lugar.[3]

Gráfico 9.1. Mortalidad por enfermedad cardiovascular y concentración de omega-6 en el organismo

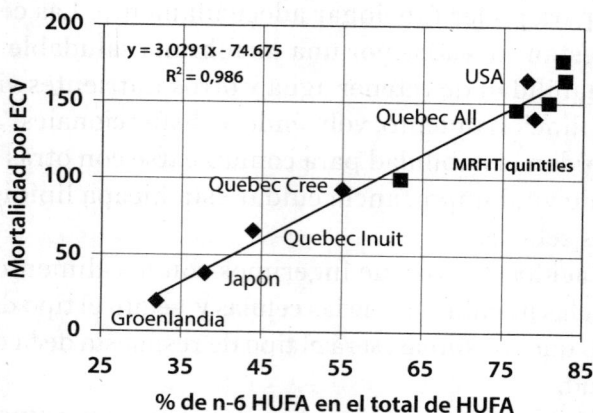

En este estudio, los individuos con las proporciones más elevadas en el organismo de omega 6 frente a omega 3 fueron los que tuvieron mayor riesgo de enfermedades coronarias y muerte por todas las causas.

Fuente: Elaboración propia a partir de Lands, William E. M., «Diets could prevent many diseases», *Lipids*, 38, 4 (2003), pp. 317-321, <https://pubmed.ncbi.nlm.nih.gov/12848276/>.

Es importante entender que, de los tres tipos de omega 3 disponibles en la naturaleza, los de origen animal (DHA y EPA) son los que se incorporan en nuestras células humanas. Es lógico, somos mamíferos estructuralmente muy parecidos y, al consumir la carne de otros animales, de sus células conseguimos el omega 3 de calidad para incorporarlo a las nuestras. La estructura de los vegetales es diferente y contienen ácido alfa-linolénico (ALA).

Es cierto que al ALA se le atribuyen ciertos beneficios a nivel cognitivo, pero realmente el omega 3 esencial para nuestro organismo es el DHA y el EPA. La conversión de ALA a DHA y EPA en el organismo es mínima.[4] Además, el elevado consumo de omega 6, que es lo que prima en nuestra sociedad moderna y está altamente presente en las fuentes vegetales con omega 3, inhibe la conversión del omega 3 de origen vegetal a DHA y EPA, así que peor que peor. Por eso, la linaza o las nueces no son la mejor forma para adquirir omega 3: las mejores fuentes son los alimentos de origen animal como la carne de pasto, especialmente el hígado, los huevos criados en libertad y el pescado pequeño graso.[5]

Tanto el omega 6 como el omega 3 son esenciales para el correcto funcionamiento del organismo: la clave está en el equilibrio. Al actuar como el yin y el yang, es lógico que en el organismo deban estar en una ratio lo más parecida a 1:1, es decir, que por cada gramo de omega 6 debes ingerir otro de omega 3. En la sociedad moderna, se acepta como saludable la ratio 4:1 a favor del omega 6. Además, el consumo de ácidos grasos poliinsaturados totales debe estar por debajo del 7 por ciento de las grasas totales. Éstas son las pautas para conseguir una buena salud.

Dicho de esta manera parece superfácil, pero ¿qué pasa en la sociedad moderna? Pues que el *Homo sapiens* moderno está manejando de media ratios a favor del omega 6 de alrededor de 20:1 y, en países como en Estados Unidos o la India, puede llegar a colocarse en 40 o 50 a 1. Esto es altamente preocupante, sabiendo lo que conlleva la colonización del omega 6 en esas cantidades en las membranas de nuestras células del organismo.

Gráfico 9.2. Fluctuación de la concentración de omega-6 en el organismo de 1955 a 2005

A

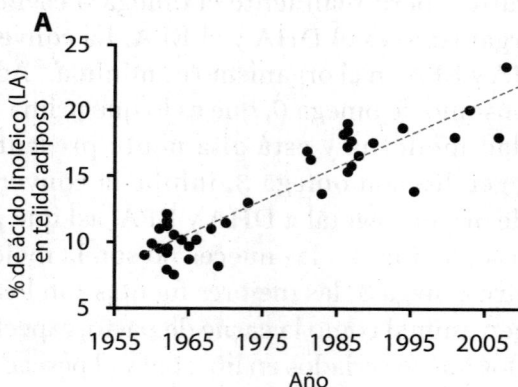

En 1955, la concentración de omega 6 en las células de nuestras grasas correspondía a un 7 o 9 por ciento, muy similar a la de los chimpancés. En 2008, nuestras células grasas ya estaban compuestas por un 23 por ciento de omega 6. Recuerda que cuanto más omega 6, más enfermedad.

Fuente: Elaboración propia a partir de Guyenet, Stephan J., y Carlson, Susan E., «Increase in adipose tissue linoleic acid of US adults in the last half century», *Advances in Nutrition*, 6, 6 (2015), pp. 660-664, <https://pubmed.ncbi.nlm.nih. gov/26567191/>.

Vuelvo a recordarte que la cantidad de ácidos grasos en las células puede modificarse según la alimentación que lleve el sujeto. Esto es una gran noticia teniendo en cuenta que la cantidad de omega 6 y omega 3 en el organismo juega un papel muy importante en la longevidad y, especialmente, en la protección de nuestra salud cardiovascular. Por ello, voy a darte algunas claves para tener una buena ratio de omega 3 y omega 6.

No es tanto incluir un suplemento de omega 3 para equilibrar la ratio de ácidos grasos esenciales sino cómo bajar el consumo de omega 6 e incorporar a la alimentación buenas fuentes de omega 3 (DHA y EPA). Esto es importante entenderlo porque el exceso de ácidos grasos poliinsaturados es perjudicial para la salud y más si están oxidados como la gran mayoría de los suplementos de omega 3. Te facilito algunas claves:

- **No abusar de cereales y legumbres, en su perfil de ácidos grasos por encima del resto de grasas, en cuya composición predomina el omega 6.** Recomiendo no abusar para la población en general (las personas que llevan una alimentación *low carb* estricta no consumen ni cereales ni legumbres de forma habitual).
- **No abusar de frutos secos y semillas, los cuales contienen una gran cantidad de omega 6 en su composición y un omega 3 de baja calidad.** Mi recomendación es un puñado dos o tres veces por semana, pero cuanto menos, mejor. No sobrepasar un puñado diario (30 gramos aproximadamente).
- **Incluir pescado azul pequeño en pequeñas dosis (como suplementos naturales).** Puedes incluir anchoas, boquerones y conservas de calidad en cristal y aceite de oliva virgen extra, que son muy prácticos en la cocina.
- **Incluye marisco al que le puedas quitar la cabeza (allí es donde más se concentran los tóxicos marinos modernos) y cefalópodos, especialmente, sus tentáculos.** Ten en cuenta que un mejillón adulto puede llegar a filtrar hasta 75 litros de agua por día o

incluso más, dependiendo de las condiciones ambientales y el tamaño del mejillón, y en este tipo de marisco no puedes seleccionar las partes con menos concentración de tóxicos, va todo a la boca. Otro consejo es tomar un suplemento de selenio junto a tu comida rica en alimentos marinos, que es un mineral esencial que actúa como un potente quelante de metales pesados y otros tóxicos. Más opciones son el silicio, la NAC o el carbono activo para quelar metales que no nos interesan en el organismo.

- **Consume carne de pasto.** Un animal que se alimenta de forma evolutivamente correcta, pastando del suelo, bajo el sol, bebiendo agua de río, viviendo con su familia y con una gran actividad física, es un animal que, entre otros nutrientes, adquiere una gran cantidad de omega 3 del pasto que incorpora en sus células y, por lo tanto, la ratio entre omega 3 y omega 6 es saludable. Si se los hincha a piensos ricos en omega 6, el resultado será el contrario.[6]

- **No consumir aceites de semillas y legumbres.** Aquí incluyo la margarina. Estos aceites, hace aproximadamente 110 años, no existían. Hoy en día, en Estados Unidos, un estadounidense consume un promedio de cinco a diez cucharadas de aceite de semillas o legumbres al día. Esto corresponde con una media de consumo de 50 gramos diarios, que son 450 calorías y que equivalen a un 22,5 por ciento de una dieta estándar de 2.000 calorías. En la actualidad, se está consumiendo el doble de cantidad de aceites vegetales que en los años setenta, ninguna otra fuente de calorías ha contribuido tanto al aumento de la ingesta calórica total en Estados Unidos entre 1970 y 2014.[7] En 2022, el aceite vegetal era el alimento más consumido en el mundo, después del arroz y el trigo, y, por ende, se produce más aceite vegetal a nivel mundial que aves, carne de res, queso y mantequilla combinados. Estos datos son extrapolables al resto de países industrializados, especialmente en España, donde el consumo de aceite de girasol no ha hecho más que crecer en las últimas décadas. Muy usado en restauración colectiva, donde incluyo colegios, comedores de empresa, restaurantes, comida rápida, productos precocinados, procesados y ultraprocesados.

Gráfico 9.3. Tendencia en el consumo de calorías diarias en los principales grupos de alimentos

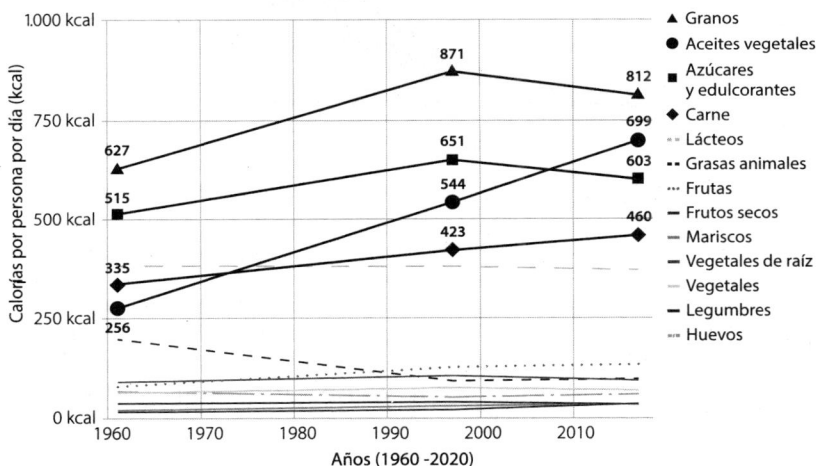

Fuente: Elaboración propia a partir de Food Availability (Per Capita), Data System, USDA.

Gráfico 9.4. Consumición global de aceite vegetal

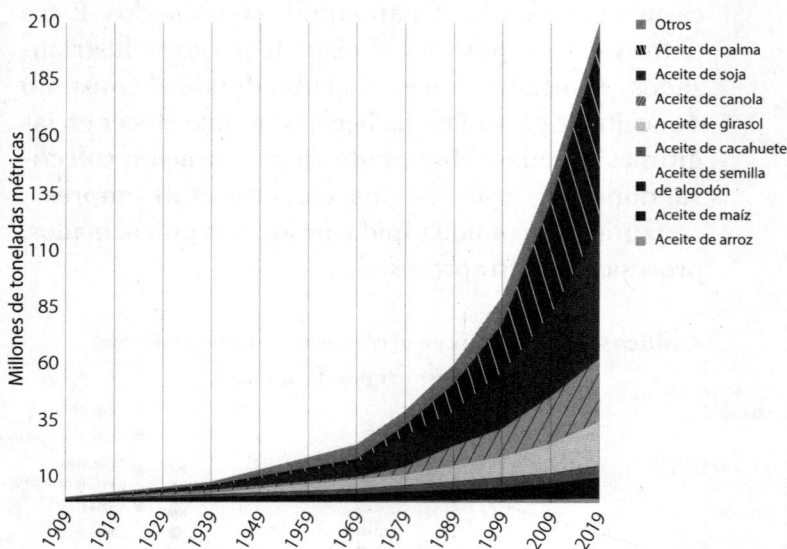

El consumo mundial de aceite vegetal ha aumentado ciento cincuenta veces desde 1909 y se ha duplicado en los últimos veinte años. Se espera que el consumo siga creciendo exponencialmente. En España, el aceite de semilla refinado de referencia es el de girasol.

Fuente: Elaboración propia a partir de Oilseeds: World Markets and Trade, USDA. Y Blasbalg, Tanya L. *et al.*, «Changes in consumption of omega 3 and omega 6 fatty acids in the United States during the 20th century», *The American Journal of Clinical Nutrition*, 93, 5 (2011), pp. 950-960, <https://pubmed.ncbi.nlm.nih.gov/21367944/>.

Nunca en nuestra historia evolutiva nos habíamos expuesto a estos alimentos. Como ya he señalado, hace 130 años prácticamente no existían los aceites vegetales y hoy forman parte de nuestra base alimentaria. Hemos tenido 10.000 años para adaptarnos al consumo de trigo y cereales en general y nuestra epigenética ha sido rápida. Sin embargo, llevamos escasamente veinte años luchando a gran escala con los aceites de semillas y legumbres, un alimento antinatural, totalmente tóxico, cuyo abuso está matando a personas.

Para que te hagas una idea de lo antinatural que son los aceites vegetales, para consumir el equivalente a cinco cucharadas de aceite de girasol deberías consumir 2.800 pipas. Unas patatas fritas del McDonald's contienen cerca de 15 gramos de aceite de semilla, el equivalente a una cucharada de aceite de girasol, es decir, 560 pipas de girasol. Esta situación se repite con todos los aceites de semillas y legumbres refinados industriales. No son naturales, son el resultado de procesos industriales muy severos diseñados por el hombre.

Pero ¿qué tienen en su composición estos aceites para que sean tan tóxicos? Principalmente, una gran cantidad de omega 6 y absolutamente nada de omega 3 de calidad (EPA y DHA), todo el que contiene es ALA.

Gráfico 9.5. Composición de las grasas/aceites más consumidos en el mundo

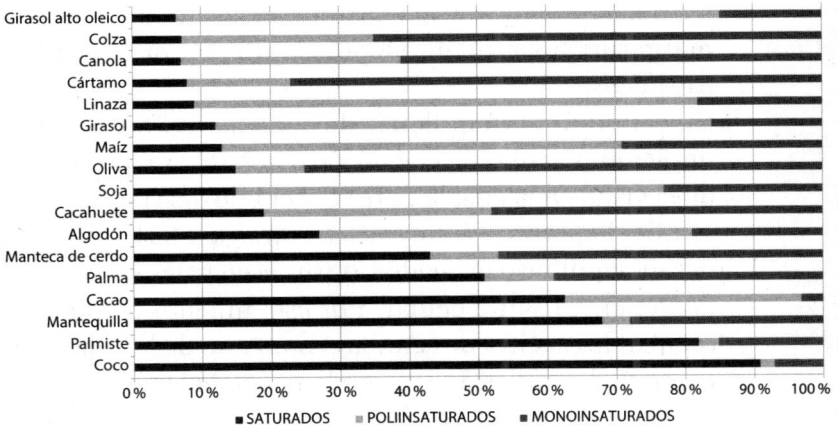

Fuente: Elaboración propia a partir de la base de datos de composición de alimentos USDA.

Veamos algunos estudios sobre los efectos devastadores de los aceites de semillas y legumbres refinados ricos en omega 6:

- En un estudio realizado en 2013, publicado en la revista *BMJ*, se dividió a los participantes del mismo en dos grupos. Ambos consumirían la misma cantidad de grasa y aceite. El primer grupo lo haría principalmente con grasas vegetales como el aceite de cártamo y la margarina, mientras que el segundo grupo lo haría de fuentes como el aceite de oliva y la mantequilla. Los demás aspectos de su dieta y su estilo de vida seguirían igual. Después de siete años de seguimiento, el primer grupo, el que consumía sus grasas principalmente de aceites vegetales refinados, tenía una tasa de muerte un 62 por ciento mayor en comparación con el segundo grupo.[8]

- Otro estudio publicado en la misma revista en 2016 que reevaluaba los datos del estudio «Minnesota Coronary Experiment», determinó que los participantes que aumentaron su consumo de aceite de maíz y margarina tuvieron un 86 por ciento más de ataques cardíacos.[9]

- En el mundo, 196 millones de personas sufren degeneración macular, una causa irreversible de pérdida de la vista, en la cual la parte trasera de ojo (retina) se atrofia. Esta zona es muy rica en omega 3 DHA y perder un equilibrio en ácidos grasos esenciales sería nefasto para la salud ocular. Por eso, muchos estudios señalan los aceites de semillas como uno de los mayores contribuyentes de esta epidemia global.[10]

- El exceso de omega 6 en la dieta también se ha vinculado con el alzhéimer,[11] cáncer,[12] obesidad y diabetes,[13] enfermedades autoinmunes,[14] depresión...,[15] entre otras muchas patologías.

Por lo tanto, una de las claves de la salud cardiovascular es mantener una buena ratio de ácidos grasos esenciales en tu organismo. Toma las mejores decisiones y si, aun así, no llegas a tus requerimientos de omega 3 de calidad (DHA y EPA) por los motivos que sean, puedes consumir un suplemento de calidad con el sello IFOS y con algún antioxidante potente, como es la vitamina E, para evitar la oxidación de los ácidos grasos omega 3.

9.1.3. Elimina las grasas trans

Las grasas trans se encuentran en alimentos industrializados que han sido sometidos a hidrogenación. Como, por ejemplo, la margarina, las patatas y *snacks* fritos, productos de panadería comercial, comida rápida, etcétera. El proceso de hidrogenación convierte el aceite líquido a temperatura ambiente en una grasa sólida añadiendo hidrógenos. Un ejemplo de esto es la margarina, un producto totalmente tóxico para el humano. Estos hidrógenos no se añaden en la misma posición de la cadena de carbonos (posición «CIS») como sucede en las grasas normalmente saturadas, sino que lo hacen en los lados alternos de la cadena, atravesados (en disposición «TRANS»). Así se obtienen grasas y aceites para freír, que aguantan más ciclos y se oxidan menos. Como resultado, los productos bañados en estas grasas mejoran su perdurabilidad y sus propiedades organolépticas. Todo esto a un bajo coste para las empresas.

Este proceso sirve para incrementar el tiempo de vida útil de los alimentos, pues la hidrogenación de sus aceites hace que los alimentos no se enrancien y puedan permanecer meses en el *stock* de los supermercados, sin afectar a sus propiedades organolépticas.

Hay una historia totalmente cierta alrededor de las patatas del McDonald's: se dice que sus productos no se ponen malos con el paso de las décadas. Éste era el titular de una noticia reciente: «Una pareja encuentra unas patatas fritas de McDonald's de los años cincuenta a medio comer y "muy bien conservadas" incrustadas en la pared del baño de su casa mientras la reformaban». Sin duda, obra de unos albañiles muy graciosos, pero, gracias a ellos, podemos ver el milagro de las grasas trans. Visto así, podría ser incluso una buena idea para alargar la vida útil de los alimentos, pero la evidencia científica alrededor del efecto de las grasas trans en el organismo es muy tajante: es tóxica.

Las grasas trans también se pueden formar cuando los aceites vegetales se calientan a altas temperaturas y con el aumento de los ciclos del aceite.[16] Así que, aunque en los ingredientes de los alimentos procesados con aceites vegetales refinados no figure la frase: «Contiene grasas trans», es muy probable que haya cierta cantidad. Debes tener en cuenta que, en los alimentos industriales precocinados, procesados, ultraprocesados; en muchos comedores de colegio, restaurantes y bares, especialmente, de comida rápida (aunque, en general, en la gran mayoría), suelen reusar y reusar el mismo aceite vegetal muchas veces, para freír o simplemente cocinar el alimento, antes de cambiarlo. En España, se usa mucho el aceite de girasol y cada vez está más presente dado el alto precio del aceite de oliva. Muchas veces, como te he mencionado anteriormente, suelen sobrepasar los límites de oxidación de los aceites vegetales que usan para freír.

Uno de los pocos aspectos donde todos los profesionales de la salud estamos de acuerdo es del impacto nocivo de las grasas trans en la salud: son veneno. En un metaanálisis de cuatro estudios que implicaban a casi 140.000 sujetos, se asoció que, por cada aumento del 2 por ciento en la energía que procedía de los ácidos grasos trans, se aumentaba un 23 por ciento en la incidencia de la enfermedad cardíaca coronaria.[17]

Además, las grasas trans se han vinculado con el cáncer

y con problemas en el correcto funcionamiento cognitivo. El organismo ve las grasas trans como grasas normales (no entiende que el ser humano pueda hacer estos cambios en la naturaleza de las cosas) y las incorpora a las membranas celulares, esperando que funcionen como grasas normales. Pero no funcionan como éstas y provocan una disfuncionalidad celular y la pérdida de la comunicación entre las células. Esto puede llevar a que las células del cuerpo no realicen correctamente sus funciones vitales y provocar desajustes en el sistema inmunológico, los procesos de homeostasis del organismo y otros mecanismos esenciales para la óptima salud. También pueden llevar a mutaciones en el ARN y el ADN, aumentando el riesgo de padecer cáncer. Si las células que incorporan esas grasas trans artificiales son cerebrales, no van a poder realizar sus correctas funciones cognitivas.[18]

No existe un consumo seguro de ácidos grasos trans, razón por la que hay que tener mucho cuidado al elegir dónde comer fuera de casa: debes evitar por completo los establecimientos de comida rápida y preguntar con qué grasa cocinan en los restaurantes a los que vayas. Sí, normalicemos este hecho: si vas a pagar calidad, que así sea. También debes evitar comer alimentos industriales precocinados, procesados y, sobre todo, ultraprocesados. Siempre elige alimentos reales de la mayor calidad posible y procésalos tú en casa. Y, por favor, no tomes margarina. Durante muchos años se ha intentado colar la margarina como un producto «vegetal» saludable, pero la realidad es que contiene grandes cantidades de grasas trans (si no, sería líquida a temperatura ambiente) y omega 6. La margarina es otro crimen contra la salud. Por desgracia, todavía hay mucha gente que ve como saludable los aceites de semillas, legumbres y la margarina. Queda mucho trabajo para recuperar un buen concepto de alimentación y así potenciar la salud de la población mundial.

9.2. ALIMENTOS QUE HAY QUE COMER

La alimentación predilecta del ser humano es una alimentación baja en carbohidratos y rica en proteína y grasa animal. Una alimentación que estimula procesos antiinflamatorios y que reduce los procesos de glicación en el organismo.

Figura 9.1. La pirámide evolutivamente correcta

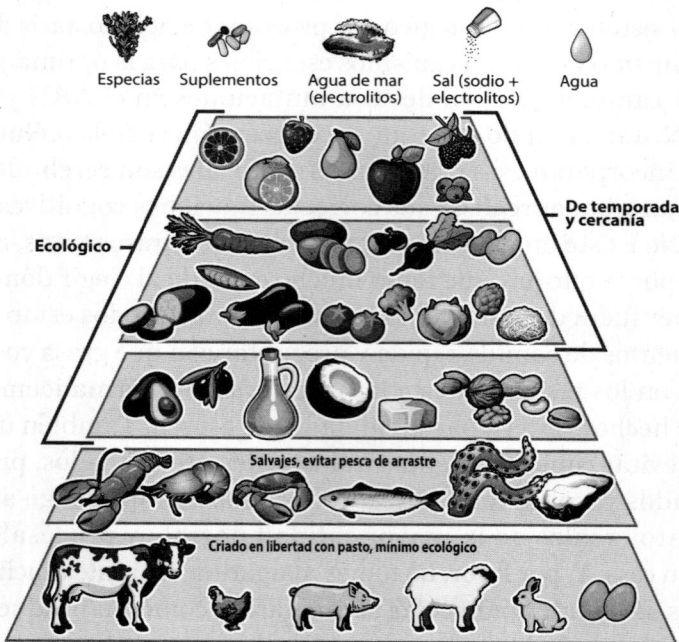

Fuente: © Salomart.

La base de este tipo de alimentación son los alimentos de origen animal. Después, en escalones superiores, encontraríamos vegetales como grasas vegetales (aceitunas, coco, aguacate, frutos secos), vegetales de bajo índice glucémico, tubérculos, raíces y frutas. También sería importante el consumo de electrolitos en forma de agua de mar y sal de calidad para estar bien hidratados. Y, aunque a muchas personas le cueste entenderlo, también son importantes algunos suplementos de nutrientes esenciales que escasean en la naturaleza por los modelos de superproducción y el estrés hídrico de la sociedad moderna como, por ejemplo, la vitamina C, el magnesio, el potasio y, en algunos casos, el omega 3 de calidad (DHA y EPA de origen animal).

La alimentación baja en carbohidratos, especialmente, la alimentación cetogénica, es cardioprotectora por diferentes motivos:

1. **Reduce los niveles de insulina en sangre a una situación más acorde con nuestro metabolismo**, un signo de flexibilidad metabólica que resulta en una mejor salud cardiovascular. Como dato curioso, antes de la llegada de la insulina endógena en los años veinte, las personas con diabetes mellitus tipo 1 (insulino-dependientes) se enfrentaban a una situación crítica y tenían una esperanza de vida muy corta. Una de las terapias más comunes y efectivas en ese momento era una dieta muy baja en carbohidratos para minimizar la necesidad de insulina y así controlar los niveles de glucosa en sangre. Con esta alimentación, lograban prolongar la vida de los pacientes y reducir algunos síntomas de la diabetes. Hoy en día, para un diabético tipo I o II, la alimentación baja en carbohidratos debería ser el abordaje dietoterápico predilecto, ya que, gracias a ésta, se necesita mucha menor cantidad de insulina u otros medicamentos para el control de la glucemia, comparada con cualquier otro enfoque terapéutico para manejar la diabetes.[19, 20] Incluso en algunas personas con diabetes tipo II, se ha observado que la alimentación baja en carbohidratos es un método eficaz para lograr la remisión de la enfermedad.[21]

2. **Mejora la tensión arterial**. Las dietas bajas en carbohidratos son una de las mejores formas, junto al deporte, de reducir la tensión arterial. De hecho, en mi consulta, muchas personas que estaban tomando medicación han conseguido, mediante esta alimentación y otros cambios en su día a día, reducir e incluso eliminar el medicamento antihipertensivo. Uno de los principales mecanismos para ello es mantener unos niveles normales de insulina en sangre. Los problemas con la tensión arterial no son derivados de la sal, sino que son un problema de resistencia a la insulina derivada del sedentarismo y una mala alimentación. La insulina retiene agua y electrolitos como el sodio a nivel renal, y sus niveles altos y crónicos en el tiempo favorecen el endurecimiento de las arterias y la presencia de microgrietas en la pared vascular. Nunca fue la sal: los culpables fueron el azúcar y las harinas refinadas. En un metaanálisis observaron los beneficios de una alimentación baja en carbohidratos sobre un total de 1.141 pacientes obesos. Se analizaron varios factores de riesgo cardiovascular y todos los parámetros observados mejoraron (peso, índice de masa corporal, circunferencia abdominal, triglicéridos, glucosa en ayunas, hemoglobina glicada, insulina en ayunas, proteína C reactiva, colesterol HDL) y también mejoró su tensión arterial, tanto la sistólica (bajó 4,8 mmHg) como la diastólica (bajó 3,1 mmHg).[22]

3. **Aumenta las HDL y reduce los triglicéridos**. En un estudio experimental que duró 12 semanas con 40 sujetos con alto riesgo de enfermedades cardiovasculares, se observó que, con una alimentación baja en carbohidratos, se redujeron consistentemente las concentraciones de glucosa (–12 por ciento) e insulina (–50 por ciento), sensibilidad a la insulina (–55 por ciento), pérdida de peso (–10 por ciento), disminución de adiposidad (–14 por

ciento), y se dieron respuestas más favorables de triacilglicerol (TAG) (−51 por ciento), HDL-C (+13 por ciento) y relación colesterol total/HDL-C (−14 por ciento). Además de estos marcadores, los sujetos con una alimentación baja en carbohidratos mostraron respuestas más favorables a indicadores alternativos de riesgo cardiovascular: lipemia posprandial (−47 por ciento), relación apo B/apo A-1 (−16 por ciento) y distribución de partículas LDL. A pesar de una ingesta tres veces mayor de grasas saturadas en la dieta, los ácidos grasos saturados en triglicéridos y los remanentes de colesterol disminuyeron significativamente. Como ya he explicado anteriormente, el aumento de los triglicéridos es un problema de exceso de carbohidrato, a menudo con falta de actividad física.[23]

4. **Menores niveles de inflamación vascular.** La flexibilidad metabólica te lleva a utilizar grasa como sustrato energético, es decir, cuerpos cetónicos. Éstos tienen propiedades antiinflamatorias, por ejemplo, al inhibir la activación del inflamasoma NLRP3, una parte clave del sistema inmunológico que promueve la inflamación. También está comprobado que reducen el estrés oxidativo y, por lo tanto, la producción de las especies reactivas al oxígeno (ROS). En un estudio experimental aleatorizado con 40 personas con sobrepeso y dislipemia aterogénica (triglicéridos elevados entre 150 y 500 mg/dl y HDL inferior a 40 mg/dl), el grupo con una alimentación baja en carbohidratos mejoró numerosos marcadores de inflamación, entre ellos, la interleucina-8, el factor alfa de necrosis tumoral, el factor de crecimiento del endotelio vascular, el interferón-c, el factor de crecimiento epidérmico, la proteína quimiotáctica de monocitos, la molécula-1 de adhesión intracelular-1, la molécula-1 de adhesión vascular celular y el factor nuclear

kappa B. También disminuye la proteína C reactiva ultrasensible, que, como ya deberías saber, es un marcador de riesgo de enfermedades cardiovasculares.[24]

Esta alimentación lleva a menores niveles de glicación, inflamación y estrés oxidativo con un sistema lipídico más eficaz y, por ende, a un menor riesgo de modificación de lipoproteínas y un menor riesgo de enfermedades cardiovasculares.

Cómo debería ser la alimentación de un *Homo sapiens* en la actualidad está bien defendido en mi primer libro y explicado de forma práctica en mi curso «Nutrición evolutiva de 0 a 100». En este libro quiero centrarme en describir ciertos alimentos que mejoran nuestro perfil lipídico al reducir las lipoproteínas oxidadas y mejorar el patrón de nuestras lipoproteínas favoreciendo un tamaño más grande y esponjoso. Pero, antes de empezar, me gustaría mostrar un gráfico que debería hacerte reflexionar.

Gráfico 9.6. Consumo de grasa saturada, colesterol y sodio en Estados Unidos (1970-2010)

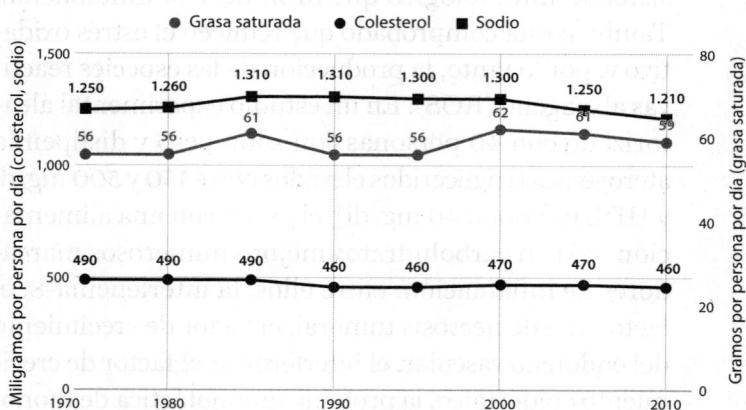

Fuente: Elaboración propia a partir de Food Availability (Per Capita) Data System, USDA.

El gráfico 9.6 muestra el consumo de grasa saturada, colesterol y sodio desde 1970 hasta 2010 en Estados Unidos. Podemos observar que incluso sigue una tendencia descendente con el paso de los años, mientras que las enfermedades que se relacionan con su consumo no dejan de crecer exponencialmente. La creencia popular es que el sodio, las grasas saturadas y el colesterol dietético son los causantes de las enfermedades cardiovasculares, pero, como podemos observar, seguimos consumiendo las mismas cantidades que hace cincuenta años y las enfermedades cardiovasculares no han dejado de crecer exponencialmente desde los años setenta, cuando comienza la nueva era de la nutrición humana con la satanización de nutrientes ancestrales y el impulso de productos modernos. Nunca fueron las grasas o la sal.

9.2.1. Alimentos cardioprotectores

Bayas

Las bayas como los arándanos, las frambuesas, las fresas o las moras son las frutas que más se parecen a las ancestrales: pequeñas, con pocos azúcares simples, mucha fibra, gran densidad nutricional y un bajo índice glucémico. Además, se ha comprobado que son cardioprotectoras:[25]

- Tienen un gran poder antioxidante al ser ricas en antocianinas y vitamina C. Estos compuestos neutralizan los radicales libres y reducen el estrés oxidativo, reduciendo el riesgo de la oxidación de las LDL. Estos compuestos antioxidantes reducen la peroxidación lipídica y reduciendo las LDL oxidadas.
- Las bayas pueden modificar el perfil de las lipoproteí-

nas, aumentando la proporción de partículas de LDL grandes y menos densas, que son menos propensas a causar aterosclerosis. También aumentan los niveles de HDL.

- Además, tienen efectos antiinflamatorios al reducir las citoquinas proinflamatorias gracias a sus compuestos bioactivos como el TNF-α, IL-1β y IL-6. Menos inflamación significa menos daño a las paredes arteriales y menor riesgo de formación de placas.
- Por último, tienen efectos antitrombóticos al inhibir la agregación plaquetaria y al tener efectos vasodilatadores aumentando la producción de óxido nítrico (NO).

Cúrcuma

La cúrcuma contiene un compuesto activo de gran valor que es la curcumina, que ha sido ampliamente estudiada por sus beneficios para la salud cardiovascular.[26, 27]

- La curcumina es un potente antioxidante que neutraliza los radicales libres y reduce el estrés oxidativo en el cuerpo. Esto ayuda a prevenir la oxidación del colesterol LDL. Además, la curcumina aumenta la actividad de enzimas antioxidantes endógenas como la superóxido dismutasa (SOD), la catalasa y la glutatión peroxidasa. Estas enzimas protegen las lipoproteínas de la oxidación y mantienen la integridad de las paredes arteriales.
- La curcumina es mundialmente conocida por sus propiedades antiinflamatorias al inhibir la actividad de varias moléculas proinflamatorias, como las citocinas (TNF-α, IL-1β, IL-6), las prostaglandinas y el factor nuclear kappa B (NF-κB).

- La curcumina tiene propiedades antitrombóticas que inhiben la agregación plaquetaria y reducen el riesgo de formación de coágulos. Esto ayuda a prevenir eventos cardiovasculares como infartos de miocardio y accidentes cerebrovasculares.

Es recomendable acompañar la cúrcuma con pimienta. La curcumina tiene una biodisponibilidad baja, lo que significa que el cuerpo no la absorbe bien cuando se consume sola. La pimienta negra contiene un compuesto llamado piperina que puede aumentar significativamente la absorción de la curcumina.

Jengibre

El jengibre es una planta que se ha utilizado durante miles de años en la medicina tradicional. Tiene multitud de beneficios para la salud, entre ellos, la mejora de la salud cardiovascular.[28]

- Contiene gran cantidad de antioxidantes como el gingerol, que nos ayuda a neutralizar los radicales libres. Además, puede aumentar la actividad de enzimas antioxidantes endógenas, como la superóxido dismutasa y la glutatión peroxidasa, que protegen el sistema cardiovascular del estrés oxidativo.
- Tiene una potente acción antiinflamatoria gracias a algunos de sus compuestos bioactivos como los gingeroles y los shogaoles, que inhiben la producción de citoquinas proinflamatorias, como la interleucina-6 (IL-6) y el factor de necrosis tumoral alfa (TNF-α). Además, estos compuestos presentes en el jengibre inhiben las enzimas ciclooxigenasa y lipooxigenasa, re-

duciendo así la producción de prostaglandinas y leu-
cotrienos proinflamatorios.

- Inhibe la agregación plaquetaria, actúa como vasodilatador y reduce la viscosidad de la sangre, mejorando la circulación y reduciendo el riesgo de eventos trombóticos.

A mí, personalmente, me gusta comer algunos trozos
crudos antes de algunas comidas, sobre todo, las que vayan
a ser de peor digestión, ya que el jengibre, además de potenciar nuestra salud cardiovascular, es un gran aliado para
nuestras digestiones.

Grasas monoinsaturadas: tocino, tuétano, aceite de oliva,
aceitunas y aguacate ecos

Lo primero y más importante: la grasa saturada no obstruye
las arterias y no aumenta el riesgo de sufrir enfermedades
cardiovasculares.[29] Esto se ha visto en varios estudios:

- Una revisión sistemática y metaanálisis publicada en
  2015 en *British Medical Journal* no mostró ninguna
  asociación entre el consumo de grasa saturada y la
  muerte por cualquier causa: enfermedad cardíaca,
  mortalidad de origen cardiovascular, infarto cerebral
  isquémico o diabetes tipo II.[30]
- En una revisión sistemática, metaanálisis y metarre-
  gresión con 7.150 pacientes, se observó que, en la prevención secundaria de la enfermedad cardíaca (personas con un evento cardiovascular previo, tipo infarto
  angina...), no hay ningún beneficio en la reducción de la
  grasa, incluida la grasa saturada, ni en el infarto de miocardio, ni en la mortalidad cardiovascular, ni en la
  mortalidad por cualquier causa.[31]

- En otro estudio en mujeres posmenopáusicas con enfermedad cardíaca, una mayor ingesta de grasa saturada se asoció con una menor progresión de su aterosclerosis, mientras que una mayor ingesta de carbohidratos y de aceites poliinsaturados (semillas y legumbres) sí que se asociaron a mayor progresión de su enfermedad.[32]

Es importante entender que el exceso de grasa saturada en la sangre no proviene de la ingesta de grasa saturada dietética (la que ingerimos), sino de una ingesta excesiva de carbohidratos. Esto lleva a la paradójica conclusión de que las grasas saturadas en la dieta no son el problema; el problema, más bien, es el consumo excesivo de carbohidratos en relación con la capacidad del individuo para metabolizar la glucosa sin recurrir a la lipogénesis de novo, el proceso por el cual se produce excedente de grasa del exceso de glucosa.[33]

En un estudio, seleccionaron a hombres y mujeres obesos y, durante 12 semanas, les dieron una alimentación de 1.500 kcal, que eran o bien bajas en carbohidratos o bien bajas en grasas. El grupo de bajo nivel de carbohidratos, a pesar de ingerir hasta tres veces más de grasas saturadas en la dieta que el grupo bajo en grasas (36 gramos frente a 12 gramos), tuvo una reducción significativa en la proporción y los valores absolutos de grasa en el plasma.[34] Y éste no es el único estudio: hay intervenciones donde se ha confirmado esta paradoja, confirmando una vez más que el problema no es el consumo de grasa, sino el exceso de azúcares en la dieta.[35]

Podríamos hablar largo y tendido de las grasas saturadas, pero no en este libro. Lo que sí es importante que entiendas es que las grasas saturadas nunca fueron el problema y que realmente son un nutriente ancestral que nos ha acompañado durante millones de años y forma parte de la base alimentaria óptima para el ser humano compuesta por alimentos de origen animal.

Por otro lado, es importante asimismo destacar que el consumo de grasa monoinsaturada también ha estado muy presente en nuestra alimentación en los últimos miles de años. Las fuentes más estrictas de grasa monoinsaturada son las aceitunas, los aguacates y sus derivados. Después, el tuétano y el tocino de cerdo de animales criados de una forma evolutivamente correcta también son una buena fuente de esta grasa.

Los frutos grasos tienen gran cantidad de antioxidantes que nos van a ayudar a reducir la modificación de lipoproteínas. Por otro lado, la grasa monoinsaturada reduce la inflamación endotelial y aumenta la biodisponibilidad del óxido nítrico, al mejorar la vasodilatación. A través de diferentes mecanismos de mejora de la presión arterial, la grasa monoinsaturada puede reducir la tendencia de las plaquetas a agregarse y formar coágulos, disminuyendo así el riesgo de eventos trombóticos, como ataques cardíacos y accidentes cerebrovasculares y, por último, también regula los niveles de glucosa en sangre al mejorar la sensibilidad a la insulina.

El aceite de oliva virgen extra de extracción en frío es oro líquido y un alimento altamente protector para nuestra salud cardiovascular. Es la grasa más presente en mis comidas.[36]

Huevo

Como ya se ha mencionado, el consumo de huevos es totalmente seguro. De hecho, es uno de los alimentos más nutritivos del mundo y no sólo no es un problema para la salud cardiovascular, sino que es un alimento que la potencia. Cuantos más huevos comas, mejor será tu salud cardiovascular. Y esto es debido a que, en la yema de huevo, encontramos dos potentes antioxidantes liposolubles: la luteína y la zeaxantina.

Estos antioxidantes son carotenoides como los que puedes encontrar en una zanahoria, de ahí el color de la yema. La diferencia es que son liposolubles y tienen una biodisponibilidad y una eficacia mucho más elevada en la yema de huevo que las de los vegetales. La luteína y la zeaxantina se han vinculado con numerosos beneficios:[37, 38, 39]

- Potente antioxidante que fortalece el sistema inmunológico y previene el cáncer.
- Mejora las capacidades cognitivas como la memoria y la atención.
- Previene daños oculares y conserva la visión durante el envejecimiento. Nos protege contra la luz artificial (luz azul).
- Tonifica la piel, disminuye las arrugas y mejora la hidratación de la piel.

Por otro lado, el huevo (marino y terrestre) es la principal fuente dietética de colina, un nutriente esencial de la dieta. Se estima que más del 90 por ciento de los estadounidenses no alcanza la ingesta diaria recomendada de este nutriente con todo lo que ello supone. El consumo de colina se ha asociado con menor riesgo de sufrir enfermedades cardiovasculares, neurodegenerativas y cáncer.[40, 41] Aquí van algunas de sus funciones:

- El organismo necesita colina para formar y reparar las membranas que rodean las células del organismo.
- Esencial para la memoria y el estado de ánimo.
- Favorece la función muscular y ayuda a mejorar la energía mental, el enfoque y la concentración.

- Está involucrada en la síntesis de diversas hormonas y enzimas, entre las que sobresale la melatonina. Aparte, interviene en el metabolismo de la creatina.
- Favorece la desintoxicación de productos químicos y sustancias contaminantes.
- Mejora el metabolismo lipídico reduciendo el riesgo de enfermedad cardiovascular.
- Regula los niveles de la presión arterial.
- Importantísimo: reduce la homocisteína.

El consumo de huevo, gracias a estos compuestos y, en general, al valor nutricional, se ha demostrado que mejora la salud cardiovascular. En un estudio se demostró que la ingesta de huevo promovía la formación de grandes subclases de LDL y HDL, además de cambiar a los individuos de patrón LDL B al patrón A, menos aterogénico y protector.[42] Otros estudios han confirmado este hallazgo, como, por ejemplo, este ensayo controlado aleatorio liderado por Gisella Mutungi con el título: «Los huevos modulan claramente las subclases de carotenoides y lipoproteínas plasmáticas en hombres adultos que siguen una dieta restringida en carbohidratos».[43]

Lo dicho, más huevos es igual a mejor salud cardiovascular. El consumo de entre uno y cuatro huevos de calidad diarios no va a suponer ningún riesgo para tu salud dentro de una correcta alimentación y con buenos hábitos deportivos. Es importante destacar que muchos de los compuestos de la yema de huevo, como la luteína y la zeaxantina, son termosensibles, de manera que cuanto más cruda, mejor, ya que tendrán más biodisponibilidad y eficacia. Vuelvo a recordar que es importante consumir huevos de calidad: mínimo camperos, óptimo camperos ecológicos.

Ajo

El ajo tiene diferentes propiedades que lo convierten en un gran aliado de la salud cardiovascular:[44, 45]

- Por un lado, tiene propiedades antioxidantes debido a sus compuestos organosulfurados (alicina, S-alil-cisteína) y otros antioxidantes (flavonoides y selenio) que ayudan a prevenir la oxidación de las partículas LDL.
- También promueve la formación de partículas de LDL más grandes y menos densas, que son menos propensas a penetrar en la pared arterial y formar placas.
- Los compuestos del ajo tienen propiedades antiinflamatorias que pueden reducir la inflamación vascular y, por lo tanto, disminuir el riesgo de formación de placas en las arterias.
- Mejora la función endotelial mediante el aumento de la producción de óxido nítrico (NO), mejorando así la circulación y reduciendo el riesgo de hipertensión arterial.
- Tiene propiedades antitrombóticas, pues inhibe la agregación plaquetaria y la formación de coágulos sanguíneos. Esto ayuda a prevenir eventos cardiovasculares como infartos y accidentes cerebrovasculares.

En resumen, para mí, los cuatro pilares para tener buena salud son el control del estrés y la ansiedad, una buena alimentación, el deporte y la naturaleza. De ellos, la alimentación es uno de los pilares más potentes. Si consigues tener una buena relación con los alimentos y comer comida real, ten por seguro que las posibilidades de tener una enfermedad metabólica van a caer en picado. Recuerda las palabras de Hipócrates: «Que tu medicina sea tu alimento».

Conclusiones

En ningún momento en este libro he querido establecer una verdad absoluta. Simplemente he mostrado mi creencia y mi filosofía lipídica después de leer a muchos referentes y estudiar una amplia literatura científica. En todos mis años como profesional he podido impregnarme de muchas vertientes sobre la salud cardiovascular, incluida la propuesta por el dogma, la cual me enseñaron y taladraron en la universidad. Sin embargo, con toda sinceridad y toda honestidad, las bases del dogma se equivocan: el colesterol no es el causante de las enfermedades cardiovasculares.

El problema es que desde todas las vertientes de la salud dogmática hay un adoctrinamiento y un miedo infundado al colesterol. Como hemos visto a lo largo de estas páginas, reducir el colesterol no se traduce en una mayor esperanza de vida o una mejor calidad de vida. Al revés, en muchos casos puede incluso ser perjudicial. Si hablamos de salud cardiovascular, tenemos que dejar de ver la punta del iceberg y centrarnos en lo que verdaderamente importa.

Es esencial comprender que las enfermedades cardiovasculares son la principal causa de muerte en el mundo y, si hemos llegado a estas cifras, no es por tener el colesterol elevado. De hecho, la tendencia de los humanos en las últimas décadas es ir cada vez a tener menos niveles de colesterol mientras las enfermedades cardiovasculares no dejan de crecer exponencialmente. Estos niveles no dejan de caer debido al abuso de estatinas y la glucodependencia que poco están haciendo a nuestro favor; dos factores que más que ayudarnos a progresar como especie nos están lastrando.

Nuestros principales problemas como especie, si hablamos de enfermedades cardiovasculares, son el estrés crónico, las drogas, el sedentarismo, la ruptura de los ritmos circadianos y la mala alimentación. Todo esto deriva en inflamación, estrés oxidativo y un estado de glicación crónicos con alta tendencia a estados protrombóticos y al aumento incontrolable de microgrietas. Aquí es donde hay que poner el foco para reducir las enfermedades cardiovasculares, no en bajar el colesterol tomando pastillas...

Por otro lado, la ciencia tiene que abrir paso a la flexibilidad metabólica y a las personas que utilizan grasa como principal fuente de energía. Son personas con un metabolismo totalmente diferente a las que son glucodependientes y, en general, muchísimo más saludables. Hay que promover la alimentación *low carb* (baja en carbohidratos) y la práctica del ayuno. En la universidad y para el dogma son un tema tabú, pero es crucial abrirnos a estos estilos de vida cuyo objetivo es promover la salud, en lugar de resistirnos por no ajustarse a viejos dogmas; al fin y al cabo, podrían ser la clave para salvar vidas.

Son muchos los pacientes que me llegan a consulta con numerosas señales de problemas metabólicos como hipertensión, prediabetes o sobrepeso y, después de varias semanas con una alimentación baja en carbohidratos y un aumento de la actividad, mejoran todos sus parámetros, se encuentran mucho mejor, tienen una energía que hacía años que no experimentaban, se concentran más y, en general, son más felices. Pero claro, les ha subido el colesterol y eso les asusta.

Este libro va para todas esas personas. Somos muchos los que hemos pasado por esta etapa y, tras años de estudio, nos hemos dado cuenta de que el colesterol no es un problema, siempre y cuando te comportes como un humano evolutivamente correcto.

Este libro también lo he escrito con especial cariño para todas las personas, profesionales de la salud o no, que se preocupan por su bienestar y que tienen la mente abierta y reflexiva, a las personas con ganas de aprender que entienden que muchas veces la verdad no siempre es la que brindan los dogmas.

Espero que este libro no genere aversión, sino reflexión.

Agradecimientos

A ti, lector, por leer este libro con la mente abierta y reflexiva. A mi tía Marichu, por ser mi apoyo literario y hacerme reflexionar sobre mis primeros borradores. A todas las personas que me apoyan en mi carrera profesional como nutricionista y como defensor de una alimentación más acorde con nuestra historia evolutiva. A mis amigos y familiares más cercanos por aguantar mis momentos de tempestad y mis ausencias sociales refugiado en mi trabajo y estudios. A Alienta Editorial, por apostar por mí y darme apoyo profesional. Y, por último, al amor, que es el motor que debería mover el mundo y por el cual divulgo.

Notas

Introducción

1. Stary, Herbert C. *et al.*, «A definition of advanced types of atheroscrerotic lesions and a histological classification of aterosclerosis: a report from the committe on vascular lesion of the council on arteriosclerosis, American Heart Association», *Circulation*, 92, 5 (1995), pp. 1355-1374, <https://www.ahajournals.org/doi/full/10.1161/01.CIR.92.5.1355>.

1. El negocio del colesterol

1. IQVIA es una compañía multinacional estadounidense que presta servicios para las industrias de tecnología de información de salud e investigación clínica. Es un proveedor de servicios de desarrollo biofarmacéutico y subcontratación comercial, centrado principalmente en ensayos clínicos de fase I-IV y servicios analíticos y de laboratorio asociados, en los que se incluye un servicio de consultoría.

2. Carroll, Margaret D. *et al.*, «Trends in serum lipids and lipoproteins of adults, 1960-2002», *JAMA*, 294, 14 (2005), pp. 1773-1781, <https://jamanetwork.com/journals/jama/fullarticle/201671>.

3. Rosanas, Joan Denial *et al.*, «Evolución 2001-2018 de los niveles de colesterol sérico en una población de Cataluña (Osona, Barcelona)», *Atención Primaria Práctica*, 3, 1 (2021), p. 100080, <http://www.elsevier.es/es-revista-atencion-primaria-practica-24-articulo-evolucion-2001-2018-niveles-colesterol-serico-S2605073020300456>.

4. Centers for Disease Control and Prevention, «QuickStats: Average total cholesterol level among men and women aged 20-74 years. National Health and Nutrition Examination Survey, United States, 1959-1962 to 2007-2008», *Morbidity and Mortality Weekly Report*, 58, 37 (2009), p. 1045, <https://www.cdc.gov/mmwr/preview/mmwrhtml/mm5837a9.htm>.

5. Yi, Sang-Wook; Yi Jee-Jeon; y Ohrr, Heechoul, «Total cholesterol and all-cause mortality by sex and age: a prospective cohort study among 12.8 million adults», *Scientific Reports*, 9, 1 (2019), p. 1596, <https://pubmed.ncbi.nlm.nih.gov/30733566/>

6. Kawamoto, Ryuichi *et al.*, «Low density lipoprotein cholesterol and all-cause mortality rate: findings from a study on Japanese community-dwelling persons», *Lipids in Health and Disease*, 20, 1 (2021), p. 105, <https://pubmed.ncbi.nlm.nih.gov/34511127/>.

2. Fisiología lipídica

1. West, Rebeca *et al.*, «Better memory functioning associated with higher total and low-density lipoprotein cholesterol levels in very elderly subjects without the apolipoprotein e4 allele», *The American Journal of Geriatric Psychiatry*, 16, 9 (2008), pp. 781-785, <https://pubmed.ncbi.nlm.nih.gov/18757771/>.

2. Huang, Xuemei *et al.*, «Low LDL cholesterol and increased risk of Parkinson's disease: prospective results from Honolulu-Asia Aging Study», *Movement Disorders: Official Journal of the Movement Disorder Society*, 23, 7 (2008), pp. 1013-1018, <https://pubmed.ncbi.nlm.nih.gov/18381649/>.

3. Ravnskov, Uffe *et al.*, «Lack of an association or an inverse association between low-density-lipoprotein cholesterol and mortality in the elderly: a systematic review», *BMJ Open*, 6, 6 (2016), p. e010401, <https://pubmed.ncbi.nlm.nih.gov/27292972/>.

4. Murata, Shunsuke *et al.*, «Blood biomarker profiles and exceptional longevity: comparison of centenarians and non-centenarians in a 35-year follow-up of the Swedish AMORIS cohort», *GeroScience*, 46, 2 (2024), pp. 1693-1702, <https://pubmed.ncbi.nlm.nih.gov/3772 6432/>.

5. Zou, Xiao *et al.*, «Serum lipid profiles and all-cause mortality: a retrospective single center study on chinese inpatient centenarians»,

Frontiers in Public Health, 10 (2022), p. 776814, <https://pubmed.
ncbi.nlm.nih.gov/35646784/>.

6. Kip, Kevin E. *et al.*, «Is LDL cholesterol associated with long-term mortality among primary prevention adults? A retrospective cohort study from a large healthcare system», *BMJ Open*, 14, 3 (2024), p. e077949, <https://bmjopen.bmj.com/content/14/3/e077949.abs tract>.

7. Ramsden, Christopher E. *et al.*, «Re-evaluation of the traditional diet-heart hypothesis: analysis of recovered data from Minnesota Coronary Experiment (1968-73)», *BMJ*, 353 (2016), <https://www.ncbi.
nlm.nih.gov/pmc/articles/PMC4836695/>.

8. Netea, Mihai G. *et al.*, «Circulating lipoproteins are a crucial component of host defense against invasive *Salmonella typhimurium* infection», *PLOS One*, 4, 1 (2009), p. e4237, <https://www.ncbi.nlm.nih.
gov/pmc/articles/PMC2617780/>.

9. Netea, Mihai G. *et al.*, «Low-density lipoprotein receptor-deficient mice are protected against lethal endotoxemia and severe gram-negative infections», *The Journal of Clinical Investigation*, 97, 6 (1996), pp. 366-372, <https://pubmed.ncbi.nlm.nih.gov/8617867/>.

10. Han, Runlin, «Plasma lipoproteins are important components of the immune system», *Microbiology and Immunology*, 54, 4 (2010), pp. 246-253, <https://pubmed.ncbi.nlm.nih.gov/20377753/>.

11. Hofer, Franz *et al.*, «Members of the low density lipoprotein receptor family mediate cell entry of a minor-group common cold virus», *Proceedings of the National Academy of Sciences*, 91, 5 (1994), pp.1839-1842, <https://pubmed.ncbi.nlm.nih.gov/8127891/>.

12. Feng, QiPing *et al.*, «Association between low-density lipoprotein cholesterol levels and risk for sepsis among patients admitted to the hospital with infection», *JAMA Network Open*, 2, 1 (2019), p. e187223, <https://pubmed.ncbi.nlm.nih.gov/30657536/>.

13. Shor, Renana *et al.*, «Low serum LDL cholesterol levels and the risk of fever, sepsis, and malignancy», *Annals of Clinical & Laboratory Science*, 37, 4 (2007), pp. 343-348, <https://pubmed.ncbi.nlm.nih.
gov/18000291/>.

14. Sijbrands, Eric J. G. *et al.*, «Mortality over two centuries in large pedigree with familial hypercholesterolaemia: family tree mortality study», *BMJ*, 322, 7293 (2001), pp. 1019-1023, <https://pubmed.ncbi.
nlm.nih.gov/11325764/>.

15. Carter, P. R. *et al.*, «3106 patients with a diagnosis of hyperlipi-

daemia have a reduced risk of developing breast cancer and lower mortality rates: a large retrospective longitudinal cohort study from the UK ACALM registry», *European Heart Journal*, 38, Suppl 1 (2017), p. ehx504-3106, <https://academic.oup.com/eurheartj/article/38/suppl_1/ehx504.3106/4089556>.

16. Qin, Wen-Hao *et al.*, «High serum levels of cholesterol increase antitumor functions of nature killer cells and reduce growth of liver tumors in mice», *Gastroenterology*, 158, 6 (2020), pp. 1713-1727, <https://pubmed.ncbi.nlm.nih.gov/31972238/>.

17. Yang, Wei *et al.*, «Potentiating the antitumour response of CD8(+) T cells by modulating cholesterol metabolism», *Nature*, 531, 7596 (2016), pp. 651-655, <https://pubmed.ncbi.nlm.nih.gov/26982734/>.

18. Lammert, Frank; y Wang, David Q-H, «New insights into the genetic regulation of intestinal cholesterol absorption», *Gastroenterology*, 129, 2 (2005), p. 718-734, <https://pubmed.ncbi.nlm.nih.gov/16083725/>.

19. Kober, Daniel L. *et al.*, «Scap structures highlight key role for rotation of intertwined luminal loops in cholesterol sensing», *Cell*, 184, 14 (2021), p. 3689-3701.e22, <https://pubmed.ncbi.nlm.nih.gov/34139175/>.

20. McDonald, Bruce E., «The Canadian experience: why Canada decided against an upper limit for cholesterol», *Journal of the American College of Nutrition*, 23, 6, Suppl. (2004), pp. 616S-620S, <https://pubmed.ncbi.nlm.nih.gov/15640515/>.

3. Los problemas del colesterol bajo

1. Brescianini, Sonia *et al.*, «Low total cholesterol and increased risk of dying: are low levels clinical warning signs in the elderly? Results from the Italian Longitudinal Study on Aging», *Journal of the American Geriatrics Society*, 51, 7 (2003), pp. 991-996, <https://pubmed.ncbi.nlm.nih.gov/12834520/>.

2. Sachdeva, Amit *et al.*, «Lipid levels in patients hospitalized with coronary artery disease: an analysis of 136,905 hospitalizations in Get With The Guidelines», *American Heart Journal*, 157, 1 (2009), pp. 111-117, <https://pubmed.ncbi.nlm.nih.gov/19081406/>.

3. Ravnskov, Uffe *et al.*, «LDL-C does not cause cardiovascular dis-

ease: a comprehensive review of the current literature», *Expert Review of Clinical Pharmacology*, 11, 10 (2018), pp. 959-970, <https://pub med.ncbi.nlm.nih.gov/30198808/>.

4. Petursson, Halfdan *et al.*, «Is the use of cholesterol in mortality risk algorithms in clinical guidelines valid? Ten years prospective data from the Norwegian HUNT 2 study», *Journal of Evaluation in Clinical Practice*, 18, 1 (2024), pp. 159-168, <https://pubmed.ncbi.nlm.nih. gov/21951982/>.

5. Choi, Ji-Sook; Song, Yun-Mi; y Sung Joohon, «Serum total cholesterol and mortality in middle-aged Korean women», *Atherosclerosis*, 192, 2 (2007) pp. 445-447, <https://pubmed.ncbi.nlm.nih.gov/ 17466993/>.

6. Forette, Bernard; Tortrat, Danièle; y Wolmark Yves, «Cholesterol as risk factor for mortality in elderly women», *The Lancet*, 333, 8643 (1989), pp. 868-870, <https://pubmed.ncbi.nlm.nih.gov/ 2564950/>.

7. Horsten, Myriam *et al.*, «Depressive symptoms, social support, and lipid profile in healthy middle-aged women», *Psychosomatic Medicine*, 59, 5 (1997), pp. 521-528, <https://pubmed.ncbi.nlm.nih.gov/93 16185/>.

8. Elias, Penelope K. *et al.*, «Serum cholesterol and cognitive performance in the Framingham Heart Study», *Psychosomatic Medicine*, 67, 1 (2005), pp. 24-30, <https://pubmed.ncbi.nlm.nih.gov/15 673620/>.

9. Partonen, T. *et al.*, «Association of low serum total cholesterol with major depression and suicide», *The British Journal of Psychiatry*, 175, 3 (1999), pp. 259-262, <https://pubmed.ncbi.nlm.nih.gov/10 645328/>.

10. Aguglia, Andrea *et al.*, «The association between dyslipidemia and lethality of suicide attempts: a case-control study», *Frontiers in Psychiatry*, 10 (2019), p. 70, <https://www.ncbi.nlm.nih.gov/pmc/articles/ PMC6405629/>.

11. Hurh, Kyungduk *et al.*, «Association between serum lipid levels over time and risk of Parkinson's disease», *Scientific Reports*, 12, 1 (2022), p. 21020, <https://www.nature.com/articles/s41598-022-25180-8>.

12. Nakagomi, Akihiro *et al.*, «Relationships between the serum cholesterol levels, production of monocyte proinflammatory cytokines and long-term prognosis in patients with chronic heart failure», *Internal*

Medicine, 53, 21 (2014), pp. 2415-2424, <https://pubmed.ncbi.nlm.nih.gov/25365998/>.

13. Cesari, Matteo *et al.*, «C-Reactive protein and lipid parameters in older persons aged 80 years and older», *The Journal of Nutrition, Health and Aging*, 13, 7 (2009), pp. 587-594, <https://www.ncbi.nlm.nih.gov/pmc/articles/PMC4386631/>.

14. Iribarren, C. *et al.*, «Cohort study of serum total cholesterol and in-hospital incidence of infectious diseases», *Epidemiology & Infection*, 121, 2 (1998), pp. 335-347, <https://www.ncbi.nlm.nih.gov/pmc/articles/PMC2809530/>.

15. Vatten, Lars J.; y Foss, Olav P., «Total serum cholesterol and triglycerides and risk of breast cancer: a prospective study of 24,329 Norwegian women», *Cancer Research*, 50, 8 (1990), pp. 2341-2346, <https://pubmed.ncbi.nlm.nih.gov/2317820/>.

16. Parsa, Nader; Taravatmanesh, Samira; y Trevisan Maurizio, «Is low cholesterol a risk factor for cancer mortality?», *European Journal of Cancer Prevention*, 27, 6 (2018), pp. 570-576, <https://pubmed.ncbi.nlm.nih.gov/28683011/>.

17. Li, Linfeng *et al.*, «Low cholesterol levels are associated with increasing risk of plasma cell neoplasm: A UK biobank cohort study», *Cancer Medicine*, 12, 22 (2023), pp. 20964-20975, <https://pubmed.ncbi.nlm.nih.gov/37908181/>.

18. Saito, Nobue *et al.*, «Low serum LDL cholesterol levels are associated with elevated mortality from liver cancer in Japan: the Ibaraki Prefectural health study», *The Tohoku Journal of Experimental Medicine*, 229, 3 (2013), pp. 203-211, <https://pubmed.ncbi.nlm.nih.gov/23445767/>.

19. Wang, Zhaolun *et al.*, «Effect of blood lipids and lipid-lowering therapies on osteoarthritis risk: A Mendelian randomization study», *Frontiers in Medicine*, 9 (2022), p. 990569, <https://pubmed.ncbi.nlm.nih.gov/36438033/>.

20. Madsen, Christian M.; Varbo, Anette; y Nordestgaard, Børge G., «Low HDL cholesterol and high risk of autoimmune disease: two population-based cohort studies including 117,341 individuals», *Clinical Chemistry*, 65, 5 (2019), pp. 644-652, <https://pubmed.ncbi.nlm.nih.gov/30745290/>.

21. Dominic, Erlangga *et al.*, «Metabolic factors and hip fracture risk in a large Austrian cohort study», *Bone Reports*, 12 (2020), p. 100244, <https://www.ncbi.nlm.nih.gov/pmc/articles/PMC6965713/>.

22. Li, Linfeng *et al.*, «Low cholesterol levels are associated with increasing risk of plasma cell neoplasm: A UK biobank cohort study», *Cancer Medicine*, 12, 22 (2023), pp. 20964-20975, <https://pubmed.ncbi.nlm.nih.gov/37908181/>.

23. Lin, Brian M. *et al.*, «Statin use and risk of skin cancer», *Journal of the American Academy of Dermatology*, 78, 4 (2018), pp. 682-693, <https://pubmed.ncbi.nlm.nih.gov/29208416/>.

24. Edison, Robin J. *et al.*, «Adverse birth outcome among mothers with low serum cholesterol», *Pediatrics*, 120, 4 (2007), pp. 723-733, <https://pubmed.ncbi.nlm.nih.gov/17908758/>.

4. LAS VERDADERAS CAUSAS DE LAS ENFERMEDADES CARDIOVASCULARES

1. Mann, Frank D., «Animal fat and cholesterol may have helped primitive man evolve a large brain», *Perspectives in Biology and Medicine*, 41, 3 (1998), pp. 417-425, <https://pubmed.ncbi.nlm.nih.gov/9604369/>.

2. DeSilva, Jeremy M. *et al.*, «When and why did human brains decrease in size? A new change-point analysis and insights from brain evolution in ants», *Frontiers in Ecology and Evolution*, 9 (2021), p. 742639, <https://www.frontiersin.org/articles/10.3389/fevo.2021.742639>.

3. Ben-Dor, Miki; Sirtoli, Raphael; y Barkai, Ran, «The evolution of the human trophic level during the Pleistocene», *American Journal of Physical Anthropology*, 175, Suppl. 72 (2021), pp. 27-56, <https://pubmed.ncbi.nlm.nih.gov/33675083/>.

4. Jaouen, Klervia *et al.*, «Exceptionally high $\partial 15N$ values in collagen single amino acids confirm Neandertals as high-trophic level carnivores», *Proceedings of the National Academy of Sciences*, 116, 11 (2019), p. 4928-4933, <https://www.pnas.org/doi/full/10.1073/pnas.1814087116>.

5. Berglund, Lars; y Ramakrishnan, Rajasekhar, «Lipoprotein(a): an elusive cardiovascular risk factor», *Arteriosclerosis, Thrombosis, and Vascular Biology*, 24, 12 (2004), pp. 2219-26, <https://pubmed.ncbi.nlm.nih.gov/15345512/>.

6. Laurens, N., Koolwijk, P.; y de Maat, M. P. M., «Fibrin structure and wound healing», *Journal of Thrombosis and Haemostasis*, 4, 5 (2006), pp. 932-939, <https://pubmed.ncbi.nlm.nih.gov/16689737/>.

7. Weisel, John W.; y Litvinov, Rustem I., «Fibrin formation, structure and properties», *Subcellular Biochemistry*, 82 (2017), pp. 405-456, <https://pubmed.ncbi.nlm.nih.gov/28101869/>.

8. Loscalzo, Joseph *et al.*, «Lipoprotein(a), fibrin binding, and plasminogen activation», *Arteriosclerosis: An Official Journal of the American Heart Association*, Inc., 10, 2 (1990), pp. 240-245, <https://pubmed.ncbi.nlm.nih.gov/2138452/>.

9. Yano, Yoko *et al.*, «Immunolocalization of lipoprotein(a) in wounded tissues», *Journal of Histochemistry & Cytochemistry*, 45, 4 (1997), pp. 559-568, <https://pubmed.ncbi.nlm.nih.gov/9111234/>.

10. Langsted, Anne; Kamstrup, Pia R.; y Nordestgaard, Børge G. «High lipoprotein(a) and low risk of major bleeding in brain and airways in the general population: a mendelian randomization study», *Clinical Chemistry*, 63, 11 (2017), pp. 1714-1723, <https://pubmed.ncbi.nlm.nih.gov/28877919/>.

11. Oliveira, Catarina *et al.*, «Apolipoprotein(a) inhibits hepatitis C virus entry through interaction with infectious particles», *Hepatology*, 65, 6 (2017), pp. 1851-1864, <https://pubmed.ncbi.nlm.nih.gov/28152568/>.

12. Bergmark, Claes *et al.*, «A novel function of lipoprotein [a] as a preferential carrier of oxidized phospholipids in human plasma», *Journal of Lipid Research*, 49, 10 (2008), pp. 2230-2239, <https://pubmed.ncbi.nlm.nih.gov/18594118/>.

13. Tsimikas, Sotirios; Tsironis, Loukas D.; y Tselepis, Alexandros D., «New insights into the role of lipoprotein(a)-associated lipoprotein-associated phospholipase A2 in atherosclerosis and cardiovascular disease», *Arteriosclerosis, Thrombosis, and Vascular Biology*, 27, 10 (2007), pp. 2094-2099, <https://pubmed.ncbi.nlm.nih.gov/17626905/>.

14. Kiechl, Stefan *et al.*, «Oxidized phospholipids, lipoprotein(a), lipoprotein-associated phospholipase A2 activity, and 10-year cardiovascular outcomes: prospective results from the Bruneck study», *Arteriosclerosis, Thrombosis, and Vascular Biology*, 27, 8 (2007), pp. 1788-1795, <https://pubmed.ncbi.nlm.nih.gov/17541022/>.

15. Lee, Kyuhyun *et al.*, «Adeno-associated virus-mediated expression of apolipoprotein (a) kringles suppresses hepatocellular carcinoma growth in mice», *Hepatology*, 43, 5 (2006), pp. 1063-1073, <https://pubmed.ncbi.nlm.nih.gov/16628632/>.

16. Yu, Hyun-Kyung *et al.*, «Suppression of colorectal cancer liver

metastasis and extension of survival by expression of apolipoprotein(a) kringles», *Cancer Research*, 64, 19 (2004), pp. 7092-7098, <https://pubmed.ncbi.nlm.nih.gov/15466205/>.

17. Ramharack, Randy; Barkalow, Derek; y Spahr, Mark A., «Dominant negative effect of TGF-beta1 and TNF-alpha on basal and IL-6-induced lipoprotein(a) and apolipoprotein(a) mRNA expression in primary monkey hepatocyte cultures», *Arteriosclerosis, Thrombosis, and Vascular Biology*, 18, 6 (1998), pp. 984-990, <https://pubmed.ncbi.nlm.nih.gov/9633941/>.

18. Silva, Isis T.; Mello, Ana P. Q.; y Damasceno, Nágila R. T. «Antioxidant and inflammatory aspects of lipoprotein-associated phospholipase A_2 (Lp-PLA_2): a review», *Lipids in Health Disease*, 10 (2011), pp. 1-10, <https://lipidworld.biomedcentral.com/articles/10.1186/1476-511X-10-170>.

19. Kiechl, Stefan *et al.*, «Oxidized phospholipids, lipoprotein(a), lipoprotein-associated phospholipase A2 activity, and 10-year cardiovascular outcomes: prospective results from the Bruneck study», *Arteriosclerosis, Thrombosis, and Vascular Biology*, 27, 8 (2007), pp. 1788-1795, <https://pubmed.ncbi.nlm.nih.gov/17541022/>.

20. Rath, Matthias; y Pauling, Linus, «Hypothesis: lipoprotein(a) is a surrogate for ascorbate», *Proceedings of the National Academy of Sciences*, 87, 16 (1990), pp. 6204-6207, <https://pubmed.ncbi.nlm.nih.gov/2143582/

21. Calmarza, P. *et al.*, «Relationship between lipoprotein(a) concentrations and intima-media thickness: a healthy population study», *European Journal of Preventive Cardiology*, 19, 6 (2012), pp. 1290-1295, <https://pubmed.ncbi.nlm.nih.gov/21914687/>.

22. Zdravkovic, Vladimir *et al.*, «Histamine blood concentration in ischemic heart disease patients», *BioMed Research International*, 2011, 1 (2011), p. 315709, <https://pubmed.ncbi.nlm.nih.gov/21687546/>.

23. Clejan, Sanda *et al.*, «Blood histamine is associated with coronary artery disease, cardiac events and severity of inflammation and atherosclerosis», *Journal of Cellular and Molecular Medicine*, 6, 4 (2002), pp. 583-592, <https://pubmed.ncbi.nlm.nih.gov/12611642/>.

24. Clemetson, C.; y Alan B., «Histamine and ascorbic acid in human blood», *The Journal of Nutrition*, 110, 4 (1980), pp. 662-668, <https://www.sciencedirect.com/science/article/abs/pii/S0022316623279869>.

25. Ibídem.

26. Baran, Joanna *et al.*, «Mast cells as a target: a comprehensive review of recent therapeutic approaches», *Cells*, 12, 8 (2023), p. 1187, <https://pubmed.ncbi.nlm.nih.gov/37190096/>.

27. Jarisch, R. *et al.*, «Impact of oral vitamin C on histamine levels and seasickness», *Journal of Vestibular Research*, 24, 4 (2014), pp. 281-288, <https://pubmed.ncbi.nlm.nih.gov/25095772/>.

28. Patel, R. P. *et al.*, «Formation of oxysterols during oxidation of low density lipoprotein by peroxynitrite, myoglobin, and copper», *Journal of Lipid Research*, 37, 11 (1996), pp. 2361-2371, <https://pubmed.ncbi.nlm.nih.gov/8978488/>.

29. Levitan, Irena; Volkov, Suncica; y Subbaiah, Papasani V., «Oxidized LDL: diversity, patterns of recognition, and pathophysiology», *Antioxidants & Redox Signaling*, 13, 1 (2010), pp. 39-75, <https://www.ncbi.nlm.nih.gov/pmc/articles/PMC2877120/>.

30. Carr, Anitra C.; McCall, Mark R.; y Frei, Balz, «Oxidation of LDL by myeloperoxidase and reactive nitrogen species: reaction pathways and antioxidant protection», *Arteriosclerosis, Thrombosis, and Vascular Biology*, 20, 7 (2000), pp. 1716-1723, <https://pubmed.ncbi.nlm.nih.gov/10894808/>.

31. Jialal, Ishwarlal; y Devaraj, Sridevi, «Low-density lipoprotein oxidation, antioxidants, and atherosclerosis: a clinical biochemistry perspective», *Clinical Chemistry*, 42, 4 (1996), pp. 498-506, <https://pubmed.ncbi.nlm.nih.gov/8605665/>.

32. Itabe, Hiroyuki, «Oxidized low-density lipoprotein as a biomarker of in vivo oxidative stress: from atherosclerosis to periodontitis», *Journal of Clinical Biochemistry Nutrition*, 51, 1 (2012), pp. 1-8, <https://www.ncbi.nlm.nih.gov/pmc/articles/PMC3391857/>.

33. Poljsak, Borut; Šuput, Dušan; y Milisav, Irina, «Achieving the balance between ROS and antioxidants: when to use the synthetic antioxidants», *Oxidative Medicine and Cellular Longevity*, 2013, 1 (2013), p. 956792, <https://pubmed.ncbi.nlm.nih.gov/23738047/>.

34. Izadi, Morteza *et al.*, «Cytomegalovirus localization in atherosclerotic plaques is associated with acute coronary syndromes: report of 105 patients», *Methodist DeBakey Cardiovascular Journal*, 8, 2 (2012), pp. 42-46, <https://pubmed.ncbi.nlm.nih.gov/22891128/>.

35. Wang, Jun *et al.*, «Lipopolysaccharide promotes lipid accumulation in human adventitial fibroblasts via TLR4-NF-κB pathway», *Lipids in Health and Disease*, 11 (2012), pp. 1-9, <https://pubmed.ncbi.nlm.nih.gov/23072373/>.

36. Lodovici, Maura; y Bigagli, Elisabeth, «Oxidative stress and air pollution exposure», *Journal of Toxicology*, 2011, 1 (2011), p. 487074, <https://onlinelibrary.wiley.com/doi/10.1155/2011/487074>.

37. Einor, D. *et al.*, «Ionizing radiation, antioxidant response and oxidative damage: A meta-analysis», *Science of the Total Environment*, 548 (2016), pp. 463-471, <https://pubmed.ncbi.nlm.nih.gov/2685 1726/>.

38. Guay, Valérie *et al.*, «Effect of short-term low- and high-fat diets on low-density lipoprotein particle size in normolipidemic subjects», *Metabolism*, 61, 1 (2012), pp. 76-83, <https://pubmed.ncbi.nlm.nih. gov/21816443/>.

39. Mata, P. *et al.*, «Effect of dietary fat saturation on LDL oxidation and monocyte adhesion to human endothelial cells in vitro», *Arteriosclerosis, Thrombosis, and Vascular Biology*, 16, 11 (1996), pp. 1347-1355, <https://pubmed.ncbi.nlm.nih.gov/8911273/>.

40. Caturano, Alfredo *et al.*, «Oxidative stress in type 2 diabetes: impacts from pathogenesis to lifestyle modifications», *Current Issues in Molecular Biology*, 45, 8 (2023), pp. 6651-6666, <https://www.ncbi. nlm.nih.gov/pmc/articles/PMC10453126/>.

41. Hirayama, Satoshi; y Miida, Takashi, «Small dense LDL: An emerging risk factor for cardiovascular disease», *Clinica Chimica Acta*, 414 (2012), pp. 215-224, <https://pubmed.ncbi.nlm.nih.gov/229 9852/>.

42. Starnes, H. F. *et al.*, «Tumor necrosis factor and the acute metabolic response to tissue injury in man», *The Journal of Clinical Investigation*, 82, 4 (1988), pp. 1321-1325, <https://www.ncbi.nlm.nih.gov/ pmc/articles/PMC442686/>.

43. Khovidhunkit, Weerapan *et al.*, «Infection and inflammation-induced proatherogenic changes of lipoproteins», *The Journal of Infectious Diseases*, 181, Suppl. 3 (2000), pp. S462-S472, <https://pub med.ncbi.nlm.nih.gov/10839741/>.

44. Theofilis, Panagiotis *et al.*, «Inflammatory mechanisms contributing to endothelial dysfunction», *Biomedicines*, 9, 7 (2001), p. 781, <https://pubmed.ncbi.nlm.nih.gov/34356845/>.

45. Younis, Nahla *et al.*, «Glycation as an atherogenic modification of LDL», *Current Opinion in Lipidology*, 19, 4 (2008), pp. 378-384, <https://pubmed.ncbi.nlm.nih.gov/18607185/>.

46. Lam, Michel C. W.; Tan, Kathryn C. B.; y Lam, Karen S. L., «Glycoxidized low-density lipoprotein regulates the expression of sca-

venger receptors in THP-1 macrophages», *Atherosclerosis*, 177, 2 (2004), pp. 313-320, <https://pubmed.ncbi.nlm.nih.gov/15530905/>.

47. Sobal, G.; Menzel, J.; y Sinzinger, H., «Why is glycated LDL more sensitive to oxidation than native LDL? A comparative study», *Prostaglandins, Leukotrienes and Essential Fatty Acids (PLEFA)*, 63, 4 (2000), pp. 177-186 <https://pubmed.ncbi.nlm.nih.gov/11049692/>.

48. Shirai, Tsuyosgi *et al.*, «Macrophages in vascular inflammation: from atherosclerosis to vasculitis», *Autoimmunity*, 248, 3 (2015), pp. 139-151, <https://www.ncbi.nlm.nih.gov/pmc/articles/PMC4606880/>.

49. Shih, Peggy T. *et al.*, «Minimally modified low-density lipoprotein induces monocyte adhesion to endothelial connecting segment-1 by activating beta1 integrin», *The Journal of Clinical Investigation*, 103, 5 (1999), pp. 613-625, <https://www.ncbi.nlm.nih.gov/pmc/articles/PMC479707/>.

50. Park, Young Mi, «CD36, a scavenger receptor implicated in atherosclerosis», *Experimental & Molecular Medicine*, 46, 6 (2014), p. e99, <https://www.ncbi.nlm.nih.gov/pmc/articles/PMC4081553/>.

51. Pirillo, Angela *et al.*, «Upregulation of lectin-like oxidized low density lipoprotein receptor 1 (LOX-1) expression in human endothelial cells by modified high density lipoproteins», *Biochemical and Biophysical Research Communications*, 428, 2 (2012), pp. 230-233, <https://pubmed.ncbi.nlm.nih.gov/23073138/>.

52. Greaves, David R.; y Gordon, Siamon, «The macrophage scavenger receptor at 30 years of age: current knowledge and future challenges», *Journal of Lipid Research*, 50, Suppl. (2009), pp. S282-286, <https://www.ncbi.nlm.nih.gov/pmc/articles/PMC2674758/>.

53. Yoshimoto, Ryo *et al.*, «The discovery of LOX-1, its ligands and clinical significance», *Cardiovascular Drugs and Therapy*, 25, 5 (2011), pp. 379-391, <https://www.ncbi.nlm.nih.gov/pmc/articles/PMC3204104/>.

54. Areschoug, Thomas; y Gordon, Siamon, «Scavenger receptors: role in innate immunity and microbial pathogenesis», *Cellular Microbiology*, 11, 8 (2009), pp. 1160-1169, <https://onlinelibrary.wiley.com/doi/10.1111/j.1462-5822.2009.01326.x>.

55. Mori, Masahiro *et al.*, «Foam cell formation containing lipid droplets enriched with free cholesterol by hyperlipidemic serum», *Journal of Lipid Research*, 42, 11 (2001), pp. 1771-1781, <https://www.jlr.org/article/S0022-2275(20)31503-0/fulltext>.

56. Ohashi, R. *et al.*, «Reverse cholesterol transport and cholesterol efflux in atherosclerosis», *QJM*, 98, 12 (2005), pp. 845-856, <https://academic.oup.com/qjmed/article/98/12/845/1569703>.

57. Glagov, Seymour *et al.*, «Compensatory enlargement of human atherosclerotic coronary arteries», *New England Journal of Medicine*, 316, 22 (1987), pp. 1371-1375, <https://www.nejm.org/doi/abs/10.1056/NEJM198705283162204>.

58. Schoenhagen, Paul *et al.*, «Arterial remodeling and coronary artery disease: the concept of "dilated" versus "obstructive" coronary atherosclerosis», *Journal of the American College of Cardiology*, 38, 2 (2001), pp. 297-306, <https://www.sciencedirect.com/science/article/pii/S0735109701013742?via%3Dihub>.

59. Braganza, D. M.; y Bennett, M. R., «New insights into atherosclerotic plaque rupture», *Postgraduate Medical Journal*, 77, 904 (2001), pp. 94-98, <https://academic.oup.com/pmj/article/77/904/94/7039500>.

60. Burke, Allen P. *et al.*, «Healed plaque ruptures and sudden coronary death: evidence that subclinical rupture has a role in plaque progression», *Circulation*, 103, 7 (2001), pp. 934-940, <https://www.ahajournals.org/doi/10.1161/01.CIR.103.7.934>.

61. Linton, MacRae F. *et al.*, «A direct role for the macrophage low density lipoprotein receptor in atherosclerotic lesion formation», *Journal of Biological Chemistry*, 274, 27 (1999), pp. 19204-19210, <https://www.sciencedirect.com/science/article/pii/S0021925819741398>.

62. Orekhov, Alexander N. *et al.*, «Signaling pathways potentially responsible for foam cell formation: cholesterol accumulation or inflammatory response-what is first?», *International Journal of Molecular Sciences*, 21, 8 (2020), p. 2716, <https://www.ncbi.nlm.nih.gov/pmc/articles/PMC7216009/>.

63. Silvani, Marcia Ines; Werder, Robert; y Perret, Claudio, «The influence of blue light on sleep, performance and wellbeing in young adults: a systematic review», *Frontiers in Physiology*, 13 (2022), p. 943108, <https://www.ncbi.nlm.nih.gov/pmc/articles/PMC9424753/>.

64. Gyberg, Viveca *et al.*, «Screening for dysglycaemia in patients with coronary artery disease as reflected by fasting glucose, oral glucose tolerance test, and HbA1c: a report from EUROASPIRE IV—a survey from the European Society of Cardiology», *European Heart Journal*, 36,

19 (2015), pp. 1171-1177, <https://academic.oup.com/eurheartj/arti cle/36/19/1171/2293210>.

65. Després, Jean-Pierre *et al.*, «Hyperinsulinemia as an independent risk factor for ischemic heart disease», *New England Journal of Medicine*, 334, 15 (1996), pp. 952-957, <https://www.nejm.org/doi/10.1056/NEJM199604113341504>.

66. Stamler, Jeremiah *et al.*, «The multiple risk factor intervention trial research group. Diabetes, other risk factors, and 12-yr cardiovascular mortality for men screened in the Multiple Risk Factor Intervention Trial», *Diabetes Care*, 16, 2 (1993), pp. 434-444, <https://diabetesjournals.org/care/article/16/2/434/17434/Diabetes-Other-Risk-Factors-and-12-Yr>.

67. Han, Jonathan M. *et al.*, «Insulin inhibits il-10-mediated regulatory t cell function: implications for obesity», *The Journal of Immunology*, 192, 2 (2014), pp. 623-629, <https://journals.aai.org/jimmunol/article/192/2/623/39557/Insulin-Inhibits-IL-10-Mediated-Regulatory-T-Cell>.

68. Park, Young M. *et al.*, «Insulin promotes macrophage foam cell formation: potential implications in diabetes-related atherosclerosis», *Laboratory Investigation*, 92, 8 (2012), pp. 1171-1180, <https://www.ncbi.nlm.nih.gov/pmc/articles/PMC3407326/>.

69. Lu, Hao *et al.*, «Insulin enhances dendritic cell maturation and scavenger receptor-mediated uptake of oxidised low-density lipoprotein», *Journal of Diabetes and its Complications*, 29, 4 (2015), pp. 465-471, <https://www.sciencedirect.com/science/article/abs/pii/S105 6872715001014?via%3Dihub>.

70. Iida, Kaoruko Tada *et al.*, «Insulin inhibits apoptosis of macrophage cell line, THP-1 cells, via phosphatidylinositol-3-kinase–dependent pathway», *Arteriosclerosis, Thrombosis, and Vascular Biology*, 22, 3 (2002), pp. 380-386, <https://www.ahajournals.org/doi/10.1161/hq0302.105272>.

71. Han, Seongah *et al.*, «Macrophage insulin receptor deficiency increases ER stress-induced apoptosis and necrotic core formation in advanced atherosclerotic lesions», *Cell Metabolism*, 3, 4 (2006), pp. 257-266, <https://www.sciencedirect.com/science/article/pii/S1550 413106000684>.

72. Gallucci, Giuseppina *et al.*, «Cardiovascular risk of smoking and benefits of smoking cessation», *Journal of Thoracic Disease*, 12, 7 (2020), pp. 3866-3876, <https://www.ncbi.nlm.nih.gov/pmc/articles/PMC7399440/>.

73. McGuire, Shelley, «Institute of Medicine. 2013. Sodium intake in populations: assessment of evidence. Washington, DC: The National Academies Press, 2013», *Advances in Nutrition*, 5, 1 (2014), pp. 19-20, <https://www.ncbi.nlm.nih.gov/pmc/articles/PMC3884094/>.

74. Xinhua, «Prehistoric "sea monster" fossils dug up in Himalayas», *China Daily*, 24 de mayo de 2023, <https://www.chinadaily.com.cn/a/202305/24/WS646d6288a310b6054fad4c19.html>.

75. O'Donnell, Martin *et al.*, «Urinary sodium and potassium excretion, mortality, and cardiovascular events», *New England Journal of Medicine*, 371, 7 (2014), pp. 612-623, <https://www.nejm.org/doi/full/10.1056/NEJMoa1311889>.

76. Mente, Andrew *et al.*, «Associations of urinary sodium excretion with cardiovascular events in individuals with and without hypertension: a pooled analysis of data from four studies», *The Lancet*, 388, 10043 (2016), pp. 465-475, <https://www.thelancet.com/journals/lancet/article/PIIS0140-6736(16)30467-6/abstract>.

77. Alderman, Michael H. *et al.*, «Plasma renin activity: a risk factor for myocardial infarction in hypertensive patients», *American Journal of Hypertension*, 10, 1 (1997), pp. 1-8, <https://academic.oup.com/ajh/article/10/1/1/180487?login=false>.

78. Fyhrquist, Frej; Metsärinne, K.; y Tikkanen, I., «Role of angiotensin II in blood pressure regulation and in the pathophysiology of cardiovascular disorders», *Journal of Human Hypertension*, 9, Suppl. 5 (1995), pp. S19-S24, <https://pubmed.ncbi.nlm.nih.gov/8583476/>.

79. Garg, Rajesh *et al.*, «Low-salt diet increases insulin resistance in healthy subjects», *Metabolism*, 60, 7 (2011), pp. 965-968, <https://www.ncbi.nlm.nih.gov/pmc/articles/PMC3036792/>.

80. Steptoe, Andrew; y Kivimäki, Mika, «Stress and cardiovascular disease», *Nature Reviews Cardiology*, 9, 6 (2012), pp. 360-370, <https://pubmed.ncbi.nlm.nih.gov/22473079/>.

81. Satyjeet, Fru *et al.*, «Psychological stress as a risk factor for cardiovascular disease: a case-control study», *Cureus*, 12, 10 (2020), p. e10757, <https://www.ncbi.nlm.nih.gov/pmc/articles/PMC7603890/>.

82. Ferguson, Lyn D. *et al.*, «Gout and incidence of 12 cardiovascular diseases: a case-control study including 152,663 individuals with gout and 709,981 matched controls», *The Lancet Rheumatology*, 6, 3 (2024), pp. e156-e167, <https://www.thelancet.com/journals/lanrhe/article/PIIS2665-9913(23)00338-7/abstract>.

83. Crivelli, Joseph J. *et al.*, «Contribution of dietary oxalate and oxalate precursors to urinary oxalate excretion», *Nutrients*, 13, 1 (2020), p. 62, <https://www.ncbi.nlm.nih.gov/pmc/articles/PMC7823532/>.

84. Solomons, Noel W. *et al.*, «Studies on the bioavailability of zinc in man. II. Absorption of zinc from organic and inorganic sources», *Journal of Laboratory and Clinical Medicine*, 94, 2 (1979), pp. 335-343, <https://pubmed.ncbi.nlm.nih.gov/458251/>.

85. Truong, Sharon Kim; y Karim, Riana, «The effect of different tea varieties on iron chelation», *AGU Fall Meeting Abstracts*, 2016 (2016), p. ED41A-0810, <https://ui.adsabs.harvard.edu/abs/2016A GUFMED41A0810T/abstract>.

86. Balcke, P. *et al.*, «Transient hyperoxaluria after ingestion of chocolate as a high risk factor for calcium oxalate calculi», *Nephron*, 51, 1 (1989), pp. 32-34, <https://pubmed.ncbi.nlm.nih.gov/2915754/>.

87. Ermer, Theresa *et al.*, «Oxalate, inflammasome, and progression of kidney disease», *Current Opinion in Nephrology and Hypertension*, 25, 4 (2016), pp. 363-371, <https://www.ncbi.nlm.nih.gov/pmc/arti cles/PMC4891250/>.

88. Pfau, Anja *et al.*, «High oxalate concentrations correlate with increased risk for sudden cardiac death in dialysis patients», *Journal of the America Society of Nephrology*, 32, 9 (2021), pp. 2376-2385, <https:// pubmed.ncbi.nlm.nih.gov/34281958/>.

89. Recht, Phoebe A. *et al.*, «Oxalic acid alters intracellular calcium in endothelial cells», *Atherosclerosis*, 173, 2 (2004), pp. 321-328, <https://pubmed.ncbi.nlm.nih.gov/15064109/>.

5. Altos respondedores

1. Dong, Tingting *et al.*, «The effects of low-carbohydrate diets on cardiovascular risk factors: A meta-analysis», *PLOS One*, 15, 1 (2002), p. e0225348, <https://www.ncbi.nlm.nih.gov/pmc/articles/PMC69 59586/>.

2. Visser, M. E. *et al.*, «APOE1 mutation in a patient with type III hyperlipoproteinaemia: detailed genetic analysis required», *The Netherland Journal of Medicine*, 70, 6 (2012), pp. 278-280, <https://www.nj monline.nl/getpdf.php?t=i&id=150#page=29>.

3. Sijbrands, Eric J. G. *et al.*, «Mortality over two centuries in large pedigree with familial hypercholesterolaemia: family tree mortality study-

Commentary: Role of other genes and environment should not be overlooked in monogenic disease», *BMJ*, 322, 7293 (2001), pp. 1019-1023, <https://www.bmj.com/content/322/7293/1019>.

4. Ravnskov, Uffe *et al.*, «Importance of coagulation factors as critical components of premature cardiovascular disease in familial hypercholesterolemia», *International Journal of Molecular Sciences*, 23, 16 (2022), p. 9146, <https://www.ncbi.nlm.nih.gov/pmc/articles/PMC 9409002/>.

5. Ravnskov, Uffe *et al.*, «Inborn coagulation factors are more important cardiovascular risk factors than high LDL-cholesterol in familial hypercholesterolemia», *Medical Hypotheses*, 121 (2018), pp. 60-63, <https://www.sciencedirect.com/science/article/abs/pii/S03069877 18304729?via%3Dihub>.

6. Cómo bajar el colesterol en una analítica

1. Kober, Daniel L. *et al.*, «Scap structures highlight key role for rotation of intertwined luminal loops in cholesterol sensing», *Cell*, 184, 14 (2021), p. 3689-3701.e22, <https://pubmed.ncbi.nlm.nih.gov/34 139175/>.

2. Weinbrenner, T. *et al.*, «Lipoprotein metabolism in patients with anorexia nervosa: a case-control study investigating the mechanisms leading to hypercholesterolaemia», *British Journal of Nutrition*, 91, 6 (2004), pp. 959-969, <https://pubmed.ncbi.nlm.nih.gov/15182399/>.

3. Puryear, Wendy *et al.*, «Highly pathogenic avian influenza A(H5N1) virus outbreak in New England seals, United States», *Emerging Infetious Deseases*, 29, 4 (2023), p. 783, <https://www.ncbi.nlm. nih.gov/pmc/articles/PMC10045683/>.

4. Adiels, Martin *et al.*, «Overproduction of large VLDL particles is driven by increased liver fat content in man», *Diabetologia*, 49 (2006), pp. 755-765, <https://link.springer.com/article/10.1007/s00125-005-0125-z>.

5. Bawden, Stephen *et al.*, «Increased liver fat and glycogen stores after consumption of high versus low glycaemic index food: A randomized crossover study», *Diabetes, Obesity and Metabolism*, 19, 1 (2017), pp. 70-77, <https://dom-pubs.pericles-prod.literatumonline.com/ doi/10.1111/dom.12784>

6. Schwarz, Jean-Marc *et al.*, «Short-term alterations in carbohy-

drate energy intake in humans. Striking effects on hepatic glucose production, de novo lipogenesis, lipolysis, and whole-body fuel selection», *The Journal of Clinical Investigation*, 96, 6 (1995), pp. 2735-2743, <https://www.ncbi.nlm.nih.gov/pmc/articles/PMC185982/>.

7. Norwitz, Nicholas G.; y Cromwell, William C., «Oreo cookie treatment lowers LDL cholesterol more than high-intensity statin therapy in a lean mass hyper-responder on a ketogenic diet: a curious crossover experiment», *Metabolites*, 14, 1 (2024), p. 73, <https://www.mdpi.com/2218-1989/14/1/73>.

7. ESTRATEGIAS NATURALES PARA REGULAR EL COLESTEROL Y SUPLEMENTOS

1. Assadi, Seyedeh Negar, «What are the effects of psychological stress and physical work on blood lipid profiles?», *Medicine*, 96, 18 (2017), p. e6816, <https://www.ncbi.nlm.nih.gov/pmc/articles/PMC5419930/>.

2. Kox, Matthijs *et al.*, «Voluntary activation of the sympathetic nervous system and attenuation of the innate immune response in humans», *Proceedings of the National Academy of Sciences*, 111, 20 (2014), pp. 7379-7384, <https://www.ncbi.nlm.nih.gov/pmc/articles/PMC4034215/>.

3. Ockene, Ira S. *et al.*, «Seasonal variation in serum cholesterol levels: treatment implications and possible mechanisms», *Archives of Internal Medicine*, 164, 8 (2004), p. 863-870, <https://jamanetwork.com/journals/jamainternalmedicine/fullarticle/216973>.

4. Huang, Cheng-Hsieh *et al.*, «Chronic blue light-emitting diode exposure harvests gut dysbiosis related to cholesterol dysregulation», *Frontiers in Cellular and Infection Microbiology*, 13 (2024), p. 1320713, <https://www.frontiersin.org/journals/cellular-and-infection-microbiology/articles/10.3389/fcimb.2023.1320713/full>.

5. Holliman, Graham *et al.*, «Ultraviolet radiation-induced production of nitric oxide:a multi-cell and multi-donor analysis», *Scientific Reports*, 7, 1 (2017), pp. 11105, <https://www.nature.com/articles/s41598-017-11567-5>.

6. Oschman, James L.; Chevalier, Gaétan; y Brown, Richard, «The effects of grounding (earthing) on inflammation, the immune response, wound healing, and prevention and treatment of chronic inflammatory and autoimmune diseases», *Journal of Inflammation Research*, 8

(2015), pp. 83-96, <https://www.ncbi.nlm.nih.gov/pmc/articles/PMC 4378297/>.

7. Chevalier, Gaétan *et al.*, «Earthing (grounding) the human body reduces blood viscosity-a major factor in cardiovascular disease», *The Journal of Alternative and Complementary Medicine*, 19, 2 (2013), pp. 102-110, <https://www.ncbi.nlm.nih.gov/pmc/articles/PMC357 6907/>.

8. Mann, Steven; Beedie, Christopher; y Jimenez, Alfonso, «Differential effects of aerobic exercise, resistance training and combined exercise modalities on cholesterol and the lipid profile: review, synthesis and recommendations», *Sports Medicine*, 44, 2 (2014), pp. 211-221, <https://www.ncbi.nlm.nih.gov/pmc/articles/PMC3906547/>.

9. Park, Jong-Hwan *et al.*, «Effects of a 12-week healthy-life exercise program on oxidized low-density lipoprotein cholesterol and carotid intima-media thickness in obese elderly women», *Journal of Physical Therapy Science*, 27, 5 (2015), pp. 1435-1439, <https://www.ncbi.nlm. nih.gov/pmc/articles/PMC4483413/>.

10. Hongu, Nobuko; y Sachan, Dileep S., «Carnitine and choline supplementation with exercise alter carnitine profiles, biochemical markers of fat metabolism and serum leptin concentration in healthy women», *The Journal of Nutrition*, 133, 1 (2003), pp. 84-89, <https://www. sciencedirect.com/science/article/pii/S0022316622155525>.

11. Malaguarnera, Mariano *et al.*, «L-Carnitine supplementation reduces oxidized LDL cholesterol in patients with diabetes», *The American Journal of Clinical Nutrition*, 89, 1 (2009), pp. 71-76, <https:// www.sciencedirect.com/science/article/pii/S000291652323909X >.

12. Li, Jin Lian *et al.*, «Effects of L-carnitine against oxidative stress in human hepatocytes: involvement of peroxisome proliferator-activated receptor alpha», *Journal of Biomedical Science*, 19, 1 (2012), pp. 1-9, <https://jbiomedsci.biomedcentral.com/articles/10.1186/1423-01 27-19-32>.

13. Liu, Zhihao *et al.*, «Effects of coenzyme Q10 supplementation on lipid profiles in adults: a meta-analysis of randomized controlled trials», *The Journal of Clinical Endocrinology & Metabolism*, 108, 1 (2023), pp. 232-249, <https://academic.oup.com/jcem/article/108/1/232/ 6751027?login=false>.

14. Arenas-Jal, Marta; Suñé-Negre, J. M.; y García-Montoya, Encarna, «Coenzyme Q10 supplementation: Efficacy, safety, and formulation challenges», *Comprehensive Reviews in Food Science and Food Safe-*

ty, 19, 2 (2020), pp. 574-594, <https://ift.onlinelibrary.wiley.com/doi/10.1111/1541-4337.12539>.

15. Mahoney, Diane E. *et al.*, «Understanding D-Ribose and Mitochondrial Function», *Advances in Bioscience and Clinical Medicine*, 6, 1 (2018), pp. 1-5, <https://pubmed.ncbi.nlm.nih.gov/29780691/>.

16. Miller, Lindsey E., «Methylsulfonylmethane decreases inflammatory response to tumor necrosis factor-α in cardiac cells», *American Journal of Cardiovascular Disease*, 8, 3 (2018), pp. 31-38, <https://www.ncbi.nlm.nih.gov/pmc/articles/PMC6055070/>.

17. Sousa-Lima, Inês *et al.*, «Methylsulfonylmethane (MSM), an organosulfur compound, is effective against obesity-induced metabolic disorders in mice», *Metabolism*, 65, 10 (2016), pp. 1508-1521, <https://snucm.elsevierpure.com/en/publications/methylsulfonylmethane-msm-an-organosulfur-compound-is-effective-a>.

18. Nakhostin-Roohi, Babak *et al.*, «Effect of single dose administration of methylsulfonylmethane on oxidative stress following acute exhaustive exercise», *Iranian Journal of Pharmaceutical Research: IJPR*, 12, 4 (2013), pp. 845-853, <https://www.ncbi.nlm.nih.gov/pmc/articles/PMC3920715/>.

19. Gerards, Maaike C. *et al.*, «Traditional Chinese lipid-lowering agent red yeast rice results in significant LDL reduction but safety is uncertain - a systematic review and meta-analysis», *Atherosclerosis*, 240, 2 (2015), pp. 415-423, <https://www.atherosclerosis-journal.com/article/S0021-9150(15)00222-1/fulltext>.

20. Preston Mason, R., «New insights into mechanisms of action for omega-3 fatty acids in atherothrombotic cardiovascular disease», *Current Atherosclerosis Reports*, 21, 1 (2019), pp. 1-11, <https://www.ncbi.nlm.nih.gov/pmc/articles/PMC6330561/>.

21. Shariat, Seyed Ziyae Aldin Samsam; Mostafavi, Sayed Abolfazl; y Khakpour, Farzad, «Antioxidant effects of vitamins C and e on the low-density lipoprotein oxidation mediated by myeloperoxidase», *Iranian Biomedical Journal*, 17, 1 (2013), pp. 22-28, <https://www.ncbi.nlm.nih.gov/pmc/articles/PMC3600973/>.

22. Taddei, Stefano *et al.*, «Vitamin C improves endothelium-dependent vasodilation by restoring nitric oxide activity in essential hypertension», *Circulation*, 97, 22 (1998), pp. 2222-2229, <https://www.ahajournals.org/doi/10.1161/01.cir.97.22.2222>.

23. Aburto, Nancy J. *et al.*, «Effect of increased potassium intake on cardiovascular risk factors and disease: systematic review and me-

ta-analyses», *BMJ*, 346 (2013), p. f1378, <https://www.bmj.com/con tent/346/bmj.f1378.short>.

24. Rosique-Esteban, Nuria *et al.*, «Dietary magnesium and cardio-vascular disease: a review with emphasis in epidemiological studies», *Nutrients*, 10, 2 (2018), p. 168, <https://www.ncbi.nlm.nih.gov/pmc/ articles/PMC5852744/>.

25. DiNicolantonio, James J.; O'Keefe, James H.; y Wilson, Wiliam, «Subclinical magnesium deficiency: a principal driver of cardiovascular disease and a public health crisis», *Open Heart*, 5, 1 (2018), p. e000668, <https://www.ncbi.nlm.nih.gov/pmc/articles/PMC5786912/>.

8. CÓMO EVALUAR EL VERDADERO RIESGO CARDIOVASCULAR EN UNA ANALÍTICA

1. Soran, Handrean; y Durrington, Paul N., «Susceptibility of LDL and its subfractions to glycation», *Current Opinion in Lipidology*, 22, 4 (2011), pp. 254-261, <https://journals.lww.com/co-lipidology/abs tract/2011/08000/susceptibility_of_ldl_and_its_subfractions_to.3. aspx>.

2. Chait, Alan *et al.*, «Susceptibility of small, dense, low-density lipo-proteins to oxidative modification in subjects with the atherogenic lipo-protein phenotype, pattern B», *The American Journal of Medicine*, 94, 4 (1993), pp. 350-356, <https://www.amjmed.com/article/0002-93 43(93)90144-E/abstract>.

3. Ohmura, Hirotoshi *et al.*, «Lipid compositional differences of small, dense low-density lipoprotein particle influence its oxidative sus-ceptibility: possible implication of increased risk of coronary artery di-sease in subjects with phenotype B», *Metabolism*, 51, 9 (2002), pp. 1081-1087, <https://www.metabolismjournal.com/article/S0026-0495 (02)00047-1/abstract>.

4. Tribble, D. L. *et al.*, «Greater oxidative susceptibility of the sur-face monolayer in small dense LDL may contribute to differences in co-pper-induced oxidation among LDL density subfractions», *Journal of Lipid Research*, 36, 4 (1995), pp. 662-671, <https://pubmed.ncbi.nlm. nih.gov/7616114/>.

5. Falkenhain, Kaja *et al.*, «Effect of carbohydrate-restricted die-tary interventions on LDL particle size and number in adults in the con-text of weight loss or weight maintenance: a systematic review and me-

ta-analysis», *The American Journal of Clinical Nutrition*, 114, 4 (2021), pp. 1455-1466, <https://www.sciencedirect.com/science/article/pii/S0002916522004749?via%3Dihub>.

6. Li, Jiawen *et al.*, «Remnant cholesterol but not LDL cholesterol is associated with 5-year bleeding following percutaneous coronary intervention», *iScience*, 26, 10 (2023), p. 107666, <https://www.ncbi.nlm.nih.gov/pmc/articles/PMC10510087/>.

7. Yang, Xiu Hong *et al.*, «Association of remnant cholesterol with risk of cardiovascular disease events, stroke, and mortality: A systemic review and meta-analysis», *Atherosclerosis*, 371 (2023), pp. 21-31, <https://www.atherosclerosis-journal.com/article/S0021-9150(23)00114-4/abstract>.

8. Voight, Benjamine F. *et al.*, «Plasma HDL cholesterol and risk of myocardial infarction: a mendelian randomisation study», *The Lancet*, 380, 9841 (2012), pp. 572-580, <https://www.ncbi.nlm.nih.gov/pmc/articles/PMC3419820/>.

9. Kontush, Anatol; y Chapman, M. John, «Functionally defective high-density lipoprotein: a new therapeutic target at the crossroads of dyslipidemia, inflammation, and atherosclerosis», *Pharmacological Reviews*, 58, 3 (2006), pp. 342-374, <https://pharmrev.aspetjournals.org/content/58/3/342.long>.

10. Camont, Laurent; Chapman, M. John; y Kontush, Anatol, «Biological activities of HDL subpopulations and their relevance to cardiovascular disease», *Trends in Molecular Medicine*, 17, 10 (2011), pp. 594-603, <https://pubmed.ncbi.nlm.nih.gov/21839683/>.

11. Vergeer, Menno *et al.*, «Genetic variation at the *phospholipid transfer protein* locus affects its activity and high-density lipoprotein size and is a novel marker of cardiovascular disease susceptibility», *Circulation*, 122, 5 (2010), pp. 470-477, <https://www.ahajournals.org/doi/10.1161/CIRCULATIONAHA.109.912519>.

9. Nutrición para la salud cardiovascular

1. «Omega 3 has been studied extensively here are links to many studies», *Fatty Liver Foundation*, <https://www.fattyliverfoundation.org/omega3_more>.

2. Simopoulos, Artemis P.; y DiNicolantonio, James J., «The importance of a balanced ω-6 to ω-3 ratio in the prevention and manage-

ment of obesity», *Open Heart*, 3, 2 (2016), p. e000385, <https://www.ncbi.nlm.nih.gov/pmc/articles/PMC5093368/>.

3. Cleland, Leslie G. *et al.*, «Linoleate inhibits EPA incorporation from dietary fish-oil supplements in human subjects», *The American Journal of Clinical Nutrition*, 55, 2 (1992), pp. 395-399, <https://pub med.ncbi.nlm.nih.gov/1310374/>.

4. Baker, Ella J. *et al.*, «Metabolism and functional effects of plant-derived omega-3 fatty acids in humans», *Progress in Lipid Research*, 64 (2016), pp. 30-56, <https://www.sciencedirect.com/science/article/abs/pii/S0163782716300303?via%3Dihub>.

5. Simopoulos, Artemis P., «Evolutionary aspects of diet, the omega-6/omega-3 ratio and genetic variation: nutritional implications for chronic diseases», *Biomedicine & Pharmacotherapy*, 60, 9 (2006), pp. 502-507, <https://www.sciencedirect.com/science/article/abs/pii/S0753332206002435?via%3Dihub>.

6. Nogoy, Kim Margarette C. *et al.*, «Fatty acid composition of grain —and grass—fed beef and their nutritional value and health implication», *Food Science of Animal Resources*, 42, 1 (2022), pp. 18-33, <http://www.kosfaj.org/archive/view_article?pid=kosfa-42-1-18>.

7. Bentley, Jeanine, «U.S. Trends in Food Availability and a Dietary Assessment of Loss-Adjusted Food Availability, 1970-2014», *Economic Information Bulletin*, 166 (2017).

8. Ramsden, Christopher E. *et al.*, «Use of dietary linoleic acid for secondary prevention of coronary heart disease and death: evaluation of recovered data from the Sydney Diet Heart Study and updated meta-analysis», *BMJ*, 346 (2013), p. e8707, <https://www.bmj.com/content/346/bmj.e8707>.

9. Ramsden, Christopher E. *et al.*, «Re-evaluation of the traditional diet-heart hypothesis: analysis of recovered data from Minnesota Coronary Experiment (1968-73)», *BMJ*, 353 (2016), p. i1246, <https://www.bmj.com/content/353/bmj.i1246>.

10. Seddon, Johanna M. *et al.*, «Dietary fat and risk for advanced age-related macular degeneration», *Archives of Ophthalmology*, 119, 8 (2001), pp. 1191-1199, <https://jamanetwork.com/journals/jamaophthalmology/fullarticle/267470>.

11. Loef, Martin; y Walach Harald, «The omega-6/omega-3 ratio and dementia or cognitive decline: a systematic review on human studies and biological evidence», *Journal of Nutrition in Gerontology and Geria-*

300 · El engaño del colesterol

trics, 32, 1 (2013), pp. 1-23, <https://pubmed.ncbi.nlm.nih.gov/234 51843/>.

12. Murff, Harvey J. *et al.*, «Dietary polyunsaturated fatty acids and breast cancer risk in Chinese women: a prospective cohort study», *International Journal of Cancer*, 128, 6 (2011), pp. 1434-1441, <https:// www.ncbi.nlm.nih.gov/pmc/articles/PMC3086389/>.

13. Simopoulos, Artemis P., «An increase in the omega-6/omega-3 fatty acid ratio increases the risk for obesity», *Nutrients*, 8, 3 (2016), p. 128, <https://www.ncbi.nlm.nih.gov/pmc/articles/PMC4808858/>.

14. Fernandes, Gabriel, «Dietary lipids and risk of autoimmune disease», *Clinical Immunology and Immunopathology*, 72, 2 (1994), pp. 193-197, <https://pubmed.ncbi.nlm.nih.gov/8050192/>.

15. Kiecolt-Glaser, Janice K. *et al.*, «Depressive Symptoms, omega-6:omega-3 fatty acids, and inflammation in older adults», *Psychosomatic Medicine*, 69, 3 (2007), pp. 217-224, <https://www.ncbi.nlm.nih. gov/pmc/articles/PMC2856352/>.

16. Bhardwaj, Swati *et al.*, «Effect of heating/reheating of fats/oils, as used by Asian Indians, on trans fatty acid formation», *Food Chemistry*, 212 (2016), pp. 663-670, <https://www.sciencedirect.com/science/ article/abs/pii/S0308814616309141?via%3Dihub>.

17. Mozaffarian, Dariush *et al.*, «Trans fatty acids and cardiovascular disease», *New England Journal of Medicine*, 354, 15 (2006), pp. 1601-1613, <https://www.nejm.org/doi/abs/10.1056/NEJMra054035>.

18. Mozaffarian, Dariush; Aro, Antti; y Willett, Walter C., «Health effects of trans-fatty acids: experimental and observational evidence», *European Journal of Clinical Nutrition*, 63, 2 (2009), pp. S5-S21, <https://www.nature.com/articles/1602973>.

19. Nielsen Jørgen Vesti *et al.*, «Low carbohydrate diet in type 1 diabetes, long-term improvement and adherence: A clinical audit», *Diabetology & Metabolic Syndrome*, 4, 1 (2012), p. 23, <https://www.ncbi.nlm. nih.gov/pmc/articles/PMC3583262/>.

20. Feinman, Richard D. *et al.*, «Dietary carbohydrate restriction as the first approach in diabetes management: Critical review and evidence base», *Nutrition*, 31, 1 (2015), pp. 1-13, <https://www.sciencedirect. com/science/article/pii/S0899900714003323?via%3Dihub>.

21. Wheatley, Sean D. *et al.*, «Low carbohydrate dietary approaches for people with type 2 diabetes—a narrative review», *Frontiers in Nutrition*, 8 (2021), p. 687658, <https://www.ncbi.nlm.nih.gov/pmc/arti cles/PMC8319397/>.

22. Santos, Filipe L. *et al.*, «Systematic review and meta-analysis of clinical trials of the effects of low carbohydrate diets on cardiovascular risk factors», *Obesity Reviews*, 13, 11 (2012), pp. 1048-1066, <https://onlinelibrary.wiley.com/doi/10.1111/j.1467-789X.2012.01021.x>.

23. Volek, Jeff S. *et al.*, «Carbohydrate restriction has a more favorable impact on the metabolic syndrome than a low fat diet», *Lipids*, 44, (2009), pp. 297-309, <https://link.springer.com/article/10.1007/s11745-008-3274-2>.

24. Forsythe, Cassandra E. *et al.*, «Comparison of low fat and low carbohydrate diets on circulating fatty acid composition and markers of inflammation», *Lipids*, 43, 1 (2008), pp. 65-77, <https://aocs.onlineli brary.wiley.com/doi/abs/10.1007/s11745-007-3132-7>.

25. Basu, Arpita; Rhone, Michael; y Lyons, Timothy J., «Berries: emerging impact on cardiovascular health», *Nutrition Reviews*, 68, 3 (2010), pp. 168-177, <https://academic.oup.com/nutritionreviews/ar ticle/68/3/168/1910550?login=false>.

26. Hajleh, Maha Noordin Abu; y Al-Dujaili, Emad Abdol Sahib, «Effects of turmeric concentrate on cardiovascular risk factors and exercise-induced oxidative stress in healthy volunteers; an exploratory study», *Advanced Pharmaceutical Bulletin*, 13, 3 (2023), pp. 601, <https://www.ncbi.nlm.nih.gov/pmc/articles/PMC10460800/>.

27. Qin, Si *et al.*, «Efficacy and safety of turmeric and curcumin in lowering blood lipid levels in patients with cardiovascular risk factors: a meta-analysis of randomized controlled trials», *Nutrition Journal*, 16 (2017), pp. 1-10, <https://www.ncbi.nlm.nih.gov/pmc/articles/PMC 5637251/>.

28. Fakhri, Sajad *et al.*, «Ginger and heart health: from mechanisms to therapeutics», *Current Molecular Pharmacology*, 14, 6 (2021), pp. 943-959, < https://pubmed.ncbi.nlm.nih.gov/33297926/>.

29. Malhotra, Aseem; Redberg, Rita F.; y Meier, Pascal, «Saturated fat does not clog the arteries: coronary heart disease is a chronic inflammatory condition, the risk of which can be effectively reduced from healthy lifestyle interventions», *British Journal of Sports Medicine*, 51, 15 (2017), pp. 1111-1112, <https://bjsm.bmj.com/content/51/15/1111.long>.

30. De Souza, Russell J. *et al.*, «Intake of saturated and trans unsaturated fatty acids and risk of all cause mortality, cardiovascular disease, and type 2 diabetes: systematic review and meta-analysis of observational studies», *BMJ*, 351 (2015), <https://www.ncbi.nlm.nih.gov/pmc/articles/PMC4532752/>.

31. Schwingshackl, Lukas; y Hoffmann, Georg, «Dietary fatty acids in the secondary prevention of coronary heart disease: a systematic review, meta-analysis and meta-regression», *BMJ Open*, 4, 4 (2014), p. e004487, <https://bmjopen.bmj.com/content/4/4/e004487>.

32. Mozaffarian, Dariush; Rimm, Eric B.; y Herrington, David M., «Dietary fats, carbohydrate, and progression of coronary atherosclerosis in postmenopausal women», *The American Journal of Clinical Nutrition*, 80, 5 (2004), pp. 1175-1184, <https://www.ncbi.nlm.nih.gov/pmc/articles/PMC1270002/>.

33. Volek, Jeff S.; Volk, Brittanie M.; y Phinney, Stephen D., «The twisted tale of saturated fat», *Lipid Technology*, 24, 5 (2012), pp. 106-107, <https://onlinelibrary.wiley.com/doi/abs/10.1002/lite.201200189>.

34. Forsythe, Cassandra E. *et al.*, «Comparison of low fat and low carbohydrate diets on circulating fatty acid composition and markers of inflammation», *Lipids*, 43, 1 (2008), pp. 65-77, <https://aocs.onlinelibrary.wiley.com/doi/abs/10.1007/s11745-007-3132-7>.

35. Forsythe, Cassandra E. *et al.*, «Limited effect of dietary saturated fat on plasma saturated fat in the context of a low carbohydrate diet», *Lipids*, 45, 10 (2010), pp. 947-962, <https://www.ncbi.nlm.nih.gov/pmc/articles/PMC2974193/>.

36. Xia, Meng *et al.*, «Olive oil consumption and risk of cardiovascular disease and all-cause mortality: A meta-analysis of prospective cohort studies», *Frontiers in Nutrition*, 9 (2022), p. 1041203, <https://www.ncbi.nlm.nih.gov/pmc/articles/PMC9623257/>.

37. Renzi-Hammond, Lisa M. *et al.*, «Effects of a lutein and zeaxanthin intervention on cognitive function: a randomized, double-masked, placebo-controlled trial of younger healthy adults», *Nutrients*, 9, 11 (2017), pp. 1246, <https://www.ncbi.nlm.nih.gov/pmc/articles/PMC5707718/>.

38. Schwartz, Steve *et al.*, «Zeaxanthin-based dietary supplement and topical serum improve hydration and reduce wrinkle count in female subjects», *Journal of Cosmetic Dermatology*, 15, 4 (2016), pp. e13-e20, <https://onlinelibrary.wiley.com/doi/10.1111/jocd.12226>.

39. Mares, Julie, «Lutein and zeaxanthin isomers in eye health and disease», *Annual Review of Nutrition*, 36, 1 (2016), pp. 571-602, <https://www.ncbi.nlm.nih.gov/pmc/articles/PMC5611842/>.

40. Jieru, Peng *et al.*, «Dietary choline intake and health outcomes in US adults: exploring the impact on cardiovascular disease, cancer prevalence, and all-cause mortality», *Journal of Health, Population and Nu-*

trition, 43, 1 (2024), p. 59, <https://jhpn.biomedcentral.com/arti cles/10.1186/s41043-024-00528-0>.

41. Zhou, Rong *et al.*, «Association between dietary choline intake and cardiovascular diseases: National Health and Nutrition Examination Survey 2011–2016», *Nutrients*, 15, 18 (2023), p. 4036, <https://www.ncbi.nlm.nih.gov/pmc/articles/PMC10534328/>.

42. Fernandez, Maria Luz, «Effects of eggs on plasma lipoproteins in healthy populations», *Food & Function*, 1, 2 (2010), pp. 156-160, <https://pubmed.ncbi.nlm.nih.gov/21776466/>.

43. Mutungi, Gisella *et al.*, «Eggs distinctly modulate plasma carotenoid and lipoprotein subclasses in adult men following a carbohydrate-restricted diet», *The Journal of Nutritional Biochemistry*, 21, 4 (2010), pp. 261-267, <https://www.sciencedirect.com/science/article/abs/pii/S0955286309000035?via%3Dihub>.

44. Lau, Benjamin H. S., «Suppression of LDL oxidation by garlic», *The Journal of Nutrition*, 131, 3 (2001), pp. 985S-988S, <https://pub med.ncbi.nlm.nih.gov/11238802/>.

45. Banerjee, Sanjay K.; y Maulik, Subir K., «Effect of garlic on cardiovascular disorders: a review», *Nutrition Journal*, 1 (2002), pp. 1-14, <https://link.springer.com/article/10.1186/1475-2891-1-4>.

Autores de referencia

- Tom Dayspring
- Peter Attia
- Bill Cromwell
- Jim Otvos
- Richard Morris
- Ernesto Prieto
- Jorge García-Dihinx
- Ivor Cummins
- Gary Taubes
- Nina Teicholz

Glosario

Aldosterona: principal hormona mineralcorticoide secretada por la capa exterior de la glándula suprarrenal (riñón). Actúa en la conservación del sodio, secretando potasio e incrementando la presión sanguínea, controlando de esta manera el agua y las sales minerales en los tejidos.

Alimentación baja en carbohidratos o *low carb*: dieta con un contenido limitado en glúcidos —actualmente no hay consenso claro sobre su clasificación, fluctuando entre el 10 y el 45 por ciento del valor calórico total de carbohidratos— y, por tanto, con un incremento en el porcentaje de proteínas y grasas.

Alimentación cetogénica o Keto (*Ketogenic*): dieta caracterizada por una disminución y baja disponibilidad de glucosa, donde el hígado transforma los ácidos grasos en cuerpos cetónicos y reemplaza la glucosa como fuente principal de energía, provocando de esta forma la cetosis nutricional. Por norma general, para llegar a esto, se debe restringir la ingesta a menos de 50 gramos diarios.

Alimentación paleolítica o paleo: plan basado en alimentos que podría haber consumido el *Homo sapiens* en el Paleolítico hace entre unos 2,5 millones a 10.000 años.

Incluye aquellos alimentos que podía cazar o recolectar y excluye aquéllos que se hicieron comunes cuando comenzó la agricultura (granos, legumbres y productos lácteos).

Amina: en química orgánica, se define como una sustancia derivada del amoníaco que contiene un átomo de nitrógeno unido en una estructura de hidrocarburo.

Andrógenos: grupo de hormonas que se producen a partir de la transformación del colesterol, mayormente en la glándula suprarrenal y en los ovarios. La más conocida es la testosterona, pero también está la androsterona y la androstenediona.

Anemia megaloblástica: tipo de anemia en el que la médula ósea produce glóbulos rojos de forma ovalada y anormalmente grandes con poco contenido de hemoglobina. Ocurre por deficiencia de vitamina B12 o B9.

Apolipoproteína: proteína que se une, contiene y transporta lípidos en sangre a los diferentes tejidos y se combina con diversos lípidos para formar varias clases de partículas lipoproteicas (quilomicrón, HDL, LDL, IDL, VLDL).

- **Apolipoproteína (a) o apolipoproteína A1**: la principal proteína que compone a las lipoproteínas de alta densidad (HDL).
- **Apolipoproteína B (apo B) o apolipoproteína B-100**: la principal apolipoproteína estructural asociada con la lipoproteína LDL.

Apoproteínas: los componentes proteicos de las lipoproteínas.

Apoptosis: muerte celular programada. Es un proceso o mecanismo que utiliza el organismo para deshacerse de células innecesarias o anormales. En el cáncer suele estar bloqueado.

Arterioesclerosis: endurecimiento de las paredes arteriales. Sus causas pueden ser diversas, la más común es la ateroesclerosis.

Aterosclerosis: síndrome caracterizado por la infiltración de grasa y otras sustancias en las paredes de las arterias. No se debe confundir con «arterioesclerosis».

Barrera hematoencefálica: membrana compuesta por un conjunto celular muy unido que protege de sustancias dañinas al tejido cerebral.

BHB (cetonas en sangre) o beta-hidroxi-butirato: el principal cuerpo cetónico derivado del metabolismo de las grasas. También encontramos el aceto-acetato y la acetona.

Bicapa lipídica: la membrana celular formada por una doble capa lipídica semipermeable que protege y regula la interacción de la célula con su exterior.

Calcidiol o calcifediol: prohormona que se produce en el hígado por hidroxilación de la vitamina D3.

Carnitina: aminoácido encargado del transporte de ácidos grasos al interior de las mitocondrias.

Carotenoides: pigmentos amarillos, naranjas o rojos solubles en lípidos con propiedades antioxidantes.

Célula: unidad básica, morfológica y funcional, de todos los seres vivos.

- **Células gliales**: aquellas células de soporte estructural y metabólico de las neuronas —las ayudan a funcionar como deben—. Algunas de ellas son: los oligodendrocitos, los astrocitos, las microglias y las células ependimarias.

- **Células asesinas naturales** (*natural killer cells*): tipo de célula inmunitaria que tiene función citotóxica, es decir, contiene sustancias que puede destruir células tumorales o infectadas por patógenos.

- **Células dendríticas**: tipo de fagocito (parte del sistema inmunitario) presentadora de antígenos. Inician la respuesta inmunitaria funcionando como «vigilantes» o «centinelas».
- **Células endoteliales**: aquella célula que recubre el interior de vasos sanguíneos.
- **Células espumosas**: célula cargada de vacuolas (sacos) lipídicos de forma excesiva.
- **Células T o linfocitos T**: la principal célula mediadora del sistema inmunitario. Estimula a otras (linfocito B, macrófago, T citotóxicas) para producir respuesta inmunitaria.

Cetosis nutricional: estado metabólico inducido a través de la dieta al haber baja disponibilidad de glucosa, produciéndose de esta forma cetonas a través del metabolismo de las grasas como fuente de energía.

Citocinas o citoquinas: polipéptidos o glucoproteínas que se generan por diversos tipos de células (del sistema inmunitario o no) en alguna región donde haya lesión o daño. Son mediadores necesarios para el apropiado abordaje de la inflamación, existen anti y proinflamatorias.

- **Citocinas proinflamatorias**: promueven la regulación de la inflamación. Entre ellas están la interleucina 1 (IL-1) con sus dos subtipos alfa y beta, la IL-2, IL-8, factor de necrosis tumoral alfa (TNF-α), interferón gamma (IFNγ) y factor estimulante de colonias de granulocitos y macrófagos (GM-CSF). Su producción exagerada genera inestabilidad metabólica.

Cobalamina: denominada así por contener cobalto en su estructura (elemento químico metálico), pero también es conocida como vitamina B12, una vitamina soluble en agua responsable de muchas funciones.

Colesterol: molécula lipídica esencial en múltiples funciones del organismo.

Curcumina: principio activo de la cúrcuma al que se le atribuyen las propiedades antiinflamatorias y antioxidantes para el organismo.

Diamina oxidasa (DAO): enzima intestinal encargada del metabolismo de la histamina (una molécula señalizadora).

Endotoxina o lipopolisacárido (LPS): compone la membrana externa de las bacterias gramnegativas y cumple un papel importante en la activación del sistema inmune.

Enfermedades neurodegenerativas: proceso de deterioro progresivo de la estructura y la función del sistema nervioso.

Enlace éster: enlace covalente (unión entre elementos que comparten uno o más electrones) que se forma entre el glicerol y los ácidos grasos.

Enterocitos: células de revestimiento de la mucosa intestinal que se encargan de la absorción de nutrientes.

Escorbuto: enfermedad producida por la deficiencia de vitamina C que se caracteriza por hemorragias y falta de cicatrización.

Estrógenos: hormonas sexuales provenientes de la metabolización del colesterol y producidas principalmente por ovarios, placenta y glándulas adrenales.

Fibrina: proteína participante en el proceso de coagulación sanguínea.

Fisiología lipídica: siendo la fisiología el estudio de la función del organismo, este término se refiere al estudio de la función del metabolismo de las grasas.

Fitoesterol: tipo de esterol (lípido) de origen vegetal que tiene estructura similar al colesterol, que en el mundo alimentario permite que la absorción del colesterol disminuya por competición.

Flexibilidad metabólica: capacidad del organismo de utilizar diversas fuentes de energía (glucosa, cetonas, aminoácidos, ácidos grasos) cuando así se requiera.

Fosfolípidos: lípidos complejos que se encuentran en las membranas lipídicas dispuestos en bicapas.

- **Fosfolípidos oxidados (OxPL)**: los fosfolípidos mencionados anteriormente, pero con modificaciones por la oxidación, lo que afecta a sus propiedades y funciones.

Glicación: reacción en cascada producida entre azúcares y proteínas, cuyo producto final es el deterioro de las últimas.

Glucodependencia: metabolismo inflexible que utiliza la glucosa como principal sustrato energético y con poca habilidad para recurrir a otro.

Glutatión peroxidasa: enzima que participa en la transformación de especies reactivas del oxígeno, protegiendo al organismo de su efecto degradante.

Hipercolesterolemia familiar: enfermedad hereditaria caracterizada por niveles elevados de colesterol LDL en sangre, ya que el organismo no lo elimina correctamente.

Hiperinsulinemia: niveles elevados de insulina en sangre, superior al que se considera dentro de la normalidad o saludable.

Hipoclorhidria: escasez de ácido clorhídrico en el jugo gástrico.

Hipolipemiante: cualquier sustancia que tiene la propiedad de disminuir lípidos en sangre.

Homocisteína: aminoácido azufrado que se forma a partir de la metionina (uno de los 20 aminoácidos que producen proteínas en el organismo).

Hormonas esteroideas: mensajeros químicos con diversas funciones que se pueden clasificar en tres grupos: sexuales (andrógenos, estrógenos y progesterona), glucocorticoides (cortisol) y mineralocorticoides (aldosterona). Se producen mayormente en las glándulas suprarrenales, gónadas, placenta y sistema nervioso central.

- **Esteroideogénesis:** proceso por el cual se sintetizan hormonas esteroideas.

Inflamasoma NLRP3: complejo multiproteico que juega un papel fundamental en la señalización de la inflamación (liberación de citoquinas) y la regulación del sistema inmunológico.

Inuits: población que habita en el Ártico.

L-gulono-gamma-lactona oxidasa (GLO): enzima implicada en el metabolismo del ácido ascórbico.

Lecitina colesterol aciltransferasa (LCAT): enzima encargada de catalizar la reacción entre el colesterol y la lipoproteína correspondiente. Su actividad alfa corresponde a la unión del colesterol con las HDL y la beta con las LDL y las VLDL.

Lípidos: grupo heterogéneo de compuestos orgánicos insoluble en agua, pero soluble en solventes orgánicos.

- **Esteroles:** tipo de lípido presente en las células eucariotas responsable de mantener la fluidez de la membrana celular; en el mundo animal el principal es el colesterol y, en el vegetal, el sitosterol.

Lipoproteína: complejo molecular formado por lípidos y proteínas cuya función es el transporte de grasas a través del sistema sanguíneo (un medio acuoso).

- **Lipoproteína de muy baja densidad (VLDL)**: partículas grandes, poco densas y ricas en triglicéridos.
- **Lipoproteína de densidad intermedia (IDL)**: partículas más pequeñas que las anteriores y de densidad intermedia. Presentan menor proporción de triglicéridos respecto al colesterol de las VLDL
- **Lipoproteínas de baja densidad (LDL)**: partículas con mayor proporción de ésteres de colesterol y densidad que las anteriores.
- **Lipoproteínas de alta densidad (HDL)**: partículas con alto contenido de ésteres de colesterol y mayor densidad que las lipoproteínas anteriores.
- **Lipoproteína (a)**: No se define por su densidad como el resto de las lipoproteínas, sino por la presencia de apo A, que se une a apo B-100 por enlaces químicos de tipo disulfuro.
- **Lipoproteína fosfolipasa A2 asociada a lipoproteínas (Lp-pla2)**: parte de una familia de enzimas clave en el recambio de fosfolípidos de membranas y en la generación de mediadores lipídicos de inflamación. Ésta es una enzima encargada de hidrolizar los fosfolípidos oxidados del colesterol-LDL, formando derivados proinflamatorios, asociados a la placa de ateroma.
- **Quilomicrón (lipoproteína)**: partículas más grandes y menos densas, con menos contenido proteico y muy enriquecidas en triglicéridos.

Lisofosfatidilcolina: compuesto químico derivado de las fosfatidilcolinas, presentes como fosfolípidos menores en la membrana celular.

Macrófagos: tipo de glóbulo blanco con propiedades fagocíticas, es decir, envuelve a microorganismos no deseados y los destruye. También recluta a otras células del sistema inmunitario.

Membrana celular: barrera semipermeable dinámica compuesta por una bicapa lipídica que protege a la célula y le permite interactuar con el exterior.

Micronutrientes: incluye a las vitaminas, minerales y oligoelementos. Son sustancias orgánicas e inorgánicas esenciales que se necesitan en pequeñas cantidades para que sean posibles diversas funciones metabólicas como cofactores enzimáticos.

Mitocondrias: orgánulo encargado de la respiración celular que produce la mayor parte de energía de la célula.

Neoplasias de células plasmáticas: crecimiento y reproducción anormales de células plasmáticas en el organismo. La neoplasia se puede dar en cualquier otro tipo de célula.

Neurotransmisores: sustancias químicas que usan las células neuronales para comunicarse con otras células, ya sean nerviosas, musculares u otras.

NF-κb o factor nuclear potenciador de cadenas ligeras kappa de las células B activadas: factor nuclear proteico que controla la transcripción del ADN.

Noradrenalina: secretado por la médula adrenal y algunas células nerviosas, puede actuar como hormona o neurotransmisor. Desempeña un papel en la regulación del sistema nervioso simpático.

Núcleo necrótico o centro necrótico: estructura que se encuentra en la placa de ateroma que contiene células muertas que han sufrido un tipo de muerte celular denominada necrosis. Alberga restos celulares inflamatorios.

Nutrición evolutiva: aquel modelo alimentario que promueve el consumo de aquellos alimentos con los que nuestro organismo y nuestros genes evolucionaron por más tiempo.

Omega 3: los ácidos grasos omega 3 son un tipo de grasa poliinsaturada esencial. Los principales son el ácido alfa-linolénico (ALA), el ácido eicosapentaenoico (EPA) y el ácido docosahexaenoico (DHA). Se conocen por su propiedades antiinflamatorias y anticoagulantes.

Omega 6: los ácidos grasos omega 6 son un tipo de ácido grasa poliinsaturada compuesto principalmente por ácido gamma-linoleico (AGL), ácido araquidónico (AA) y ácido dihomo-gamma-linolénico (ADGL). De estos tres ácidos grasos, sólo el ácido gamma-linolénico es esencial, y sus efectos biológicos generalmente son mediados por sus interacciones con el ácido graso omega 3.

Óxido nítrico: molécula gaseosa de señalización que ayuda a relajar los vasos sanguíneos; también tiene otros papeles en el sistema nervioso como neurotransmisor y neuromodulador y en el sistema inmunitario como agente microbiano.

Oxiterol: estructura química que se origina de la oxidación del colesterol, es decir, se forma cuando el colesterol o el producto orgánico que lo contiene (aceite o grasa) es sometido a temperaturas extremas, irradiaciones, metales o agentes oxidantes.

Placa de ateroma: acumulación localizada de fibras y lípidos en la capa interna de una arteria, disminuyendo el diámetro de ésta.

Plasminógeno: proenzima que se fragmenta para formar plasmina, enzima proteolítica responsable de la degradación de la fibrina principal componente de los coágulos sanguíneos.

Proteólisis: descomposición o degradación de proteínas.

Puente disulfuro: unión química entre dos átomos de azufre.

Quelante: compuesto químico que se une fuertemente a iones metálicos.

Queratinocitos: células que componen la mayor parte de la epidermis encargadas de sintetizar la queratina.

Reacciones enzimáticas: procesos termodinámicos que transforman una materia mediados por enzimas; estas últimas funcionan como catalizadores biológicos que aceleran las reacciones metabólicas, sin provocar cambios duraderos.

Señalización celular: proceso por el cual la célula responde a sustancias (moléculas de señalización) en su superficie o en su interior.

Serotonina: neurotransmisor que puede ser considerado también hormona, sintetizado a partir del triptófano, presente mayormente en el intestino, el cerebro y las plaquetas, que desempeña un papel en el estado de ánimo, el apetito y los ciclos de sueño, entre otras muchas funciones.

Sideremia: cantidad de hierro circulante en suero unido a la transferrina.

Sistema (o eje) renina-angiotensina-aldosterona: complejo mecanismo hormonal diseñado para la regulación de la presión arterial.

Superóxido dismutasa: enzima antioxidante encargada de proteger contra el estrés oxidativo causado por radicales libres.

Testosterona: hormona esteroidea sexual andrógina. Tiene un papel muy importante en el desarrollo del sistema reproductor masculino. Sin embargo, también interviene tanto en hombres como mujeres en acciones antiinflamatorias y antioxidantes y, además, tiene efectos favorables sobre los vasos sanguíneos.

Tetrahidrobiopterina (BH4): molécula que actúa como cofactor en varias reacciones enzimáticas como la síntesis de neurotransmisores como la serotonina, la dopamina y la noradrenalina y el óxido nítrico.

Transferrina: proteína que transporta el hierro en el sistema circulatorio.

Transporte inverso de colesterol (RCT): proceso fisiológico mediante el cual el colesterol de los tejidos es transportado por las lipoproteínas HDL al hígado para su consecuente excreción por la bilis.

Triglicéridos: tipo de lípido formado por una glicerina y tres ácidos grasos.

Triptófano hidroxilasa: enzima encargada de catalizar la reacción para la síntesis de la serotonina

Vasopresina (ADH): hormona encargada de la regulación hídrica y la contracción de los vasos sanguíneos.

Vitaminas: sustancias orgánicas de origen vegetal o animal, a diferencia de los minerales que son sustancias inorgánicas que provienen del agua, la tierra o de lo que absorben plantas y animales.